临床心电向量图解析

Analysis of Clinical Vectorcardiography

主　审　**潘二明**

主　编　**龙佑玲　苏　勇　刘　明　潘　登**

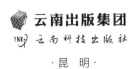

云南出版集团

YNK 云南科技出版社

·昆　明·

图书在版编目（CIP）数据

临床心电向量图解析 / 龙佑玲等主编. -- 昆明：
云南科技出版社, 2021.12（2022.4重印）
ISBN 978-7-5587-3991-0

Ⅰ.①临… Ⅱ.①龙… Ⅲ.①心向量图 Ⅳ.
①R540.4

中国版本图书馆CIP数据核字(2021)第266163号

临床心电向量图解析
LINCHUANG XINDIAN XIANGLIANGTU JIEXI

龙佑玲 苏 勇 刘 明 潘 登 主编

出 版 人：温　翔
策　　划：高　亢
责任编辑：叶佳林
封面设计：长策文化
责任校对：张舒园
责任印制：蒋丽芬

书　　号：ISBN 978-7-5587-3991-0
印　　刷：昆明木行印刷有限公司
开　　本：787mm×1092mm　1/16
印　　张：19
字　　数：443千字
版　　次：2021年12月第1版
印　　次：2022年4月第2次印刷
定　　价：138.00元

出版发行：云南出版集团　云南科技出版社
地　　址：昆明市环城西路609号
电　　话：0871-64192752

编委会名单

主 审：潘二明

主 编：龙佑玲 苏 勇 刘 明 潘 登

副主编：潘 月 张 伟 戴 静 赵 森
　　　　熊田珍 李 娟 黄 雯 王 锐

编 者（按姓氏笔画排列）：

王 锐　玉溪市人民医院
王秀琼　云南省第一人民医院
尹 蕊　昆明市中医医院
龙佑玲　昆明市中医医院
卢 僖　昆明市中医医院
任亢宗　昆明市中医医院
刘 明　昆明市中医医院
苏 勇　解放军联勤保障部队第九二〇医院
李 娟　昆明市中医医院
杨海燕　昆明市中医医院
吴 彦　昆明市中医医院
张 伟　昆明市中医医院
周志娴　昆明市中医医院
庞永诚　昆明市中医医院
赵 森　河南省漯河市第六人民医院
栗 莹　昆明市中医医院
郭施余　昆明市中医医院
唐晓霞　昆明市中医医院
黄 雯　昆明市中医医院
梁 印　昭通市中医医院
廖 娟　昆明市中医医院
熊 霖　昆明市中医医院
熊田珍　昆明市中医医院
潘 月　河南省漯河市第六人民医院
潘 登　河南省漯河市中医院
戴 静　昆明市中医医院

序 言

　　心电图及心电向量图均是心脏心电活动的重要信息，两者同根同源，关系密切，不可分割，两者互相补充，互相促进，互相启发。两者拥有相同的理论基础，都是自体表记录心脏心电信息的无创心电检查技术，两者只是记录的方法、获取心电信号的导联体系及出现的图形和表达方式有所不同。我们知道，心电图是心电向量图在其相应导联轴上的投影，而心电向量图三个面的P环、QRS环、T环是由正交心电图三个导联（X、Y、Z轴）两两组合而成，是观察空间心电向量图变化的。心电向量图和心电图的图形都是反映同一心脏心电信息的，两者可以逆向作图、互相转换、互为因果。心电向量图和心电图的逆向分析，可以鉴别两者导联位置是否放得规范，心电向量图仪是否为合格产品。心电向量图和心电图的名词基本相同，心电图称P-QRS-T波，而心电向量图称P-QRS-T环。心电向量图是解释心电图图形的理论基础。20世纪80年代以前，受当时的技术条件限制，一般的心电向量图仪只能记录1次心搏的心电向量环，它不能连续记录心搏，因此，心电向量图诊断心律失常受限。而心电图机可连续记录，是诊断心律失常的强项，这是心电向量图不可比拟的。再加上以前的心电向量图仪在采集和记录时比较复杂，而诊断数据繁多，在图形观察上，因三个面的P环、QRS环和T环的起始点和终止点重叠在一起难以分清。因此，心电向量图在临床上的应用和发展受到一定限制。进入20世纪80年代，由于计算机技术的发展以及生物医学工程对心电信号处理技术的提高，人们可完美地做到将各面的心电向量环按时间先后顺序长时间连续记录心动周期的P环、QRS环及T环，从根本上解决了心电向量图不能诊断心律失常的问题。心电向量图的心搏编码和心搏的叠加功能弥补了常规心电图对某些心律失常不能诊断的缺陷，不仅扩大了心电向量图的临床应用范围，而且对心律失常的诊断提供了极大的方便，这对心电向量图的研究和临床诊断具有深远的临床意义。

我们对于心电向量图的认识和理解是一个不断深化和提高的过程，与其他学科一样，其定义也会随着新技术、新知识、新认识和新发现而不断完善和充实，不能"一锤定音"，我们要防止学术上的"从一而终"。科学在发展，知识在更新。知识的"变"是永恒的，"不变"是暂时的。今天是相对可信的，明天可能变为"不是"或"错误"，不少新颖的见解常常是从一家之言起步的，创新也常常是孕育在"一家之言"中并由此开始的。诚然，其中也会有"不完善"或"错误"，这也是事物的两重性。

龙佑玲现任云南中医药大学第三附属医院电生理科主任，心电学主任医师，她主导的云南省昆明市卫生科技人才培养项目——心电向量技术诊断中心的团队联合苏勇、潘登、潘月等几位老师，经过3年多的酝酿、写作，克服了种种困难，完成了《临床心电向量图解析》的撰写。书内的心电向量图图例及示意图均为彩色印刷，本书应为国内外首本彩色心电向量图专著。

目前国内外关于心电向量图的专著较少，《临床心电向量图解析》这本书，贴近临床、资料翔实、图文并茂、言简意赅、通俗易学、实用性强。本书的出版无论对初学者或从事心电图及心电向量图工作者，在实际工作中均具有较大的参考价值。

潘二明

2021年10月于河南漯河

前　言

从20世纪60年代中期我国开始研制心电向量图机以来，至今已有50余年的历史。早年受设备操作复杂和理论技术抽象及医务工作者对心电向量图的认知不足等影响，该项技术在国内的应用未能得到很好的普及。近年来，随着计算机技术的迅猛发展以及医疗技术的现代化进步，心电向量图的检查设备有了较大改进，操作方便快捷，心电向量图技术得以在国内广泛应用。

昆明市中医医院电生理科为昆明市心电向量技术诊断中心，自2014年独立成科以来，将心电向量技术作为科室的一项特色技术用于临床心血管病诊断，得到各临床科室的高度认可，使此项技术在医院广泛应用，并辐射到周边医疗机构。应广大心电工作者的要求，自2015年以来，我们每年举办"心电向量检查技术培训班"。学习期间，学员们不仅对此项技术有了新的认识，而且对各种疑难心电向量图产生了浓厚兴趣，学习期满仍感意犹未尽，让我感受到大家对学习心电向量图知识的渴求，由此萌生了编写此书的强烈愿望。我们经过三年多的酝酿、收集资料、整理撰写，并克服种种困难，终于完成了本书的撰写。

本书共分为上、下二篇：上篇共14章，包括心电向量图发展史、基础知识、正常与异常心电向量图以及心电向量图的分析思路等，其中的彩色示意图均为原创，以这些精美示意图作为桥梁，帮助初学者理解和掌握心电向量图的理论知识是本书的一大亮点；下篇为92例临床典型病例解析，上篇中的理论知识可通过下篇的病例解析得到进一步的理解。所有病例均由作者从数万例检查资料中精心挑选而来，不仅有针对初学者的常见经典入门病例，也有疑难复杂病例供有一定基础的读者提升分析能力，其中部分病例含有探索性的内容，不同的读者可能会有不同的收获，同时也会有不同的看法或争议，这也是让我们在学习中产生思维碰撞、不断突破自我的一种有益尝试。

本书参阅了大量的文献资料及专业书籍，力求图文并茂、简明扼要、通俗易懂。在编写过程中，虽经反复修改与核对，但因水平有限，难免存在疏漏和不足之处，敬请各位同道批评指正。

本书有幸得到国内资深心电向量图专家、我的心电向量图启蒙老师潘二明主任的指导和帮助。潘老师逐字逐句对本书进行认真的审阅，倾注了大量心血与时间，提出了许多宝贵的修改意见，在此对潘二明老师表示衷心的感谢！同时也向本书有关的参考文献作者，特别是心电向量图专著的前辈们表示感谢！正是他们的辛勤付出，让我们开阔了视野，丰富了本书的内容。

希望本书能成为各位心电同行学习心电向量图的好帮手！

龙佑玲

2021年10月于云南昆明

目　录

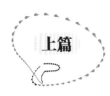

上篇　　基础理论及分析方法

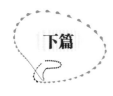

下篇　　临床病例解析

PART I

基础理论及分析方法

第一章　心电向量图研究溯源

心电向量图（Vectorcardiography）技术的产生和发展与心电图的发展密切相关，心电图发展至今已越百年，直到今天二者之间的关系依然是相辅相成的。

1903年，荷兰生理学家Willen Einthoven（1860—1927）发明弦线电流计型心电图描记器，记录了世界上第一份心电图，被誉为"心电图之父"，并于同年确定心电图的标准测量单位。1912年，Willen Einthoven提出"Einthoven三角"的概念，在以等边三角形确定电轴时就已经应用了心电向量的概念来分析心脏的电激动过程，并因此获得1924年的诺贝尔医学奖，此为心电向量图技术研究之肇始。

详究心电向量图的研究，应开始于20世纪20年代。1920年，美国纽约的H. Mann采用一种方法将两个导联心电图合并，从而获得一个连续的曲线，命名为"单一平面心电图"（Monocardiogram），此为心电向量图的雏形。但由于这种研究图形结构的方法既费时又乏味，未被引起重视。相隔18年之后，Mann氏又报告用线圈移动型电流计（Moving-Coil galvanometer）将两个导联上所发生的电压，描绘于两个平面，显示出一个环，然后再把这个环摄影记录，此时已开始有用环来描述心电活动的概念，但这种操作在当时仍未被多数研究者所接受并推广应用。

1936年，德国的F. Schellong和F. Hollman兄弟二人用阴极射线示波器（CRT）记录到以上类似图形。1937年，美国的Wilson和Johnston也利用CRT记录到相似图形，并将它命名为"心电向量图"，此为心电向量图的概念首次出现。Wilson等在1938年也提出了"心电向量"这个概念，并指出心电向量是反映心脏电动势的一个既有大小又有方向的量。

此后，比利时、瑞士、法国等陆续有这方面的研究报告，但由于当时的电子工业发展较为落后，心电向量图技术的发展也相对缓慢，直到1959年Kowarzyk等举办的心电向量图国际性专业会议召开。该会议对推动心电向量图的发展具有非常重要的意义。世界各国至此开始重视此学科，并且之后每隔1~2年举行一次会议。相关的研究亦日益增多，论文及学术专著如雨后春笋，层出不穷。1949年，Dochosal与Sulzer首先在瑞士出版了心电向量图学专著，20世纪50年代初，美国Grant（1951）、Grishman（1952）以及AbildskovBunch与Bunch（1953）均各有心电向量图专著出版，后者曾被译成中文《空间向量心电图学》于1959年在我国上海科学技术出版社出版。60年代始，欧洲一些国家，如苏联（1963）、奥地利（1969）、德国（1969）、荷兰（1971）等均出版了心电向量图专著；70年代（1970、1973、1974、1975、1977），美国出版的心电向量图专著更多。并且在各国的心脏病学专著或教科书中陆续出现心电图与心电向量图相结合的研究文章。

随着对心电向量图的深入研究，研究者们进一步探索各种各样的心电向量图导联体系，后期产生了许多具有物理学基础和经生物实验校正的导联体系，如佛兰克（Frank）体系、立方体系（Grishman体系）、四面体系（Wilson体系）、轴体系（McFee和Parungao体系）和SVEC-Ⅲ体系（Schmitt和Simonson体系）等。相比之下，以1956年

Frank设计的Frank导联体系较为合理，目前已在临床被普遍采用。

1958年，Selverster等采用特殊的照相机，以每秒75mm或100mm的速度移动35mm的胶片，来拍摄荧光屏上的向量环，并命名为"时间心电向量图"（Timed vectorcardiogram）。采用这种方法可使心电向量图上重叠的P环、QRS环和T环随时间轴展开，能记录多个心动周期的心电向量环，可测量出每个环的时间、各个环之间的时间关系以及各个心动周期之间环体的时间关系，如PP间期、PR间期、RR间期等，使原来只能记录单一心动周期的心电向量图变为可以记录多个心动周期的心电向量图，可以用于诊断心律失常。当时的时间心电向量图检查要使用大量的胶片，操作烦琐，装置复杂，检查成本很高，并且由于时间心电向量图的横轴移动，导致向量环体的变形，使其与实际环体的角度和振幅相差很大，给临床诊断带来不便，从而限制其临床应用。

心电向量图机的研发几经周折，20世纪30年代初见成效。但研制成功的心电向量图机，虽经多次改进，但始终是通过照相机摄影记录后才能阅读、测量和报告结果。由于显示、记录、测量等手续复杂，而且不能像心电图那样立刻得到报告，因而限制了这一技术的广泛临床应用。1972年，日本学者渥美发表了《对医学工程学的未来展望》一文，文中提出了预测直接描记式心电向量图机的设想。随后，1975年日本的竹内和高羽研制成功直接描记心电向量图仪，并发表了其临床应用报告，引起了各个国家的重视，被誉为心电向量图学的革命性进展。该设备将人体心电的模拟量信号转化成数字量信号储存，再用绘图仪绘制出心电向量图，减少了摄影成像的烦琐过程，操作方便得多，而且心电向量图能够很快地绘制出来，结果直观明确，为当时较为完善的单一心动周期的心电向量图机。但直接描记的心电向量图机存储一个心动周期的三路心电信号，其所绘制的心电向量图、环体轨迹重叠显示于一个坐标系内，不能显示环与环之间的时间关系，以及心动周期之间的时间关系，不能诊断心律失常。

我国的心电图应用起源于1928年，当时北京协和医院购进了两台美国弦线型心电图机，董承琅教授等用这两台心电图机开创了中国的心电图时代，培养了黄宛、颜和昌、陈灏珠等一批心血管专家。而心电向量图的研究工作始于1956年，早期心电向量图的研究进展与心电向量图机的研发工作息息相关。

20世纪60年代中期，我国开始研制心电向量图机，并且小批量投入生产，这就是95型心电向量图机。

1963年，山东省泰安无线电厂批量生产了XDX-2型心电向量图机。该产品是在我国20世纪60年代产品的基础上稍加改进而成，由于是电子管为主体的心电向量图机，因此体积较大。

1964年，上海医用电子仪器厂批量生产了XX-2型心电向量图机。该仪器较XDX-2型心电向量图机有进一步的改进，除主放大器前级采用电子管外，其余均采用晶体管电路。1965年，该厂在此基础上试制并生产了我国第一台晶体管电路心电向量图机，该仪器各方面的性能均较以前的型号有所改进。

1976年初，武汉医学院附属第二医院和武汉中原机械厂联合组成研制组，根据国外临床心电向量图工作的特点，以及国外心电向量图机的发展动向，成功研制全晶体管心电向量图机。该仪器型号定为XDXL-3型心电向量图机，这是当时国内体积最小、重量较轻，并且技术性能较好的心电向量图机。

20世纪70年代以前，心电向量图机虽经多次改进，但始终要通过照相机来拍摄示波管上的光点运行轨迹成像。心电向量图制作必须经过拍摄、冲洗、放大等几个摄影过程，不能及时作出诊断报告。并且心电向量图照片上的坐标原点周围经常存在"光晕"现象，使环体的初始部分和终末部分不易分辨，给测量和诊断带来困难。上述的不足之处限制了临床心电向量图的应用和研究。虽然如此，此期间国内有关心电向量图的论著仍日渐增多，广东、新疆、山东、武汉、河南等地均有这方面的专著出版。进入现代，随着电子信息技术的高速发展，新的心电向量图设备不断更新迭代，新的心电向量图设备进入无纸化时代，采集数据更加快捷，操作越来越方便。更可喜的是，现在几乎所有心电图著作均趋向用向量图理论进行解释阐述。正如黄宛教授所说，只有正确地理解立体心电向量环，才能说明习用的临床心电图是如何形成的。

随着心电向量图的进一步普及以及仪器性能的不断改进，更多的心电信息将被挖掘出来，目前的立体心电图仪采用和发展了心电向量图理论，实现了心电图和心电向量图的同步描记，具有空间方位明确、图形直观，对空间、时间和瞬间心脏电活动的反映均较为精准的优势，能全面、细微和直观地反映心脏电激动的全过程。立体心电图包含了比ECG和VCG更多更准确的心电信息，将心电向量环直接在三维空间上显示，是三维的心电图。对立体心电图的深入研究必将发现和丰富心电学领域中的诸多新知识、新概念和新认识，带动本学科向纵深发展。

心电向量图在国内的广泛推广应用势在必行，心电向量图的学习亦再次被提上了日程。由于心电向量图的入门学习阶段比较抽象，令许多学习者望而却步。翻阅以往的书本，提供的学习图片和参数不少都是老式设备下所采集的图形和数据，其图形质量与诊断标准让学习者不易理解和掌握。如今，不少现代计算机技术与心电学理论相结合的新设备功能强大，采集心电图的同时，具备采集时间心电向量图的功能，操作如心电图般简单，所采集的图形精美，具有自动测量常规参数的功能，方便检查者分析诊断报告。这类设备应用于临床心脏病学检查，必将对心电向量图的推广应用起到积极的推动作用。

（张 伟）

第二章 心电向量图基础知识

一、基本概念

心脏的机械活动是维持心脏功能的重要因素，每一次的心脏机械活动都由电活动驱动。在心动周期中电活动在前，机械活动在后，二者相差40~60ms。心脏电活动是机械活动顺利进行的重要保障。心脏每一瞬间所产生的电活动在空间上是一个既有大小又有方向的量，在物理学上称为"向量"。因其为心脏电活动所产生，故称之为心电向量。心电向量用一箭矢表示，箭矢的长短代表向量的大小，方向代表向量在空间上的方位。按照力学原理，将每一瞬间不同方向、大小的向量进行叠加，同一方向上的为两个向量的数量相加，相反方向的为两个向量的数量相减，不同方向的则采用平行四边形法则进行叠加（图2-1）。依次得到每一瞬间的综合向量，把每一瞬间综合向量的箭头连接起来即为空间心电向量环（图2-2）。空间心电向量环向额面、横面和侧面（右侧面或左侧面，本书均采用右侧面）投影即形成平面心电向量图（图2-3）。

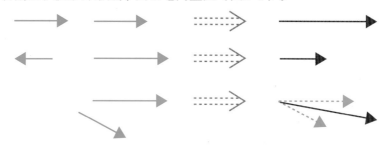

图2-1 瞬间综合向量叠加方法示意图

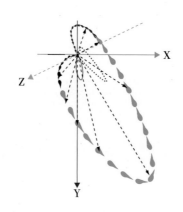

图2-2 立体心电向量图示意图

灰色虚线箭头代表不同瞬间的心室除极综合向量，每一瞬间心室除极综合向量的箭头连接起来即为空间QRS心电向量环

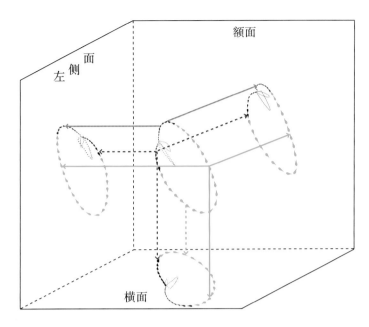

图2-3 平面心电向量图形成示意图

立体心电向量图向额面、横面、左侧面投影分别形成3个面的平面心电向量图

二、环体的形成

心房除极与P环：心房除极形成P向量环。正常情况下，窦房结发放冲动引起心房除极。右心房首先除极，方向由上至下、由前至后，左心房最后除极，方向向后、向左、稍向下。可将P环前1/3看作右心房除极，中间部分为左右心房除极，后1/3为左心房除极。心房除极各个瞬间综合向量的轨迹构成P向量环（图2-4）。

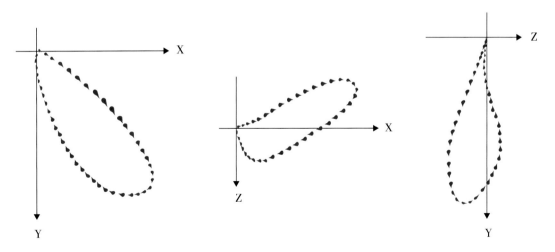

图2-4 额面、横面、右侧面P环示意图

心房复极与Ta向量：心房复极形成Ta向量。心房最先除极的部位首先复极，整个心房除极尚未结束，先除极部分的心肌已开始复极，复极尚未结束心室肌已开始除极，因此Ta向量常被心房除极与心室除极所掩盖。P环高倍放大后可看见Ta向量，为P环的起点（E点）指向终点（O点）。正常Ta向量指向右后上，方向与心房除极向量相反（图2-5）。

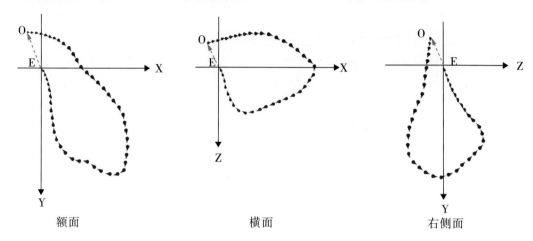

額面　　　　　　　　　　横面　　　　　　　　　右侧面

图2-5　額面、横面、右侧面P环与Ta向量示意图

E点（P环起点）至O点（P环终点）为Ta向量（绿色虚线箭头）

心室除极与QRS环：心室除极形成QRS向量环。心室最早除极的部位是室间隔中下1/3交界处的左侧面，形成指向右前偏上或偏下的室间隔除极向量。除极继续推进，室间隔下部、心尖部、部分左心室前壁除极，形成指向左前下的向量。随后左室前、侧壁及右心室大部分心肌除极，其综合向量指向左下偏前或偏后。心室除极40ms左右，右心室除极基本完成，左心室后壁除极形成指向左后下的最大综合向量。最后除极的是左右心室、室间隔的基底部，通常在除极开始后的60~80ms内完成，为心室除极的终末向量，其方向指向右后偏上，心室除极轨迹构成QRS环。根据以上心室除极顺序，心室除极轨迹大致可表示为：右前偏上或偏下的起始向量→左前偏下的左室前壁等除极向量→左后下的最大综合向量→右后偏上的终末向量（图2-6）。

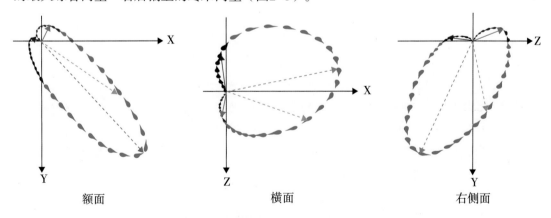

額面　　　　　　　　　　横面　　　　　　　　　右侧面

图2-6　心室除极与QRS环形成示意图

绿色箭头：起始室间隔除极向量；黄色箭头：左前偏下的左心室前壁等除极向量；蓝色箭头：左心室后壁除极形成指向左后下的最大综合向量；红色箭头：基底部除极形成指向右后偏上的终末向量

心室复极与T环及ST向量：心室复极形成T向量环。心室复极是一个缓慢而复杂的过程，表现为T环泪点相对密集。复极向量的方向与心室除极方向基本一致，正常T环位于左前下方（图2-7）。当QRS环不闭合时，即形成ST向量，为QRS环起点（O点）至终点（J点）的连线（图2-8）。正常ST向量位于左前下方，振幅<0.1mV。

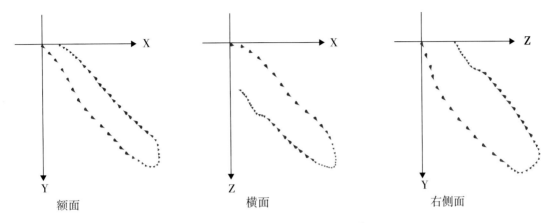

额面　　　　　　　　　横面　　　　　　　　　右侧面

图2-7　额面、横面、右侧面T环示意图

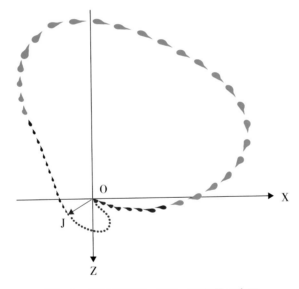

图2-8　横面QRS环、T环、ST向量示意图

O点为QRS环起点，J点为QRS环终点，O点至J点为ST向量（红色箭头），图中ST向量位于右前方，属方位异常

三、心电向量的导联体系

心电向量图采用矫正的Frank导联体系。Frank导联体系能较好地矫正心脏的解剖位置，平衡各导联的"比重"，较接近人体心脏电活动的真实情况，且导联数目较少，使用方便，便于临床应用和推广。

　　Frank导联体系的连接方法（图2-9）：患者取平卧位，电极放置于第4肋间水平（取坐位时，电极应放置于第5肋间水平）。A电极（心电图的V₄电极，下同）——左侧腋中线；E电极（V₂电极）——前正中线；I电极（V₁电极）——右侧腋中线；C电极（V₃电极）——A电极与E电极之间，相当于身体的前后轴线与左右轴线构成的直角的45°线与胸壁的交点处；M电极（V₅电极）——后正中线；H电极（V₆电极）——颈后；F电极——左下肢。Frank导联体系构成3个相互垂直的正交导联，X导联：A和C组成正极，I为负极；Y导联：M和F组成正极，H为负极；Z导联：C、E、I组成正极，A和M组成负极。

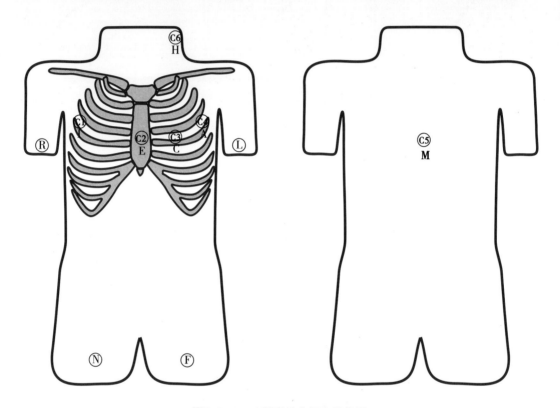

图2-9　Frank导联的电极安放位置

四、心电向量图与心电图的关系

　　心电向量图和心电图均为反映心脏电活动的检查手段。心电图是以心动周期中心脏电活动的电压—时间曲线来描述心脏电活动变化。心电向量图则是从空间角度以环状图形来表达每一瞬间的心脏电活动变化，对心脏电活动变化的表达方式更为直观、准确。

　　心电向量环向相应的心电导联轴投影即形成相应导联的心电波形。心电向量投影到导联轴的正侧得到向上的波，投影到负侧则得到向下的波。心电向量与导联轴的夹角不同，投影的大小也不同，心电向量与导联轴平行时（夹角为0°或180°），投影最大，形成最大的正向波或负向波；心电向量与导联轴垂直时（夹角为90°），投影最小，仅为一个点；在0°~90°（或90°~180°）之间，投影随着夹角（绝对值）的增大而减小（图2-10）。

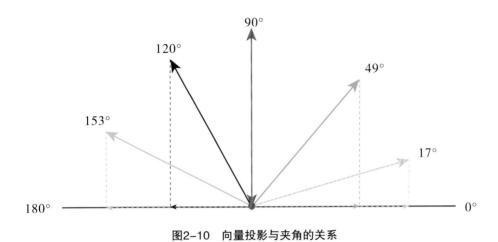

图2-10　向量投影与夹角的关系

　　心电向量图与正交心电图：正交心电图的导联轴为X、Y、Z导联轴。X导联轴与身体的左右平行，Y导联轴与身体的上下平行，Z导联轴与身体的前后平行。3个导联轴两两组合构成心电向量图的3个观察面：额面（X-Y）、横面（X-Z）和侧面（Z-Y）。3个导联的心电图为相应观察面的心电向量环向相应导联轴投影形成，称为正交心电图（图2-11）。

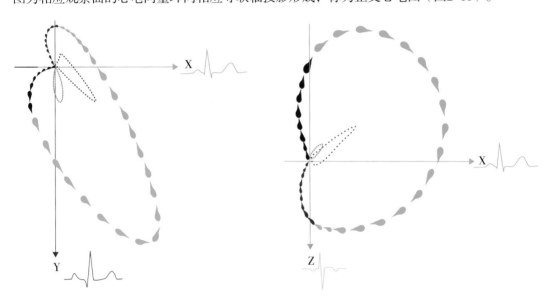

图2-11　心电向量图与正交心电图的关系

左图：额面环体向X、Y导联轴投影形成X、Y导联心电图；右图：横面环体向X、Z导联轴投影形成X、Z导联心电图

　　心电向量图与标准十二导联心电图：心电图十二导联的肢导联包含3个标准导联（Ⅰ、Ⅱ、Ⅲ导联）和3个单极加压肢体导联（aVF、aVR、aVL导联），6个肢体导联组成额面的六轴系统，各导联轴之间相差30°。额面心电向量环向肢体导联轴投影形成肢导联心电图（图2-12）。横面心电向量环向胸导联轴投影形成胸导联心电图（图2-13）。

　　由于常规心电图与心电向量图的导联体系不同，投影所得的图形与实际描记的心电波形有所不同。为此，Burger等提出校正后的六轴系统，Largner进一步改进各导联轴上投影量的比例因素，经改进后的六轴系统在额面向量环投影所得的心电图波无论在形态和振幅上都更接近实际描记的心电图。

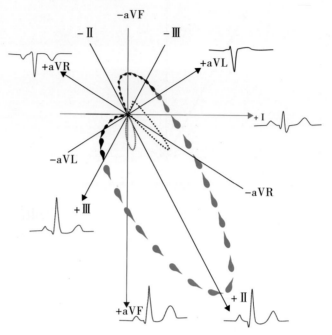

图2-12 额面心电向量环与肢导联心电图的关系

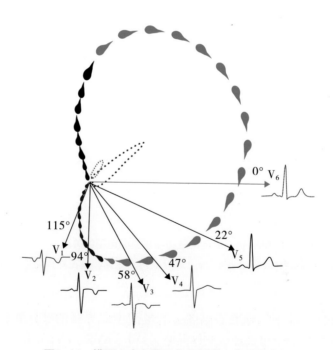

图2-13 横面心电向量环与胸导联心电图的关系

（龙佑玲 苏 勇）

第三章 心电向量图的分析方法

一、心电向量图的方位和角度标记

Frank导联体系中3个相互垂直的导联轴两两组合构成3个观察面：额面（F面）、横面（H面）、右侧面（RS面）。3个面被导联轴分为4个象限，规定左侧为正、右侧为负，下侧为正、上侧为负，前侧为正、后侧为负。

心电向量环的位置采用方位和角度进行标记。目前多采用心电图法进行角度标识。以X轴、Z轴的左侧为0°，按顺时针方向把下半个圆周划分为0°~+180°，按逆时针方向把上半个圆周划分为0°~-180°（图3-1）。

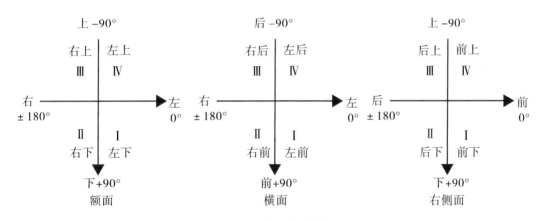

图3-1 心电向量图的方位

二、心电向量图的泪点

心电向量图的时间采用泪点进行计算，不同设备每一个泪点所代表的时间不同，本书中每一个泪点为2ms。泪点钝头的方向为前进方向。泪点的疏密程度反映环体运行速度的快慢，泪点密集运行速度相对缓慢，泪点稀疏运行速度相对较快。通过泪点可了解环体的运行时间、运行方向和运行速度（图3-2）。

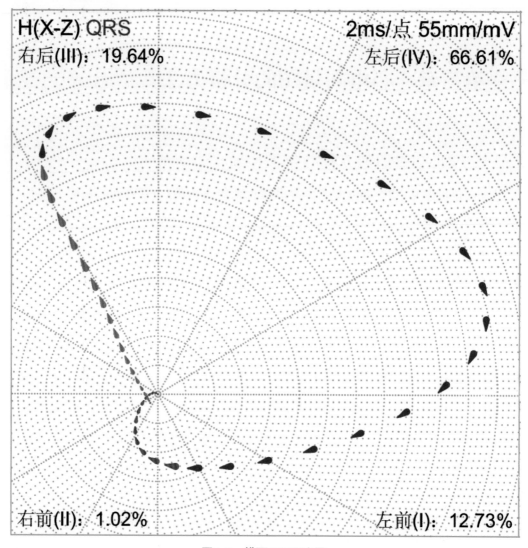

图3-2 横面QRS环实图

图中泪点2ms/点，起始部和终末部泪点相对密集，代表运行速度相对缓慢，中间部分泪点稀疏，代表运行速度相对较快

三、心电向量图的E点、O点、J点

E点：P环的起点。

O点：QRS环的起点，也称为原点。

J点：T环的起点。

因心电向量图的分析重点为QRS环，习惯将O点作为坐标原点（图3-3）。

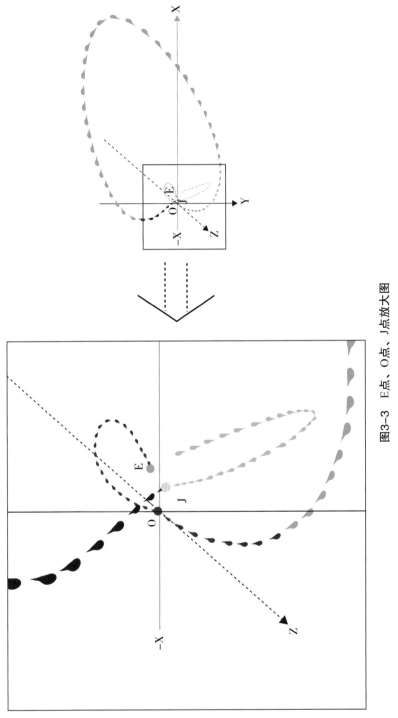

图3-3　E点、O点、J点放大图

左图为右图环体的框内部分放大图

四、心电向量图的分析方法

心电向量图的分析方法包括定性分析与定量分析。

1. 定性分析

分析环体的形状，是否圆滑，有无扭曲、蚀缺等。环体所在的方位、环体的运行速度、运行方向，包括顺钟向运行（CW）、逆钟向运行（CCW）和"8"字形运行等。

2. 定量分析

根据定性分析的情况，进行必要的相关数据测量。心电向量图的分析测量数据较多，本书以QRS环为例（P环和T环的测量可参照QRS环测量方法），通过图解方式对主要分析参数测量介绍如下：

（1）QRS环最大向量振幅：分别在额面、横面和右侧面上测得3个面的QRS环最大向量振幅。测量方法：相应测量面QRS环的O点至环体最远端的距离（图3-4）。测得的数据为长度单位（mm），需换算成振幅（mV）。振幅=测量数据（mm）÷放大倍数（mm/mV）（图3-5）。

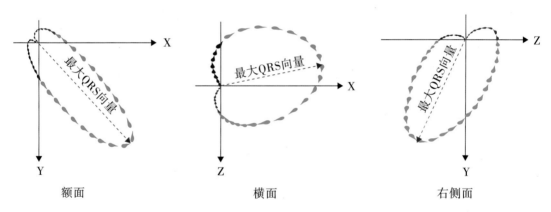

图3-4　额面、横面、右侧面QRS环最大向量振幅测量示意图

空间QRS环最大向量振幅：空间QRS环原点（O点）至空间环体最远端的距离。由公式：空间QRS环最大向量振幅$=\sqrt{Ex^2+Ey^2+Ez^2}$，Ex、Ey、Ez是空间向量分别向X轴、Y轴、Z轴的投影。分析时由计算机自动测量列入参数表中（图3-5）。空间QRS环最大向量振幅≥3个面中任意一个面的最大向量振幅。

（2）QRS环各个方向上的最大向量振幅：包括最大向左向量振幅、最大向右向量振幅、最大向前向量振幅、最大向后向量振幅、最大向上向量振幅、最大向下向量振幅（测量数据详见图3-5参数表）。测量方法：选择合适的测量面，环体相应方向最远端的点到对应坐标轴的距离为该方向上的最大向量振幅。

最大向左向量振幅：QRS环额面或横面最左侧的点到Y轴或Z轴的距离（图3-6、图3-7）。

最大向右向量振幅：QRS环额面或横面最右侧的点到Y轴或Z轴的距离（图3-6、图3-7）。

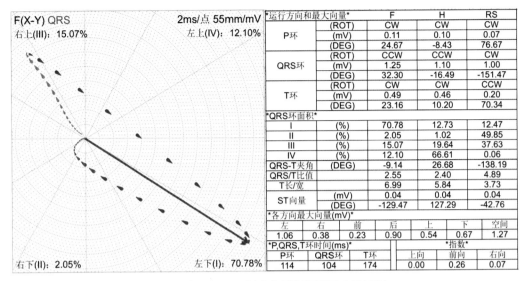

运行方向和最大向量*		F	H	RS
P环	(ROT)	CW	CW	CW
	(mV)	0.11	0.10	0.07
	(DEG)	24.67	-8.43	76.67
QRS环	(ROT)	CCW	CCW	CW
	(mV)	1.25	1.10	1.00
	(DEG)	32.30	-16.49	-151.47
T环	(ROT)	CW	CW	CCW
	(mV)	0.49	0.46	0.20
	(DEG)	23.16	10.20	70.34
QRS环面积				
I	(%)	70.78	12.73	12.47
II	(%)	2.05	1.02	49.85
III	(%)	15.07	19.64	37.63
IV	(%)	12.10	66.61	0.06
QRS-T夹角	(DEG)	-9.14	26.68	-138.19
QRS/T比值		2.55	2.40	4.89
T长/宽		6.99	5.84	3.73
ST向量	(mV)	0.04	0.04	0.04
	(DEG)	-129.47	127.29	-42.76

各方向最大向量(mV)						
左	右	前	后	上	下	空间
1.06	0.38	0.23	0.90	0.54	0.67	1.27

P,QRS,T环时间(ms)			*指数*		
P环	QRS环	T环	上向	前向	右向
114	104	174	0.00	0.26	0.07

图3-5　额面QRS环最大向量振幅测量方法图解

测得O点至环体最远端的距离为69mm（红色箭头），右上角示放大倍数为55mm/mV，计算额面QRS环的最大向量振幅为：69mm÷55mm/mV=1.25mV，与右图参数表中的机器测量值一致

　　最大向前向量振幅：QRS环横面或右侧面最前侧的点到X轴或Y轴的距离（图3-7、图3-8）。

　　最大向后向量振幅：QRS环横面或右侧面最后侧的点到X轴或Y轴的距离（图3-7、图3-8）。

　　最大向上向量振幅：QRS环额面或右侧面最上侧的点到X轴或Z轴的距离（图3-6、图3-8）。

　　最大向下向量振幅：QRS环额面或右侧面最下侧的点到X轴或Z轴的距离（图3-6、图3-8）。

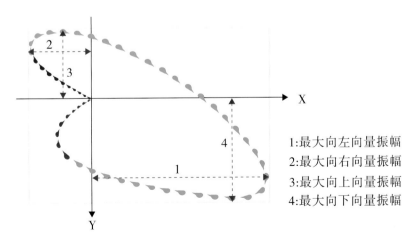

1:最大向左向量振幅
2:最大向右向量振幅
3:最大向上向量振幅
4:最大向下向量振幅

图3-6　额面最大向左向量振幅、最大向右向量振幅、最大向上向量振幅、最大向下向量振幅测量示意图

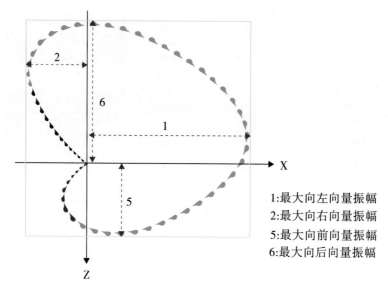

1:最大向左向量振幅
2:最大向右向量振幅
5:最大向前向量振幅
6:最大向后向量振幅

图3-7 横面最大向左向量振幅、最大向右向量振幅、最大向前向量振幅、最大向后向量振幅测量示意图

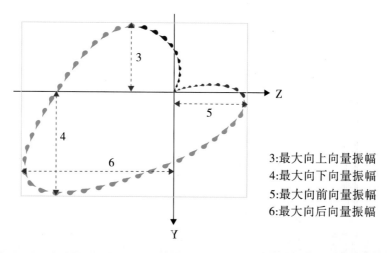

3:最大向上向量振幅
4:最大向下向量振幅
5:最大向前向量振幅
6:最大向后向量振幅

图3-8 右侧面最大向上向量振幅、最大向下向量振幅、最大向前向量振幅、最大向后向量振幅测量示意图

（3）起始向量的测量：包括起始向右向量振幅和时间、起始向上向量振幅和时间、起始右前向量振幅、起始右下向量振幅、起始向上向左向量振幅。

起始向右向量振幅和时间：额面或横面起始向量最右侧的点到Y轴或Z轴的距离为起始向右向量振幅（图3-9、图3-10）。起始向量位于Y轴或Z轴右侧的泪点数为起始向右运行时间。

起始右下向量振幅：额面QRS环O点到起始向量最右侧的点的距离（图3-9）。

起始右前向量振幅：横面QRS环O点到起始向量最右侧的点的距离（图3-10）。

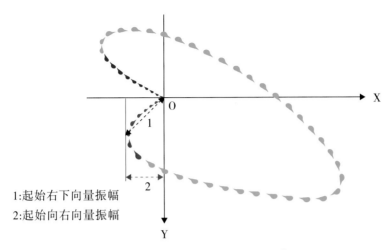

图3-9 额面QRS环起始向量测量示意图

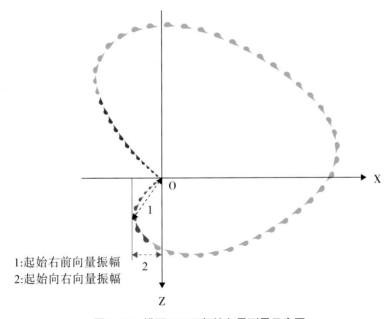

图3-10 横面QRS环起始向量测量示意图

起始向上向量振幅和时间：额面或右侧面起始向量最上方的点到X轴或Z轴的垂直距离为起始向上向量振幅（图3-11）。起始向量位于X轴或Z轴上方的泪点数为起始向上运行时间。

起始向上向左向量振幅：额面QRS环O点到起始向量与X轴交点的距离（图3-11）。

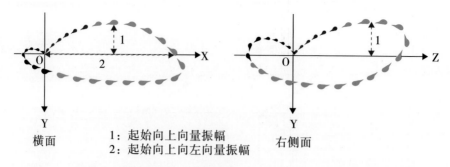

横面　　　　1：起始向上向量振幅
　　　　　　2：起始向上向左向量振幅　　　右侧面

图3-11　额面、右侧面起始向上向量振幅、起始向上向左向量振幅测量示意图

（4）终末向量的测量：主要测量参数包括终末右上向量振幅和终末右后向量振幅。

终末右上向量振幅：额面O点与终末向量在右上象限最远端的点的连线距离（图3-12）。

终末右后向量振幅：横面O点与终末向量在右后象限最远端的点的连线距离（图3-13）。

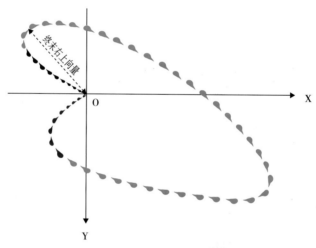

图3-12　终末右上向量振幅测量示意图

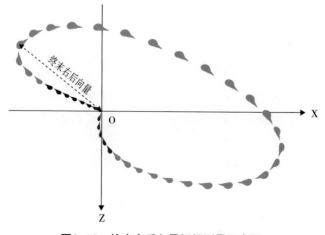

图3-13　终末右后向量振幅测量示意图

（5）QRS环在各象限的面积：须用求积仪测量。目前的设备由计算机测量后列入参数表中供分析参考。

（6）QRS–T夹角：为QRS环最大向量与T环最大向量之间的夹角。当T环最大向量位于QRS环最大向量的顺钟向侧时，测得QRS–T夹角为正（图3–14）。反之，T环最大向量位于QRS环最大向量的逆钟向侧时，测得QRS–T夹角为负（图3–15）。当右心室肥厚或其他原因导致QRS环向右偏移时，此时QRS环的最大向量为S向量，测量QRS–T夹角应以向左的R向量来测量（图3–16）。

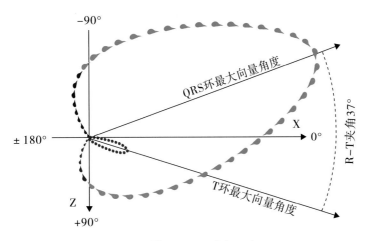

图3–14 横面QRS–T夹角示意图

T环最大向量位于QRS环最大向量的顺钟向侧，测得QRS–T夹角为正（图中为+37°）

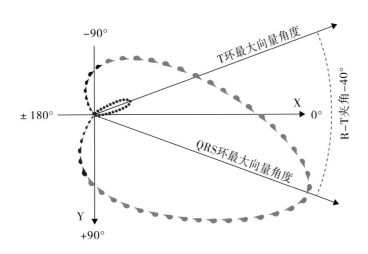

图3–15 额面QRS–T夹角示意图

T环最大向量位于QRS环最大向量的逆钟向侧，测得QRS–T夹角为负（图中为–40°）

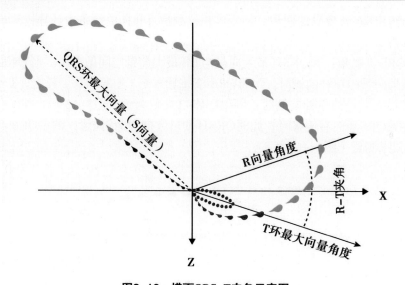

图3-16 横面QRS-T夹角示意图

QRS环向右偏移，最大向量为S向量时，应以向左的R向量测量QRS-T夹角

（7）QRS/T比值：为QRS环最大向量与T环最大向量的比值。目前的设备是由计算机测量计算后列入参数表中供分析参考。

（8）ST向量的测量：QRS环不闭合时形成ST向量，O点到J点的距离即为ST向量（图3-17）。

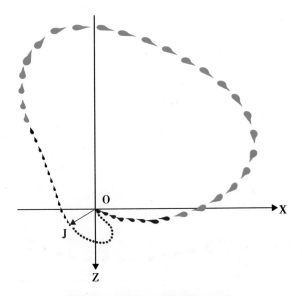

图3-17 横面ST向量测量示意图

（龙佑玲 苏 勇）

第四章　正常心电向量图

一、正常P环

P环为心房除极各瞬间综合向量尖端的轨迹。正常人P环（图4-1）较小，需高倍放大后方能准确分析。P环位于左下偏前或偏后。P环不闭合时形成心房复极向量Ta向量（E点到O点的距离），其方向与P环方向相反。P环运行时间<115ms。

额面：P环最大，呈梨形或狭长形，略不规则。环体呈逆钟向运行。最大向量位于45°~75°，最大向量振幅<0.2mV。

横面：P环最小，呈长圆形或"8"字形。环体呈逆钟向或"8"字形运行。最大向量位于20°~-25°，最大向量振幅<0.1mV。

右侧面：P环狭长，比横面P环稍大。环体呈顺钟向运行。最大向量位于70°~100°，最大向量振幅<0.18mV。

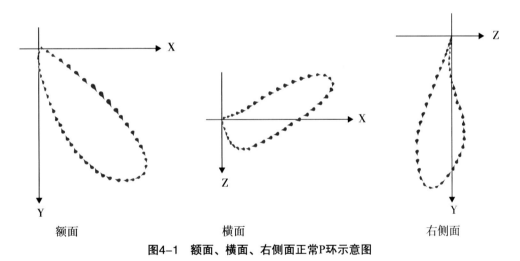

额面　　　　　　　　　横面　　　　　　　　　右侧面

图4-1　额面、横面、右侧面正常P环示意图

二、正常QRS环

QRS环为心室除极各瞬间综合向量尖端的轨迹，是心电向量图中最大的环体。正常QRS环（图4-2）外形圆滑，无切迹和凹陷，随着年龄增长可有不规则情况出现。起始向量为室间隔和邻近心肌除极所产生，位于右前方偏上或偏下，起始运行缓慢，时间一般<20ms。空间QRS环最大向量位于左下方偏后或偏前。终末向量为左右心室及室间隔的基底部心肌除极所产生，方向指向后上方偏左或偏右，终末运行缓慢，时间一般<35ms。

额面：QRS环多呈狭长形，也可呈柳叶形、"8"字形及线形等。运行方向多变，可呈顺钟向、逆钟向以及"8"字形运行。一般环体接近垂位时多呈顺钟向运行，有学者以最大向量角度40°为界，>40°者环体应呈顺钟向运行，而<40°者多呈逆钟向运行，但<40°呈顺钟向运行者并不少见。起始向量方位多变，起始向上向量振幅<0.2mV、时间<25ms，起始向上向左向量振幅<0.3mV，起始向右向量振幅<0.16mV、时间<22ms，起始右下向量振幅<0.18mV。环体大部分位于左下方，最大向量角度10°~90°，最大向量振幅<2.0mV。终末向量位于右上方，部分偏左上方，终末右上向量振幅<0.6mV。

横面： QRS环体圆阔，呈椭圆形或三角形。环体均应呈逆钟向运行。起始向量位于右前方，部分正常人可位于左前方。起始向右向量振幅<0.16mV、时间<22ms，起始右前向量振幅<0.18mV。环体大部分位于左后方，最大向量角度-10°~22°。最大向量振幅<2.0mV。终末向量位于右后方，部分可偏左后方，终末右后向量振幅<0.6mV。

右侧面： QRS环体呈椭圆形，呈顺钟向运行。起始向量位于前上方或前下方，起始向上向量振幅<0.2mV、时间<25ms。环体大部分位于后下方，最大向量角度80°~130°，最大向量振幅<2.0mV。终末向量位于后上方。

QRS环运行时间<120ms，空间QRS环最大向量振幅<2.0mV。3个面QRS环最大向量振幅或空间QRS环最大向量振幅≥2.0mV时，诊断为左心室高电压。3个面QRS环最长或者最宽向量振幅均<1.0mV者，诊断为QRS环低电压。

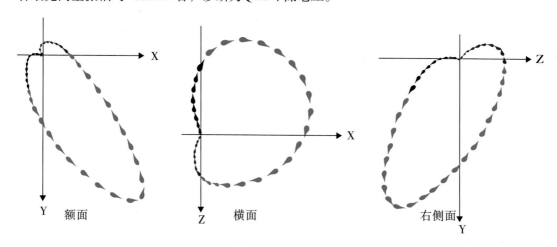

图4-2 额面、横面、右侧面正常QRS环示意图

三、正常ST向量

正常可出现位于左前下方的ST向量，但振幅<0.1mV。

四、正常T环

T环为心室复极瞬间综合向量尖端的轨迹。心室复极是缓慢而复杂的过程，故T环的泪点整体较QRS环密集。环体呈椭圆形或柳叶形，T环应至少在一个面上展开，其长/宽值应>2.5。QRS环最大向量与T环最大向量的比值（QRS/T比值）应<4。T环离心支与归心支的夹角应<30°。离心支起始部运行缓慢（泪点密集），中间部分运行加快（泪点稀疏），顶部运行减慢（泪点密集）；归心支运行速度较快（泪点稀疏）（图4-3）。

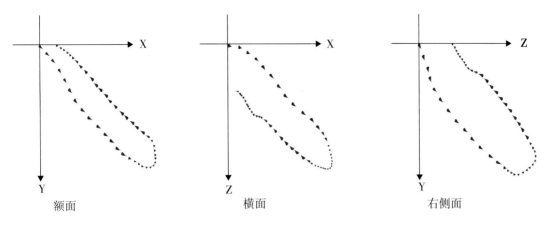

图4-3 额面、横面、右侧面正常T环示意图

离心支起始部运行缓慢（泪点密集），中间部分运行加快（泪点稀疏），顶部运行减慢（泪点密集），整体运行速度较归心支慢（泪点整体较归心支密集）；归心支运行速度较快（泪点稀疏）

额面：T环最大向量角度25°~55°，最大向量振幅0.25~0.75mV。与QRS环运行方向一致。

横面：T环最大向量角度10°~60°，最大向量振幅0.25~0.75mV。与QRS环运行方向一致。

右侧面：T环最大向量角度30°~80°，最大向量振幅0.20~0.75mV。与QRS环运行方向一致。

五、正常QRS-T夹角

额面<40°，横面<60°，右侧面<120°（图4-4）。

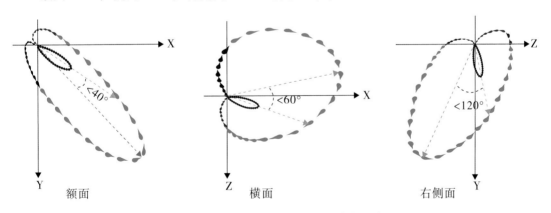

图4-4 额面、横面、右侧面QRS-T夹角示意图

六、正常心电向量图的生理变异

年龄、性别、体型、种族等均可引起心电向量图的变异。从婴幼儿到成人，心脏从右室优势逐渐过渡到左室优势，QRS环也从左前逐渐移向左后。QRS环电压随年龄增长

也会发生比较明显的变化。Pipberger等认为，成人每增长10岁，空间QRS向量振幅平均减少6.5%。T环振幅及方位也会随年龄增长发生改变，婴幼儿期T环偏后，振幅较大。成人T环偏前，随年龄增长T环振幅会有所降低。性别对心电向量图也会有所影响，通常女性的QRS环和T环空间向量振幅均较男性偏低。女性的T环较男性偏后。在体型和种族的影响方面，矮胖体型者，膈肌位置上移，额面QRS环多呈逆钟向运行，环体位置偏左，下壁导联QRS波振幅相对偏低。瘦高体型者，额面QRS环多呈顺钟向运行，环体位置偏下，下壁导联QRS波振幅相对偏高。黑种人的QRS环振幅较白种人偏高，国内报道的各个环的振幅普遍较欧美的偏低。

心电向量图的图形受各种因素影响会有不同程度的生理变异，并且不同的检查设备也会有一些差异。目前，因不同型号的仪器，各个环的正常测量值并不完全统一。心电向量图是反映心脏电活动的一项检查技术，在临床心脏病学诊断中，是一门非常灵活的学科检查技术。在分析心电向量图时，不能对正常值生搬硬套，结合临床及患者情况分析是非常必要的。

（龙佑玲　苏　勇）

第五章　心房异常

　　窦房结冲动首先到达右心房，右心房除极产生向下向前的P环初段向量，P环中间部分为双侧心房及房间隔除极产生，左心房除极产生向上向后的P环末段向量。右心房肥大或房内阻滞时（以下统称为心房异常），P环初段向量向前向下移位并带动环体向前向下偏移；左心房异常时，P环末段向量向后向上移位并带动环体向后向上偏移；双心房异常时，P环的初段向量与末段向量均增加，在心电向量图上表现为P环向前与向后的部分均增加（图5-1）。

一、右心房异常

　　心电向量图特征：（1）P环运行时间正常（<115ms）；（2）额面P环方位较正常更偏垂位，呈逆钟向运行，最大向量振幅>0.2mV，通常可见向上偏右的Ta向量；（3）横面P环方位较正常更偏前，呈逆钟向运行，最大向量振幅>0.1mV，最大向前向量>最大向后向量，前向指数（向前向量/向后向量）>1；（4）右侧面P环较正常更向前向下，呈顺钟向运行，最大向量振幅>0.18mV，通常可见指向后上方的Ta向量。

　　心电图特征：P波时限正常，形态高尖，通常Ⅱ、Ⅲ、aVF导联振幅≥0.25mV，V_1、V_2导联振幅≥0.15mV。

二、左心房异常

　　心电向量图特征：（1）P环运行时间延长（≥115ms）；（2）额面P环较正常更向上向左，呈逆钟向运行，可见指向右上方的Ta向量；（3）横面P环较正常更偏左后，方位<-25°，呈逆钟向或"8"字形运行，最大向量振幅>0.1mV，最大向后向量振幅>0.05mV，最大向后向量/最大向前向量>2；（4）右侧面P环较正常更向后向上，呈顺钟向运行，可见指向上的Ta向量。

　　心电图特征：P波时间延长，≥115ms，呈双峰型，后峰高于前峰，峰间距>40ms，$PtfV_1$值<-0.04mm·s。

三、双侧心房异常

　　心电向量图特征：P环上同时显示右心房异常和左心房异常的特征。这些征象在横面和右侧面上明显，表现为：P环时间延长，≥115ms，向前及向后向量振幅均增大，在右侧面上呈一烧瓶状的图形；P环振幅增大：额面>0.2mV、横面>0.1mV、右侧面>0.18mV。

　　心电图特征：P波振幅增高，通常Ⅱ、Ⅲ、aVF导联振幅≥0.25mV，V_1、V_2导联振幅≥0.15mV。时间延长，≥115ms，呈双峰型，后峰高于前峰，峰间距>40ms，$PtfV_1$值

<-0.04mm·s。

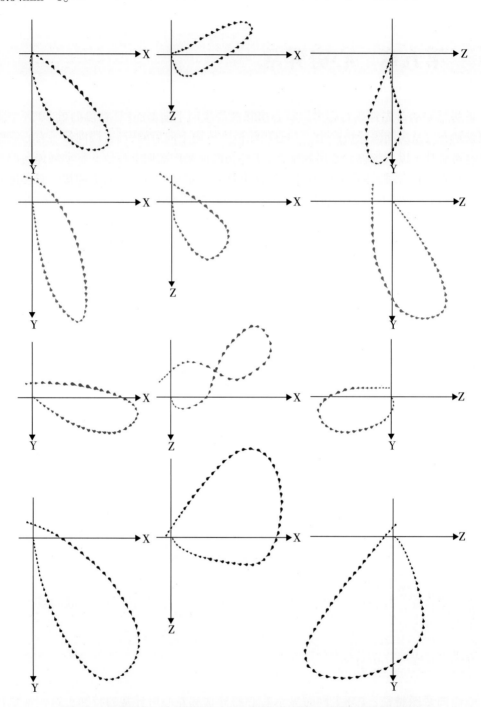

图5-1　正常P环、右心房异常、左心房异常及双心房异常的P环示意图

第一排（红色）：正常P环；第二排（绿色）：右心房异常，P环较正常更偏前偏下；第三排（蓝色）：
左心房异常，P环较正常更偏上偏后；第四排（紫色）：双心房异常，P环向前及向后向量振幅均增大，
在右侧面上呈一烧瓶状的图形

（龙佑玲　苏　勇）

第六章　心室肥大

　　各种导致心室收缩期负荷过重或（和）舒张期负荷过重的病因均可引起心室肥大，根据病因和心室肥大的发生机理不同，可在早期出现心室肌肥厚，后期出现心室腔扩大，也可先出现心室腔扩大，继而出现心室肌肥厚。在疾病的晚期，心室肥厚与扩大往往合并存在。心室肥大可引发心室肌电活动异常，在心电向量图和心电图上显示心室肥大的特征性图形改变，心电向量图对心室肥大的诊断较心电图敏感。心室肥大包括心室肌的肥厚和心室腔的扩大，同时伴有心室负荷的增加，以上三方面的病理改变均可使QRS环的振幅增大。通常心室肥大时，QRS环向量向肥大心肌的方向延伸（也称心电向量的增强效应）。T环向肥大心肌的对侧偏移，ST向量亦偏向肥大心肌的对侧。

一、左心室肥大

　　高血压病、主动脉瓣狭窄及关闭不全、先心病室间隔缺损、二尖瓣关闭不全等均为引起左心室肥大的病因。左心室肥大时，在心电向量图上显示的主要为"量"的增大，即QRS环振幅增大，QRS环体位置较正常更偏向左后方。T环和ST向量的方位与QRS环最大向量方位相反。以上改变在横面上显示最明显。根据横面QRS环的运行方向，左心室肥大分为A、B、C三型（图6-1）：

　　A型：为轻型左心室肥大。QRS环体宽阔、振幅增大，呈逆钟向运行。

　　B型：多见于左室舒张期负荷过重者。QRS环呈"8"字形运行，可表现为近环大于远环、近环与远环相等、远环大于近环等3种类型。

　　C型：见于重度左心室肥大者。QRS环呈顺钟向运行，振幅增大。

　　心电向量图特征：（1）任何一个面的QRS环最大向量振幅或空间QRS环最大向量振幅≥2.0mV；（2）横面QRS环最大向量角度＜–30°或右侧面QRS环最大向量角度＞130°；（3）横面T环向前偏移，最大向量角度＞70°，并伴有指向右前方的ST向量。

　　以上标准具备第（1）条和第（2）条或第（3）条可诊断。具备第（1）条，而横面QRS环最大向量角度在–18°~–30°之间或右侧面在120°~130°之间可提示。仅有QRS环的振幅增大可提示左心室高电压。与心电图一样，心电向量图为心脏电活动检查技术，在诊断心脏肥大时应结合临床及影像学资料。

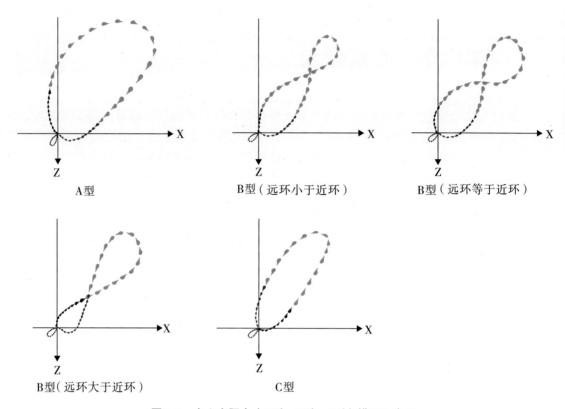

图6-1　左心室肥大（A型、B型、C型）横面示意图

心电图特征：（1）QRS波电压增高：R_{V_5}+S_{V_1}≥4.0mV（男性），R_{V_5}+S_{V_1}≥3.5mV（女性），R_{V_5}或R_{V_6}≥2.5mV，R_I>1.5mV，R_{aVL}>1.2mV，R_I+S_{III}>2.5mV，R_{aVF}>2.0mV，R_{II}+R_{III}>4.0mV；（2）QRS波时间轻度延长，左室室壁激动时间（VAT）>50ms；（3）心电轴左偏；（4）继发性ST-T改变。

二、右心室肥大

　　正常情况下右心室壁较左心室壁薄，心电向量图所记录到的心室除极以左心室占优势。轻度右心室肥大时，增大的右心室除极向量仍为较大的左心室向量所掩盖，只有当右心室肥大到了一定程度，其除极向量超过左心室时，方可显现出环体的移位和运行方向的改变。因此，右心室肥大的心电向量图变化与左右心室除极向量的比值变化有关，分析右心室肥大的心电向量图应注重定性分析，结合定量分析有助于正确诊断。

　　按Chou氏分型法，根据QRS环在横面的特征性改变，右心室肥大可分为A、B、C三型（图6-2）：

　　A型：常见于重度右心室肥大者。该型的起始向量方位不定，环体向前向右移位，并向下偏移，QRS环大部分位于右前方，环体呈顺钟向运行。ST向量和T环位于左后方。

　　B型：此型病情常较A型轻，属中度右心室肥大。QRS环呈逆钟向运行，环体大部分位于左前方，QRS环位于前方的面积>总面积的70%。ST向量位于右后方，T环位置正常，振幅较小。此型应与A型左中隔支阻滞相鉴别。

C型：多见于获得性心脏病。QRS环呈逆钟向运行，主体环及终末向量位于右后方，右后面积＞QRS环总面积的20%。ST向量及T环正常。此型应与终末部异常相鉴别。

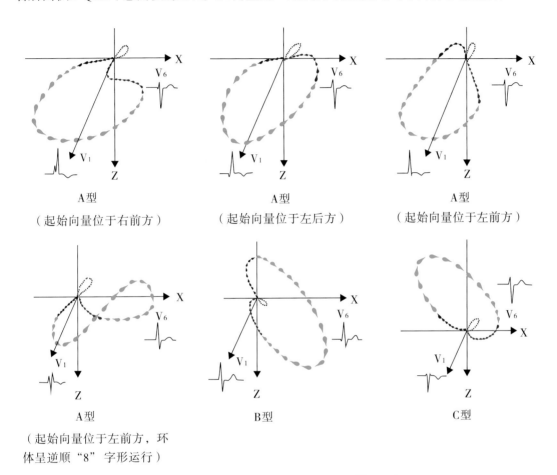

A型	A型	A型
（起始向量位于右前方）	（起始向量位于左后方）	（起始向量位于左前方）

A型

（起始向量位于左前方，环体呈逆顺"8"字形运行）

B型

C型

图6-2 右心室肥大（A型、B型、C型）横面示意图

心电向量图特征：综合各诊断标准，右心室肥大的心电向量图诊断标准以定性分析（环体的方位、转向及形状变化）为主，结合以下定量分析标准：（1）横面QRS环向右与向前面积＞总面积的70%；（2）横面QRS环向右后面积＞总面积的20%；（3）额面QRS环向右下面积＞总面积的20%；（4）QRS环向右向量振幅＞1mV或向右向量振幅＞向左向量振幅；（5）ST-T向量异常或正常。

心电图特征：（1）V_1、aVR导联R/S或R/q＞1，V_5或V_6导联R/S＜1；（2）R_{V_1}＞1.0mV，R_{aVR}＞1.0mV，$R_{V_1}+S_{V_5}$＞1.2mV；（3）心电轴右偏＞110°；（4）右室室壁激动时间（VAT）＞30ms；（5）继发性ST-T改变。

三、双侧心室肥大

在心电向量图上，双侧心室肥大可有多种图形表现。当左右心室的向量均增大而方向相反时，部分向量互相抵消，可表现为正常图形；若一侧心室肥大的程度超过另一侧，常表现为单侧心室肥大的图形，仅部分病例表现为双侧心室肥大图形。根据横面QRS环的特征，双侧心室肥大分A、B、C三种类型（图6-3）。

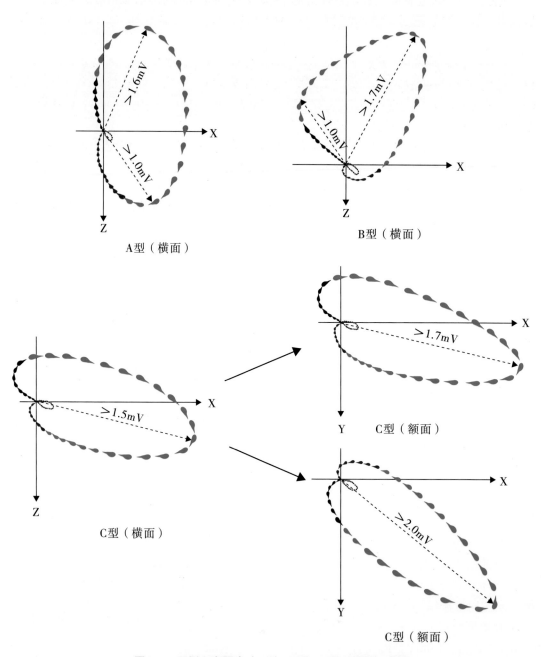

图6-3　双侧心室肥大（A型、B型、C型）横面示意图

心电向量图特征：综合各诊断标准，双侧心室肥大的心电向量图标准可简化为以下：

A型：QRS环向前和向后向量均增大。横面呈逆钟向运行，环体展开于左前象限和左后象限。最大向前向量振幅＞0.6mV，最大左前向量振幅＞1.0mV，这是右心室肥大向前向量增大的缘故。最大向后向量振幅＞1.5mV，最大左后向量振幅＞1.6mV，这是左心室肥大所致。

B型：QRS环左后及右后向量均增大。横面呈逆钟向运行，环体展开于左后象限和右后象限。左后向量振幅＞1.6mV，为左心室肥大的表现。右后向量振幅＞1.0mV、终末右后面积＞20%，为右心室流出道肥大的表现。

C型：QRS环向左及向前向量均增大。横面QRS环呈逆钟向运行，部分呈顺钟向运行，最大左前向量振幅＞1.5mV。QRS环左前面积＞60%，为右心室肥大的表现。额面QRS环呈逆钟向运行（近似横位），振幅＞1.7mV，或环体呈顺钟向运行（近似垂位），振幅＞2.0mV，为左心室肥大的表现。

双侧心室肥大时，T环形态变异较大，方位分布范围较广，振幅多在正常范围。

心电图特征：（1）出现典型右心室肥大的图形特征，伴有以下一项或几项者：①QRS电轴左偏；②R_{V_5}或$R_{V_6} \geq 2.5mV$；③$R_{V_5}+S_{V_1} \geq 4.0mV$（男性），$R_{V_5}+S_{V_1} \geq 3.5mV$（女性）。（2）出现典型左心室肥大的图形特征，伴有以下一项或几项者：①QRS电轴右偏；②显著顺钟向转位；③V_1、aVR导联R/S或R/q＞1。

（龙佑玲　苏　勇）

第七章　束支及分支阻滞

心脏传导组织自希氏束以下分为左右束支。右束支细长，沿右侧室间隔心内膜下向心尖部延伸分成细支，形成浦肯野氏纤维。左束支相对短粗，分为沿室间隔左侧向前向上展开的左前分支和向后向下延展的左后分支，以及分布于室间隔中下部的左中隔支。以上束支或分支因病理性或功能性阻滞或传导延缓，均可在心电向量图上出现特征性图形改变。心电向量图在诊断束支或分支阻滞上具有独特的优势。

一、右束支阻滞

右束支阻滞时，右心室除极延迟于左心室。室间隔左侧面及左心室仍按正常顺序除极，故QRS环起始至除极40ms左右的除极向量表现为正常，60ms时左心室除极大部分已完成，右侧室间隔、右心室和肺动脉圆锥部因右束支阻滞而除极延迟，共同形成终末部运行缓慢的附加环。

完全性右束支阻滞的心电向量图特征：（1）3个面的QRS环终末部运行缓慢扭曲，横面QRS环终末部在右前方形成缓慢扭曲的附加环；（2）ST–T向量与QRS环的终末附加环方向相反；（3）QRS环运行时间≥120ms。

由于右心室除极延迟，可致QRS环归心支转向右并向前移位，根据归心支前移的程度，完全性右束支阻滞可分为三种类型。其心电向量图特征在横面上表现明显（图7-1）：

Ⅰ型：QRS环前60ms向量的运行方向和方位均正常，环体呈逆钟向运行，最大向量位于左后方或左前方，终末部传导延缓的附加环位于右前方。此型可见于无器质性心脏病者。

Ⅱ型：QRS环归心支前移至离心支之前，呈顺钟向运行，运行缓慢的终末部呈逆钟向运行，构成"8"字形。此型多见于有器质性心脏病者，如右心室肥大。

Ⅲ型：QRS环整个环体向前移位，呈顺钟向运行，最大向量及终末传导延缓部分均位于右前方，类似右心室肥大的QRS环改变，与之区别点为终末传导延缓及不规则的附加环。此型多见于伴重度右心室肥大者。

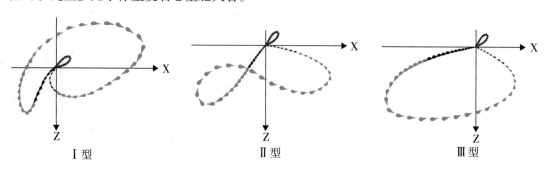

图7-1　完全性右束支阻滞分型（Ⅰ、Ⅱ、Ⅲ型）横面示意图

心电图特征：（1）QRS波时间延长，≥120ms；（2）V₁、V₂导联QRS波呈rsR′型或呈增宽伴有切迹的R型，Ⅰ、aVL、V₅、V₆导联S波增宽（>40ms）；（3）继发性ST-T改变。

不完全性右束支阻滞的心电向量图特征（图7-2）：（1）QRS环、T环的改变与完全性右束支阻滞相似，终末部运行缓慢，时间>35ms，终末向量角度位于-150°之前方（位于-150°之后方诊断为终末传导延缓或终末部异常）；（2）QRS环运行时间<120ms。

心电图特征：（1）QRS波时间<120ms；（2）V₁、V₂导联QRS波呈rSr′型，通常r′>r，r′波时间>40ms，Ⅰ、aVL、V₅、V₆导联S波增宽，S波时间>40ms；（3）继发性ST-T改变不明显。

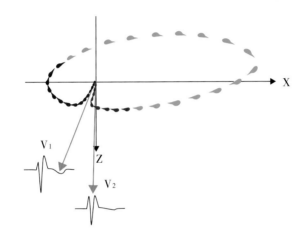

图7-2　不完全性右束支阻滞横面心电向量图及相关导联心电图示意图

二、左束支阻滞

左束支由于其解剖结构和位置的关系，与右束支相比在临床上发生阻滞较为少见，一旦发生，往往提示器质性心脏病。左束支阻滞时，室间隔右侧面及右心室首先除极，致正常位于右前方的起始向量减少或消失。QRS环最大向量向左后方偏移。70ms左右以后右心室除极基本完成，室间隔左侧面及左心室仍在缓慢除极，形成运行缓慢的归心支除极向量。因最后除极的是左心室前侧壁，故归心支位于离心支的左侧。左束支阻滞的心电向量图改变在横面最具特征性。

完全性左束支阻滞的心电向量图特征：（1）QRS环归心支泪点密集，最大向量振幅一般超过正常上限；（2）横面QRS环起始向量一般位于左前方，振幅偏小，环体位于左后象限，一般呈扭曲"8"字形运行，归心支位于离心支的左侧；（3）额面QRS环呈逆钟向运行，环体扭曲，一般振幅偏低；（4）出现与QRS环相反的ST-T向量，多指向右前方；（5）QRS环运行时间≥120ms。

根据横面QRS环起始向量的方位以及环体的运行方向，完全性左束支阻滞分为3型（图7-3）：

Ⅰ型：QRS环起始向量位于右前方，环体呈逆顺"8"字形运行，中部及终末部明显传导延缓。

Ⅱ型：QRS环起始向量位于左前方，环体呈逆顺"8"字形运行，中部及终末部明显传导延缓。

Ⅲ型：QRS环起始向量位于左后方，环体呈顺钟向运行，中部及终末部明显传导延缓。

心电图特征：（1）QRS波时间延长，≥120ms；（2）V₅、V₆导联呈增宽切迹的R型，V₁、V₂导联呈QS型或rS型，S波增宽切迹，r波振幅<0.1mV，时间<20ms；（3）继发性ST-T改变。

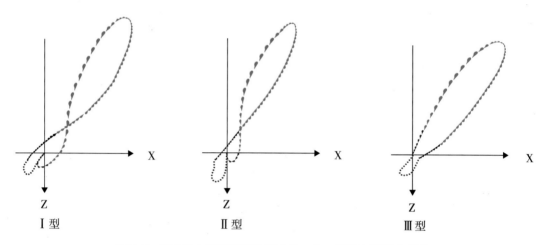

Ⅰ型   Ⅱ型   Ⅲ型

图7-3　完全性左束支阻滞分型（Ⅰ、Ⅱ、Ⅲ型）横面示意图

不完全性左束支阻滞的心电向量图特征：（1）各个面QRS环和T环的改变与完全性左束支阻滞相似；（2）QRS环运行时间<120ms；（3）图形间歇出现时诊断可靠性较大。

心电图特征：（1）QRS波时间<120ms；（2）QRS波图形与完全性左束支阻滞图形相似；（3）继发性ST-T改变可不明显。

三、分支型左束支阻滞

完全性左束支阻滞时，电轴一般正常或轻度偏左。当电轴左偏达-45°以上时，可能为左束支主干较右束支传导延缓，时间>40ms，并伴左前分支完全性阻滞；或者是左前分支完全性阻滞伴左后分支不完全性阻滞。完全性左束支阻滞伴电轴右偏较少见，可能为Ⅰ°左束支主干阻滞伴完全性左后分支阻滞；或者完全性左后分支阻滞伴不完全性左前分支阻滞。以上两种类型的完全性左束支阻滞为分支型左束支阻滞，其病变范围常较一般的左束支阻滞更为广泛而严重。

分支型左束支阻滞（左前分支型）的心电向量图特征（图7-4）：（1）横面呈完全性左束支阻滞的心电向量图表现；（2）额面QRS环起始向量向下偏右或偏左，环体呈逆钟向运行并向左上象限展开，最大向量角度<-45°；（3）额面QRS环最大向量角度在-30°~-45°之间。以上3条诊断标准符合（1）（2）条可诊断，符合（1）（3）条可提示。

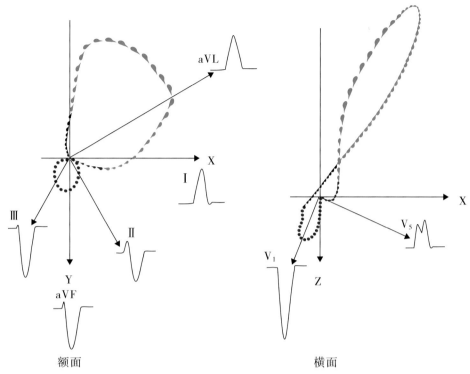

图7-4 分支型左束支阻滞（左前分支型）额面、横面心电向量图与相关导联心电图示意图

左图：额面呈左前分支阻滞图形；右图：横面呈完全性左束支图形

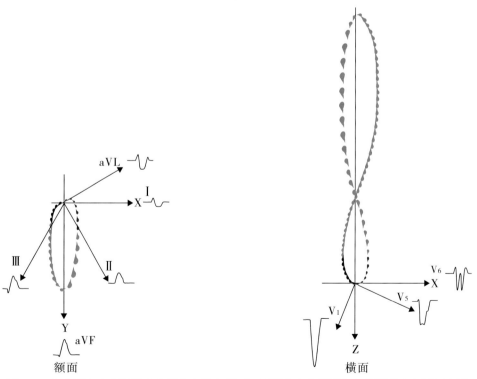

图7-5 分支型左束支阻滞（左后分支型）额面、横面心电向量图与相关导联心电图示意图

左图：额面QRS环顺钟向运行，最大向量角度90°左右，示左后分支阻滞特征；右图：横面QRS环呈
"8"字形运行，中部及终末部运行缓慢，示左束支阻滞特征

心电图特征：（1）心电图呈完全性左束支阻滞的特征；（2）心电轴左偏<−45°，Ⅰ、aVL导联呈qR型或R型，$R_{aVL}>R_I$，Ⅱ、Ⅲ、aVF导联呈rS型，$S_Ⅲ>S_Ⅱ$。

分支型左束支阻滞（左后分支型）的心电向量图特征（图7-5）：（1）横面呈完全性左束支阻滞的心电向量图表现；（2）额面QRS环起始向量位于左上方，环体呈顺钟向运行向左下象限和右下象限展开，最大向量角度位于90°左右。

心电图特征：（1）心电图呈完全性左束支阻滞的特征；（2）心电轴右偏≥90°，Ⅰ、aVL导联呈rS型，$S_{aVL}>S_I$，Ⅱ、Ⅲ、aVF导联呈qR型。

四、左前分支阻滞

左前分支由左束支主干分出后，沿左室内膜下向前向上呈放射状展开，到达左室前乳头肌和左室前侧壁。左前分支细长，接受左冠状动脉前降支的室间隔动脉单一血供，处于易受血流冲击的左室流出道，凡左心室缺血以及负荷过重等均可影响其传导，较易发生传导阻滞。

左前分支阻滞时，左心室除极顺序发生改变，左中隔支和左后分支分布区域的室间隔左侧面和左心室后下壁内膜面先开始除极，然后通过浦肯野氏纤维网将激动传递至左前分支分布区域（左室前侧壁区域），该区域除极延迟，致QRS环中段向左上方偏移。左前分支阻滞的图形改变在额面最具特征性（图7-6）。

心电向量图特征：（1）额面QRS环起始向量向下偏右或偏左；（2）QRS环体呈逆钟向运行向左上象限展开，最大向量角度<10°，左上面积>总面积的50%；（3）QRS环运行时间正常或稍延长。

心电图特征：（1）心电轴左偏<−45°；（2）Ⅰ、aVL导联呈qR型或R型，$R_{aVL}>R_I$，Ⅱ、Ⅲ、aVF导联呈rS型，$S_Ⅲ>S_Ⅱ$；（3）继发性ST-T改变不明显。

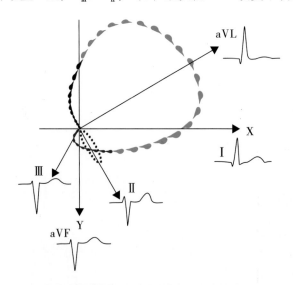

图7-6 左前分支阻滞额面心电向量图与相关导联心电图示意图

五、左后分支阻滞

左后分支由左束支主干分出后，在室间隔的后下部呈放射状分布于室间隔后下部及左心室隔面的后壁心肌。因左后分支短而粗，纤维呈扇形展开，位于受血流冲击较小的左室流入道，且同时接受左冠状动脉前降支和右冠状动脉后降支的双重血供，故受损机会较小，发生阻滞的概率远小于左前分支。

左后分支阻滞时，左心室除极从室间隔的左侧面和左心室前壁靠近室间隔旁的心内膜下心肌开始，起始向量位于左上偏前。随后左室前侧壁、右室游离壁除极，综合向量指向左后下。最后左后分支分布区域的左室隔面及后壁除极延迟，产生指向右后下的综合向量。左后分支阻滞的心电向量图特征在额面表现最明显（图7-7）。

心电向量图特征：（1）额面QRS环起始向量多位于左上方；（2）环体宽阔呈顺钟向运行，向下向右展开，右下面积＞总面积的20%，最大向量角度＞90°；（3）QRS环运行时间正常或稍延长；（4）诊断左后分支阻滞时，应结合临床排外右心室肥大和其他导致心电轴右偏的原因。

心电图特征：（1）心电轴右偏＞90°；（2）Ⅰ、aVL导联呈rS型，S_{aVL}＞S_I，Ⅱ、Ⅲ、aVF导联呈qR型；（3）QRS波时间＜120ms；（4）继发性ST-T改变不明显。

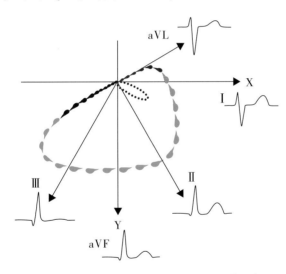

图7-7 左后分支阻滞额面心电向量图与相关导联心电图示意图

六、左中隔支阻滞

1906年，著名病理学家Tawara首次报道左束支分为左前分支、左中隔支和左后分支。1973年在美国的芝加哥心脏病学术会议上，专家学者对心脏的"四分支传导系统（右束支、左束支的前、中、后分支）"达成共识。随后的研究也证实了左中隔支的存在。有学者通过切断狗的左中隔支观察到了QRS环体前移的实验模型。冠心病、左心室负荷过重、心肌病等心脏疾病，以及糖尿病、神经肌肉疾病、甲状腺功能亢进等心外疾病均为左中隔支阻滞的病因与诱因。

　　有学者对左中隔支解剖特点进行研究报道，发现左中隔支有3种解剖特点：（1）左束支主干直接分出形成左中隔支；（2）由左前或（和）左后分支分出形成左中隔支，或在室间隔面中心区形成扇形网状分支；（3）左后分支延长形成"假腱索"样左中隔支。由于左中隔支解剖特点的多样性，形成了QRS环起始向量方位的多变性。在正常情况下，左前分支区域的室间隔除极向量与左后分支区域的室间隔除极向量因方向相反相互抵消，使正常人QRS环起始向量主要取决于左中隔支支配区域的室间隔除极向量，即多数位于右前方偏上或偏下，少数位于左前方偏上或偏下。当左中隔支发生阻滞或传导延缓时，室间隔除极向量减弱，使QRS环起始向量较正常偏左。同时，左中隔支阻滞使室间隔中部除极延迟，与左心室心尖和前壁同时除极，其QRS环综合向量指向左前下方，表现为QRS环体前移。左中隔支阻滞的改变在横面表现最具特征性（图7-8）。

　　心电向量图特征：（1）QRS环起始向量位于左前或右前（起始向右向量时间一般<20ms）；（2）横面QRS环体明显前移，QRS环体一般呈狭长形，最大向量角度>45°，当最大向量角度>30°且<45°时，则QRS环左前面积应>总面积的2/3；（3）QRS环时间正常；（4）ST-T向量改变不明显；（5）诊断时左中隔支阻滞需结合临床排除右心室肥大、后壁心肌梗死、A型心室预激等导致QRS环向前移位的其他原因。

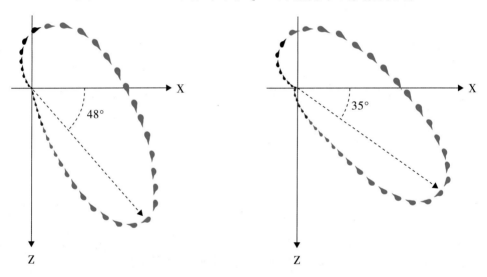

图7-8　左中隔支阻滞横面示意图

左图：QRS环最大向量角度＞45°（图中为48°）；右图：QRS环最大向量角度＞30°且＜45°时（图中为35°），要求左前面积应＞总面积的2/3

　　心电图特征：（1）V_1、V_2导联，R/S≥1，R_{V_2}>R_{V_5}或R_{V_6}；（2）I、V_5、V_6导联的q波消失或时间<20ms；（3）继发性ST-T改变不明显。

（龙佑玲　苏　勇）

第八章 心肌梗死

冠状动脉急性闭塞或痉挛，导致其所供应血液区域的心肌发生缺血、损伤、坏死，在心电图和心电向量图上出现相应的缺血、损伤和坏死的特征性图形改变。心电向量图从立体的角度反映心脏电活动变化，对心肌梗死的诊断较心电图敏感。

心内膜下心肌缺血时，心电向量图上可出现振幅增大且指向缺血区的T环。当缺血贯穿心室壁至心外膜时，可出现T环的方位、振幅、形态、运行速度和运行方向的异常改变。持续的心肌缺血，缺血区域损伤电流形成，可出现异常ST向量，表现为QRS环不闭合，ST向量振幅增大（＞0.1mV），方向指向缺血损伤区。随着病情的进一步进展，出现不可逆的心肌坏死，相应部位的心肌除极能力减弱或消失，在心电向量图上可出现QRS环起始向量偏移或环体移位等特征。

QRS环起始向量偏移可大致分为3类，可据此进行心肌坏死部位的定位：（1）QRS环起始向量向后方偏移，见于左心室前壁、前间壁心肌梗死；（2）QRS环起始向量向上偏移，见于下壁心肌梗死；（3）QRS环起始向右向量增大（向右偏移），见于侧壁心肌梗死。

心肌梗死可多部位发生，以上3种类型的起始向量偏移可以出现多种组合，例如：起始向量向上偏移伴向后偏移，见于下壁合并前壁心肌梗死；起始向量向上偏移伴向右增大，见于下侧壁心肌梗死；起始向量向右增大伴向后及向上偏移，见于前壁、下侧壁心肌梗死；起始向量位于右、后方，见于前侧壁心肌梗死。

左室后壁心肌梗死，影响的是心室除极后40~60ms的向量，表现为QRS环体向前移位。

有些左心室中间层的小灶型梗死，其改变可局限于QRS环的中段向量，表现为QRS环中段的突然转折、形成蚀缺、环体扭曲等。但部分正常人、糖尿病患者、心肌病患者等也可出现环体扭曲等改变，因此在诊断此类心肌梗死时应慎重。

一、下壁心肌梗死

下壁心肌梗死的罪犯血管多数是右冠状动脉的后降支（右冠优势型），少数为左冠状动脉的回旋支（左冠优势型）。下壁心肌梗死时，下壁心肌除极能力减弱或消失，导致QRS环起始向量向上偏移。心电向量图改变在额面和右侧面上最为明显（图8-1、图8-2）。

心电向量图特征：（1）QRS环起始向量向上偏移，呈顺钟向运行；（2）起始向上运行时间＞25ms，起始向上向量振幅≥0.2mV；（3）起始向上向左向量振幅≥0.3mV；（4）QRS环最大向量角度＜10°。

心电图特征：因QRS环起始向量向上偏移，投影于下壁导联轴的负侧，Ⅱ、Ⅲ、aVF导联出现异常Q波。

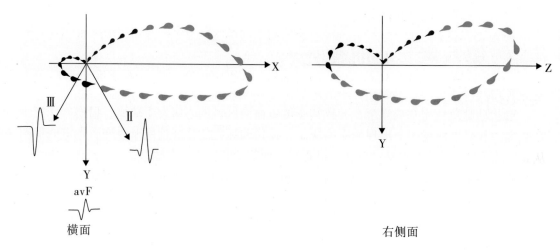

图8-1 下壁心肌梗死额面、右侧面心电向量图与相关导联心电图示意图

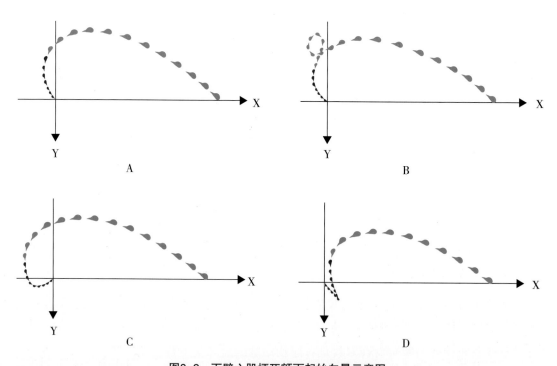

图8-2 下壁心肌梗死额面起始向量示意图

A图与B图的起始向量位于上方，离心支呈顺钟向运行，为典型下壁心肌梗死图形；C图与D图的起始向量分别位于右下方和左下方，离心支随即转向上方呈顺钟向运行，因起始向量位于下方，投影于下壁导联形成起始r波，致心电图上下壁心肌梗死的图形特征不典型

二、前间壁心肌梗死

前间壁心肌梗死的罪犯血管为左冠状动脉的前降支。梗死局限于室间隔前部和邻近

左心室前壁，影响心室除极10~20ms的向量。表现为正常位于右前方的起始向量消失或减小，向后方偏移。该改变在横面上表现较为典型（图8-3）。

　　心电向量图特征：（1）QRS环起始向前向量消失或减小；（2）20ms向量位于后方，部分形成凹面向前的中等或较大的蚀缺。

　　心电图特征：因QRS环起始向量向后偏移，投影于V_1~V_3导联轴的负侧，致V_1~V_3导联呈QS型。

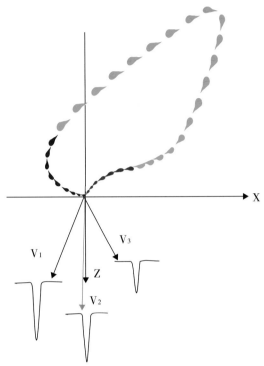

图8-3　前间壁心肌梗死横面心电向量图与相关胸导联心电图示意图

三、前壁心肌梗死

　　前壁心肌梗死的罪犯血管多为左冠状动脉的前降支，梗死未累及室间隔。影响心室除极20~40ms的向量。单纯前壁心肌梗死较少见，多与其邻近部位组合出现。前壁心肌梗死在横面表现较为典型（图8-4）。

　　心电向量图特征：（1）QRS环起始向前运行时间<20ms；（2）起始向前向量振幅一般<0.15mV，前向指数≤0.2；（3）QRS环起始20~40ms的向量位于左后方，形成凹面向前的蚀缺；（4）横面QRS环位于左前的面积明显减少或消失。

　　心电图特征：因梗死未累及室间隔，V_1、V_2导联仍呈rS型。因环体向后偏移，投影至V_3~V_5导联轴的负侧，致V_3~V_5导联出现异常Q波。

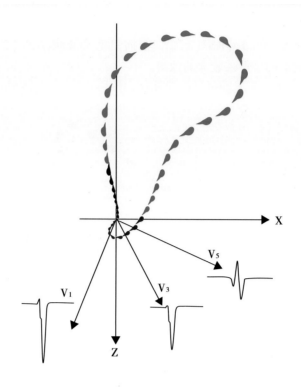

图8-4 前壁心肌梗死横面心电向量图与相关胸导联心电图示意图

横面起始向量位于右前方呈逆钟向运行，20ms后转向左后方，离心支位于左后方，可见明显蚀缺

四、前侧壁心肌梗死

前侧壁心肌梗死的罪犯血管多为左回旋支，也可为左前降支及其分支。心肌梗死未累及室间隔。心电向量图改变在额面和横面较为明显（图8-5）。

心电向量图特征：（1）横面QRS环离心支呈顺钟向运行，向右后方偏移，环体多呈顺钟向运行，部分呈逆钟向运行；（2）QRS环起始向右运行时间>22ms，起始向右向量振幅>0.16mV；（3）额面QRS环最大向量角度>40°时，QRS环仍呈逆钟向运行（正常QRS环最大向量角度>40°时，环体常呈顺钟向运行）。

心电图特征：因QRS环离心支向右偏移，投影于Ⅰ、aVL、V_5、V_6导联负侧，出现异常Q波；因额面QRS环趋向垂位，横面QRS环最大向量向后移位，致Ⅰ、aVL、V_5、V_6导联QRS波振幅偏低。

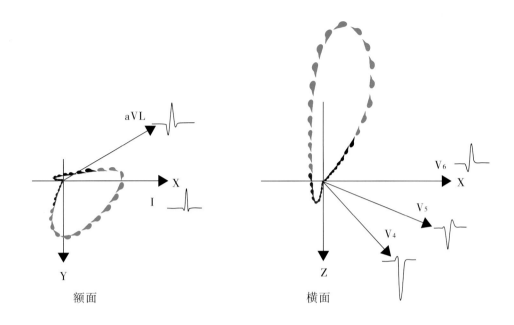

图8-5 前侧壁心肌梗死额面、横面心电向量图及相关导联心电图示意图

左图：额面QRS环最大向量角度＞40°时（图中98°），环体仍呈逆钟向运行；右图：横面起始向量位于右前方，离心支呈顺钟向运行，向右后方偏移

五、广泛前壁心肌梗死

广泛前壁心肌梗死的罪犯血管为左主干或左前降支近端。心肌梗死范围较广，累及前间隔、前壁和侧壁心肌，为前间壁与前侧壁心肌梗死的组合表现。此时的心室肌除极向前向量完全消失，起始向量及环体均向右后方偏移，心电向量图改变在额面和横面最具特征性（图8-6）。

心电向量图特征：（1）横面QRS环起始向量向右后方偏移，起始向右运行时间＞22ms，环体呈顺钟向运行，向右后偏移；（2）额面QRS环起始向右运行时间＞22ms，QRS环最大向量角度＞40°时，QRS环仍呈逆钟向运行。

心电图特征：因起始向量及QRS环体均向右后偏移，致V_1~V_6、Ⅰ、aVL导联均出现异常Q波或QS波。

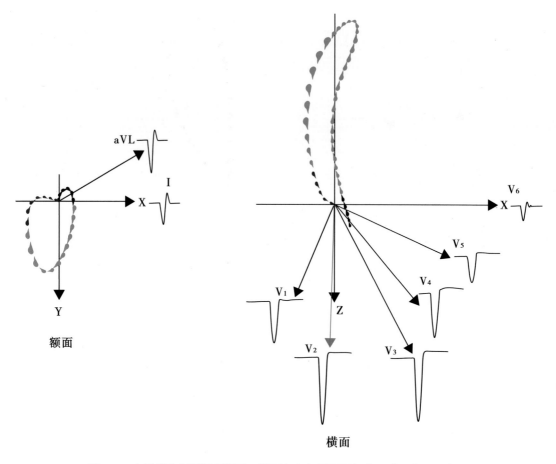

额面

横面

图8-6 广泛前壁心肌梗死额面、横面心电向量图及相关导联心电图示意图

左图：额面QRS环最大向量角度>40°时（图中103°），环体仍呈逆钟向运行，起始向量及环体均向右侧偏移；右图：横面QRS环起始向量及环体均向右后方偏移

六、后壁心肌梗死

后壁心肌梗死范围包括左心室后基底部和背部。因后壁与下壁由同一血管供血，常合并下壁、侧壁心肌梗死。左心室后基底部心肌除极发生在左心室开始除极后的40~60ms，为左心室最后除极的部位。发生心肌梗死时，该部位心肌除极向量减少或消失，使QRS环体向前移位。其特征性改变主要表现在横面（图8-7）。

心电向量图特征：（1）QRS环体向前移位，前向面积>总面积的70%；（2）QRS环最大向量角度>20°；（3）QRS环向前运行时间>50ms；（4）QRS环前向指数>1，最大向前向量振幅>0.6mV；（5）参考条件：横面T环最大向量角度≥70°，呈等速运行；合并下壁或侧壁心肌梗死；超声心动图示左心室后壁运动幅度降低。

心电图特征：因QRS环体前移，向前运行时间延长，致V_1、V_2导联R波增高增宽，若QRS环扭曲，在R波上可出现切迹。V_7~V_9导联异常Q波。若伴下壁或侧壁心肌梗死，Ⅱ、Ⅲ、aVF导联或Ⅰ、aVL、V_5、V_6导联可见异常Q波。

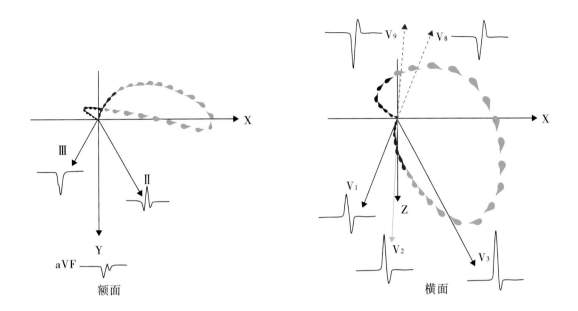

图8-7 下后壁心肌梗死额面、横面心电向量图与相关导联心电图示意图

左图：额面起始向量向上偏移，示下壁心肌梗死特征；右图：横面QRS环体前移，示后壁心肌梗死特征

（龙佑玲　苏　勇）

第九章　心肌梗死合并束支及分支阻滞

心肌梗死合并束支及分支阻滞者预后较差。正确诊断具有重要的临床意义，心电向量图对心脏电活动的特殊表达方式，能清晰反映心脏电活动的异常改变，对心肌梗死合并束支及分支阻滞的图形特征表现较心电图更清楚。

一、心肌梗死合并分支阻滞

根据心脏传导系统的解剖位置与冠状动脉供血范围的关系，前间壁、前侧壁、前壁心肌梗死时常合并左前分支阻滞，下壁心肌梗死常合并左后分支阻滞，实际临床工作中下壁心肌梗死合并左前分支阻滞亦不少见。对心肌梗死合并分支阻滞分述如下：

1. 前间壁、前壁、前侧壁心肌梗死合并左前分支阻滞

前间壁、前壁、前侧壁心肌梗死的心电向量图改变在横面最具特征性，左前分支阻滞的改变在额面最具特征性，二者的心电向量图特征可以同时在两个面上表现，互不影响，诊断明确（图9–1）。

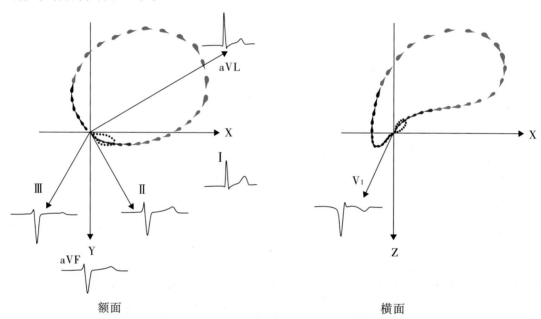

　　　　　　　额面　　　　　　　　　　　　　　　　　横面

图9–1　前间壁心肌梗死合并左前分支阻滞额面、横面心电向量图及相关导联心电图示意图

左图：额面QRS环向左上偏移，示左前分支阻滞的特征；右图：横面QRS环起始向量向后偏移，凹面向前形成蚀缺，示前间壁心肌梗死的特征

心电向量图特征：（1）横面QRS环起始向前向量消失或减小，20ms向量位于后方，部分可见凹面向前的中等或较大蚀缺，出现这样的特征，在诊断前间壁心肌梗死时，把

握性较大；（2）若心肌梗死范围较大累及前壁，可同时出现20~40ms的向量向左后方偏移，形成较大的凹面向前的蚀缺；（3）当心肌梗死的范围进一步扩大累及侧壁时，QRS环离心支呈顺钟向运行，向右后方偏移，起始向右运行时间>22ms，起始向右向量振幅>0.16mV；（4）额面QRS环起始向量向下偏右或偏左，QRS环呈逆钟向运行，环体向左上象限展开，归心支位于离心支的上方，最大向量角度<10°，左上面积>总面积的50%，为左前分支阻滞的特征。

心电图特征：（1）V_1~V_3导联呈QS型或qr型，为前间壁心肌梗死的特点，若心肌梗死累及前壁，可同时出现V_3~V_6导联异常Q波，累及侧壁可伴Ⅰ、aVL导联异常Q波；（2）心电轴左偏<-45°，Ⅰ、aVL导联呈qR型或R型，R_{aVL}>R_I，Ⅱ、Ⅲ、aVF导联呈rS型，$S_Ⅲ$>$S_Ⅱ$，为左前分支阻滞的特征。

2. 下壁心肌梗死合并左前分支阻滞

下壁心肌梗死合并左前分支阻滞的图形特征，在额面表现最具特征性（图9-2）。

心电向量图特征：（1）QRS环起始向量向上偏移并呈顺钟向运行，凹面向下形成蚀缺；（2）QRS环呈逆钟向运行，向左上象限展开，归心支位于离心支的上方，左上面积>总面积的50%，最大向量角度<10°。

心电图特征：心电轴左偏<-45°，Ⅰ、aVL导联呈qR型或R型，R_{aVL}>R_I，Ⅱ、Ⅲ、aVF导联呈QS型或rS型，r波纤细，$S_Ⅲ$>$S_Ⅱ$。

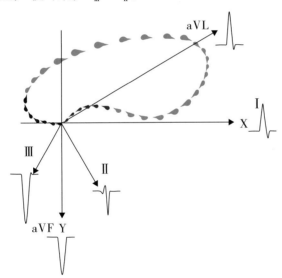

图9-2　下壁心肌梗死合并左前分支阻滞额面心电向量图及相关导联心电图示意图

QRS环起始向量向上偏移呈顺钟向运行，凹面向下形成蚀缺，示下壁心肌梗死特征；环体呈逆钟向运行，向左上象限展开，归心支位于离心支之上方，示左前分支阻滞特征

3. 下壁心肌梗死合并左后分支阻滞

下壁心肌梗死合并左后分支阻滞时，激动由左前分支下传，额面QRS环起始于左上方，起始向量离开梗死区向上偏移，然后转向梗死区周围，终末向量指向梗死区。若心肌梗死累及后壁时，可伴横面环体前移。

心电向量图特征（图9-3）：（1）额面QRS环起始向量多位于左上方，呈顺钟向运行，起始向上运行时间>25ms，起始向上向量振幅≥0.2mV，起始向上向左向量振幅≥0.3mV；（2）额面环体呈顺钟向运行，环体向下向右展开，右下面积＞总面积的20%，最大向量角度60°~140°（多在90°左右），终末部多位于右下方，运行稍缓慢。

心电图特征：（1）心电轴右偏＞90°；（2）QRS波群在Ⅱ、Ⅲ、aVF导联呈QR型，伴后壁心肌梗死时可出现V$_1$、V$_2$导联R波振幅增高。

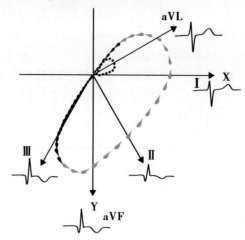

图9-3 下壁心肌梗死伴左后分支阻滞额面心电向量图及相关导联心电图示意图

起始向量向上偏移呈顺钟向运行，示下壁心肌梗死特征；环体向右下方展开，示左后分支阻滞特征

二、心肌梗死合并右束支阻滞

多数心肌梗死影响心室肌除极的前40ms向量，而右束支阻滞影响心室除极的终末向量，二者互不掩盖，右束支阻滞和心肌梗死的心电向量图和心电图特征可同时表现（图9-4，图9-5）。

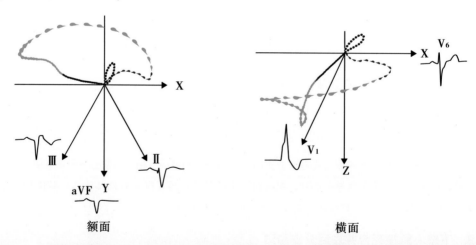

额面 　　　　　　　　　　　　横面

图9-4 下壁心肌梗死合并完全性右束支阻滞的额面、横面心电向量图与相关导联心电图示意图

左图：额面起始向量向上偏移，凹面向下形成蚀缺，示下壁心肌梗死特征；左图及右图：额面、横面终末部泪点密集，横面于右前方形成附加环，示完全性右束支阻滞特征

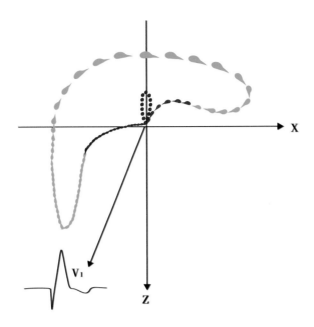

图9-5 前间壁心肌梗死合并完全性右束支阻滞横面心电向量图与相关导联心电图示意图

QRS环起始向量向后方偏移，凹面向前形成蚀缺，示前间壁心肌梗死特征；终末部运行缓慢于右前方形成附加环，示完全性右束支阻滞特征

三、心肌梗死伴左束支阻滞

心肌坏死时多数影响心室肌除极的前40ms向量。左束支阻滞不仅影响QRS环的中部和终末部，起始向量也受影响，心室肌除极顺序发生明显改变。因此，左束支阻滞的存在给心肌梗死的诊断带来困难。左束支阻滞合并急性心肌梗死时，可参考ST-T向量的方位与QRS环最大向量方位一致，并且呈动态演变的特征，结合临床进行诊断。左束支阻滞伴陈旧性心肌梗死，在心电图和心电向量图上均不易诊断。

（龙佑玲　苏　勇）

第十章 心室预激

　　心室预激是指在正常的房室传导系统之外，房室之间存在额外的附加传导束，室上性激动可沿异常的房室传导束提前到达心室，使相应部位心室肌预先除极，同时与沿正常传导至心室的冲动共同使心室除极，形成单源性室性融合波。融合波的形态主要取决于激动经旁道下传与经正道下传除极心室肌的比例。因心室预先激动的开始部分不是由浦肯野氏纤维传导，而是由心室肌传导，因此传导速度较为缓慢，在心电图上表现为QRS波起始部顿挫模糊，心电向量图上则表现为QRS环起始部分运行缓慢扭曲。

　　心电向量图特征：（1）3个面的QRS环起始部泪点密集、形态扭曲，为预激向量，预激向量时间＞20ms；（2）QRS环时间延长，通常＞100ms；（3）伴有继发性ST-T向量改变，ST-T向量的方位与QRS环最大向量相反。

　　心电图特征：（1）PR间期缩短；（2）QRS波起始部顿挫模糊，QRS波时间延长；（3）继发性ST-T改变。

　　根据横面预激向量的方位，心室预激分为3型（图10-1）：

　　A型：预激部位在左心室后基底部，预激向量位于横面左前象限30°~90°。心电图胸前导联的QRS波群均为正向。

　　B型：预激部位在右心室侧壁，预激向量位于横面左后象限30°~-60°。心电图右胸导联的QRS波群为负向，左胸导联为正向。

　　C型：预激部位在左心室侧壁，预激向量位于横面右前象限。心电图V_1~V_4导联QRS波均为正向，V_5、V_6导联出现异常Q波。

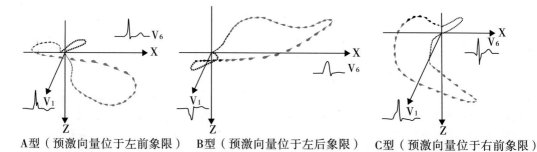

A型（预激向量位于左前象限）　　B型（预激向量位于左后象限）　　C型（预激向量位于右前象限）

图10-1　A型、B型、C型心室预激横面心电向量图与相关导联心电图示意图

（龙佑玲　苏　勇）

第十一章　心室预激合并束支阻滞

心室预激通过房室附加旁路，影响心室的除极和复极，而束支阻滞则通过改变心室激动顺序，影响心室的除极和复极，均可使QRS环时间延长，表现为宽QRS波心电图的特征。二者单独存在时诊断并不困难，合并存在则因互相影响而使心电向量图和心电图特征变得复杂化。

旁路对QRS波群（QRS环）的影响可持续存在于心室除极与复极的全过程。当旁路位于束支阻滞的同侧时，可弥补阻滞区缓慢除极的缺陷，不同程度的掩盖束支阻滞，使束支阻滞图形消失或不典型；当旁路位于束支阻滞的对侧时，根据旁路对心室除极的影响程度，可同时表现为预激与束支阻滞的特征，也可因预激与束支阻滞相互掩盖而使图形特征表现不典型。

一、预激合并左束支阻滞

左束支阻滞图形常被掩盖。A型预激合并左束支阻滞时，旁路位于阻滞区的同侧，可弥补左心室传导延缓的缺陷，使QRS环（QRS波群）正常化，掩盖左束支阻滞。当B型预激合并左束支阻滞时，因左束支阻滞的除极延缓常从QRS环中部开始，旁路虽位于对侧，仍有可能使阻滞区的心室肌提前除极，使QRS环时间缩短，掩盖左束支阻滞图形。

二、预激合并右束支阻滞

B型预激合并右束支阻滞时，旁路位于阻滞区同侧，可弥补右心室传导延缓的缺陷，使QRS环（QRS波群）正常化，QRS环终末泪点密集（QRS波终末粗顿）的特征减轻或消失。根据旁路离阻滞区的位置，位置越近对QRS环（QRS波）的影响越明显。A型预激合并右束支阻滞时，旁路位于阻滞区的对侧，根据旁路对心室除极的影响程度，图形特征表现不同，预激程度较重时，右束支阻滞图形可被完全掩盖。预激程度较轻时，可同时显示预激与右束支阻滞的特征，即横面左前象限的预激向量与右前象限的终末向量传导延缓同时表现（图11-1）。

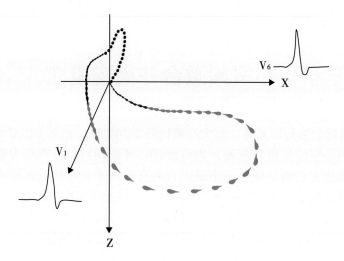

图11-1　A型心室预激合并右束支阻滞横面心电向量图及相关导联心电图示意图

预激向量位于左前象限，示A型预激的特征；终末部泪点密集位于右前方，示合并右束支阻滞的特征

（龙佑玲　苏　勇）

第十二章　心室预激合并心肌梗死

　　心室预激的继发性心室复极改变可掩盖和酷似心肌梗死的原发性ST-T改变，给心肌缺血和损伤的诊断带来困难，只有当心室预激间歇性出现时方能明确诊断。心室预激的初始向量移位，投影于相应心电导联轴的负侧，可形成异常Q波，形成酷似心肌坏死的图形改变。心室预激与心肌梗死合并存在时，对心肌梗死的定位诊断和梗死范围的判断都是有困难的，预激向量与梗死向量方向一致时，可加重心肌梗死的图形特征变化，使原有的坏死性Q波加深加宽，二者方向相反时，则减轻或掩盖心肌梗死的图形特征，使原有的坏死性Q波消失或变浅变窄。

　　心室预激合并心肌梗死时，二者可以相互掩盖相互影响，只有当预激间歇出现，或者通过药物、食道心房调搏等方法消除预激向量的影响后，正路下传的QRS环（QRS波群）特征得以显露，方能明确诊断。

（龙佑玲　苏　勇）

第十三章 终末部异常

　　心电向量图的QRS环终末部异常是指其QRS环终末部的形态、振幅或时间发生异常改变。终末部异常一般包括两部分：终末向量增大（额面或者横面的右上方或右后方的终末向量振幅＞0.6mV）和终末部传导延缓（终末传导延缓时间＞35ms）。

　　心室肌最后除极的部位为心室基底部，包括室间隔基底部、左右心室基底部、室上嵴，以及肺动脉圆锥等多个部位，室上嵴与肺动脉圆锥部又是心室基底部最后除极的部位。因基底部浦肯野氏纤维分布相对较少，致终末除极相对缓慢，但通常不超过35ms。生理性因素，如年龄增长心底部心室肌细胞退化及纤维化，以及病理性因素，如缺血、损伤、坏死及感染等因素，均可影响基底部除极，导致终末部除极延缓。基底部心室肌除极延缓本身对心室血流动力学的影响不大，但因其存在常使心电图上表现为不易鉴别的心电现象。针对此问题，本章着重从心电向量图对终末部异常在诊断和鉴别诊断上的优势进行讨论。

一、右上型和右下型终末部异常

　　心室基底部除极延缓，终末向量向右上或右下偏移，可使额面QRS环综合向量指向左上或右下，形成假性心电轴左偏或右偏，在心电图上易误诊为左前分支阻滞或左后分支阻滞。根据终末向量的指向，终末部异常分为右上型和右下型。心电向量图改变在额面和横面上特征比较明显。

1. 右上型终末部异常（图13-1）

　　心电向量图特征：额面QRS环呈逆钟向运行，起始向量多位于下方偏左或偏右，离心支运行至左下方转向左上方，归心支突然转向运行至右上方，终末部位于右上方伴运行缓慢。T环与QRS环终末向量相反，位于左下方。QRS环最大向量多位于右上方，综合向量指向左上方，易误诊为左前分支阻滞。

　　心电图特征：因终末向量位于右上象限，投影于下壁导联轴的负侧，形成较深的S波，呈rS型或RS型，投影在Ⅰ和aVL导联轴的负侧也形成S波。根据右上方终末向量的大小，投影在上述导联形成的S波振幅不同，当Ⅲ导联呈rS型，Ⅰ导联呈Rs型，且QRS心电轴左偏＜-45°时，易误诊为左前分支阻滞。

2. 右下型终末部异常（图13-1）

　　心电向量图特征：额面QRS环呈顺钟向运行，起始向量位于上方偏左或偏右，离心支运行至左下方，归心支突然转向运行至右下方，终末部位于右下方伴运行缓慢。QRS环最大向量多位于右下方，易误诊为左后分支阻滞。

　　心电图特征：因心电向量图额面QRS环终末向量位于右下方，投影于下壁导联轴的正侧，形成较高的R波，呈qR型或R型，投影于Ⅰ和aVL导联轴的负侧，形成较深的S波，呈rS型或RS型。当Ⅰ导联呈rS型，Ⅲ导联呈Rs型或R型，且QRS心电轴右偏时，易误诊为左后分支阻滞。

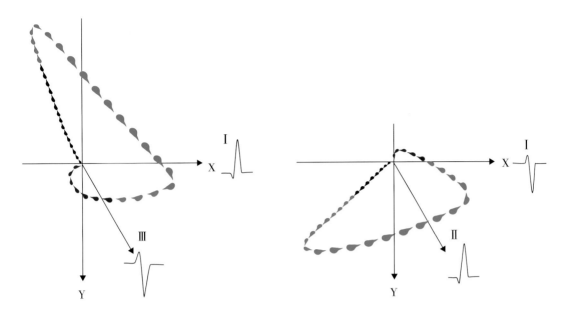

图13-1　右上型与右下型终末部异常额面心电向量图与相关导联心电图示意图
左图：右上型终末部异常；右图：右下型终末部异常

对于上述两型终末部异常所致的心电轴左偏和右偏，在心电图上易误诊为左前分支阻滞和左后分支阻滞。心电向量图上的QRS环终末向量的方位、振幅、运行方向及运行速度等改变有助于诊断和鉴别诊断。

二、心电图上$V_1 \sim V_3$导联rSr′型图形的诊断和鉴别诊断

室上嵴除极延迟、Brugada波及早期复极、不完全性右束支阻滞等，在心电图$V_1 \sim V_3$导联上均有可能形成rSr′型图形。有时从心电图表现上进行诊断和鉴别诊断有一定难度。心电向量图对心脏电活动的表达方式较为直观精准，结合终末向量的变化，对鉴别诊断有一定帮助。

1. 室上嵴图形

室上嵴图形青少年较为多见，因心室基底部的室上嵴除极延迟所致，一般认为属正常生理变异。室上嵴为心室基底部最后除极的部位，因发生除极延迟，除极时已无与之相对抗的向量，致终末向量位于右、上方偏前或偏后，投影于V_1、V_2或V_3导联轴的正侧，形成终末r′波，呈rSr′图形。

心电向量图特征（图13-2）：（1）横面QRS环起始向量正常，环体呈逆钟向运行，终末向量位于右后方或右前方（将Frank导联向上移一至二肋间可记录到位于右前方的终末向量）；（2）终末部传导延缓时间<35ms。

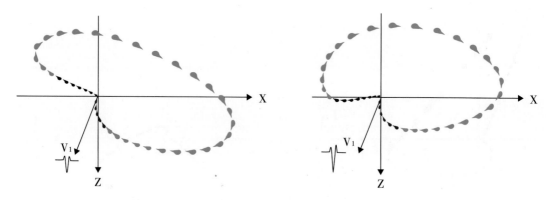

图13-2 室上嵴图形横面心电向量图及相关导联心电图

左图：常规导联心电向量图及V₁导联心电图，终末向量位于右后方（图中为-155°），传导延缓时间<35ms，终末向量投影于V₁导联轴正侧形成终末r'波；右图：上一肋间心电向量图及相应V₁导联心电图，终末向量较左图向右前偏移（图中位于右前方181°），向右前偏移的终末向量与V₁导联轴正侧的夹角变小，投影形成的r'波振幅较左图增大

心电图特征：V_1、V_2导联QRS波呈rSr'型，一般r＞r'，左胸导联S波时间<40ms。

2. Brugada波与早期复极

Brugada综合征是与离子通道基因突变相关的一种遗传性心脏离子通道病，于1992年由Pedro Brugada和Joseph Brugada首次报道，被认为是恶性心律失常的高危因素。其发生机制尚未完全清楚，有学者认为与2相折返有关，也有学者认为与室上嵴、肺动脉圆锥部除极延迟，并伴有明显的终末部异常有关。心电图按V_1~V_3导联ST段抬高的形态分为3型。Ⅰ型（穹隆型）：ST段抬高呈穹隆型，T波倒置；Ⅱ型（马鞍型）：ST段弓背向下抬高伴T波直立或双相；Ⅲ型（混合型）：低马鞍型或低穹隆型。Ⅰ型Brugada波容易识别，Ⅱ型和Ⅲ型不易与其他rSr'型图形相鉴别。

Brugada综合征与早期复极综合征同被归为J波综合征。二者有很多相似之处。不典型Brugada波与部分早期复极鉴别较为困难。结合临床资料和横面QRS环终末向量的变化对鉴别诊断有一定帮助。

Brugada综合征样图形的心电向量图特征（图13-3）：（1）横面终末部传导延缓显著，泪点密集、扭曲明显，终点位于左前方（若终点止于右前方或伴有右前方运行缓慢扭曲的附加环，考虑合并右束支阻滞）；（2）传导延缓的终末部与位于左前方的T环形成吊钩样图形。

Brugada波的心电图改变：右束支阻滞样图形、V_1~V_3导联ST段抬高、T波改变，为Brugada波的三联征。

早期复极的心电向量图特征（图13-4）：（1）QRS环终末向量反折呈尖角型，根据早期复极的部位不同，终末向量反折的尖端可位于右前、左前、左下；（2）QRS环终末部传导延缓不明显；（3）QRS环振幅通常增高；（4）ST向量振幅增大，方向与T环最大向量方位一致。

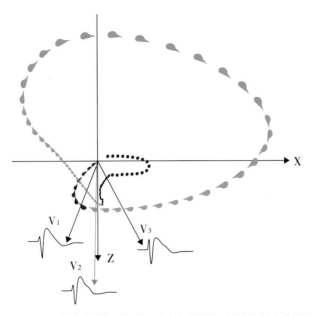

图13-3 Brugada综合征样图形横面心电向量图及相关导联心电图示意图

终末部传导延缓显著，泪点密集、扭曲明显，终点位于左前方，传导显著延缓的终末部与位于左前方的T环形成吊钩样图形

早期复极的心电图特征：根据早期复极的部位不同，在相应导联出现ST段凹面向下型抬高，最高可达3~4mm；QRS波终末顿挫，可见J波。

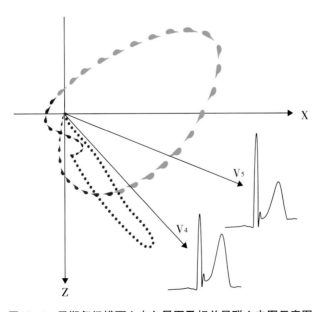

图13-4 早期复极横面心电向量图及相关导联心电图示意图

终末向量传导延缓时间<35ms，J点位于左前方，终末部反折，尖端指向左前方，投影于左胸导联轴的正侧形成J波，QRS环不闭合形成指向左前方的ST向量，投影于左胸导联轴的正侧形成ST段上移，T环最大向量位于左前方，振幅增大，投影形成左胸导联直立、振幅增高的T波

3. 不完全性右束支阻滞

心电向量图特征（图13-5）：（1）QRS环和T环的改变与完全性右束支阻滞相似，终末运行缓慢，时间>35ms，终末向量无扭曲反折，终末向量角度位于-150°之前方（若位于-150°之后方诊断为终末部异常）；（2）QRS环运行时间<120ms。

心电图特征：V₁、V₂导联呈rSr′型，通常r′>r，左胸导联S波增宽，时间>40ms，QRS波时间<120ms。

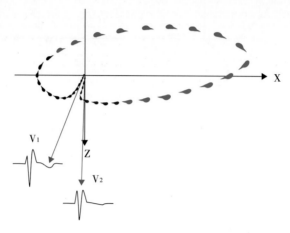

图13-5　不完全性右束支阻滞横面心电向量图及相关导联心电图示意图

（龙佑玲　苏　勇）

第十四章　心电向量图分析思路

了解心电向量图的基本概念、环体的形成，熟练掌握正常心电向量图特征，是进行心电向量图分析的基础。具体分析思路：（1）熟悉正常起始向量、最大向量、终末向量的方位，并以此为基础对发生改变的图形进行定性分析；（2）掌握心电向量图的测量方法及其正常值，在定性分析后对发生异常改变的图形进行相应的定量分析；（3）心电向量图和心电图一样为心脏电活动的检查手段，其图形形成和变化与心脏的病理生理变化密切相关，最终诊断需综合定性分析与定量分析的结果并结合患者的临床资料进行综合判断。

一、P环分析思路

明确心房除极产生P环的概念。通过心房的解剖理解心房除极顺序以及P环的形成，以便对图形改变进行灵活分析，避免对图形的死记硬背和生搬硬套。可将P环看作由3个向量组合而成（P_1：右心房除极；P_2：左右心房共同除极；P_3：左心房除极），帮助理解左右心房发生异常的图形变化。例如：右心房异常时，P_1向量增大，牵拉环体使额面更偏向垂位，横面更偏向前方，右侧面更向前向下；左心房异常时，P_3向量增大，结果使额面环体趋于横位，横面环体向后偏移，右侧面环体向上向后偏移。

二、QRS环分析思路

与P环分析思路相似，明确心室除极产生QRS环的概念。掌握心室除极顺序与QRS环形成的关系、正常QRS环的特点等，具体包括正常起始向量的方位及运行方向和速度、最大向量的方位及环体在3个面的运行方向和速度、终末向量的方位及运行方向和速度等。将正常QRS环看着是一个平衡体，利用心电向量的"增强效应和减弱效应"对环体变化进行灵活的定性分析，并根据定性分析结果进行必要的数据测量。

1. 起始向量的分析

正常起始向量位于右（或左）前偏上或偏下，起始运行缓慢，时间一般<20ms。

（1）起始向量向右增大：指起始右向量振幅>0.16mV，向右运行时间>22ms，起始右前或右下向量振幅>0.18mV。见于室间隔肥厚、侧壁心肌梗死、C型心室预激等。需结合临床资料综合判断。

（2）起始向量向右减少：指起始右运行时间≤20ms，或者起始向量位于左前方。见于左中隔支阻滞、左束支阻滞以及部分正常人。

（3）起始向量向上偏移：指起始向上向量振幅≥0.2mV，向上运行时间>25ms，起始向上向左向量振幅≥0.3mV。常见于下壁心肌梗死。

（4）起始向量向后偏移：指起始向量位于右后方或左后方。见于前间壁心肌梗死、广泛前壁心肌梗死、左束支阻滞、B型左中隔支阻滞、B型心室预激、左心室肥大及右心室肥大等。

（5）起始向量运行时间>20ms，考虑为预激向量，常见于心室预激。

2. 环体的分析

正常环体位于左下偏后或偏前。额面运行方向不定，最大QRS环向量角度>40°时，很少呈逆钟向运行，最大QRS环角度<10°时，则很少呈顺钟向运行。横面呈逆钟向运行。右侧面呈顺钟向运行。3个面QRS环的最大向量振幅、空间QRS环最大向量振幅均<2.0mV，3个面QRS环最长或者最宽向量振幅均>1.0mV。

（1）环体向左上偏移：常见于左前分支阻滞（环体呈逆钟向运行并向左上展开）及下壁心肌梗死（离心支向上偏移并呈顺钟向运行）。

（2）环体向前偏移：常见于A型左中隔支阻滞（起始向量向右减少伴环体前移）、后壁心肌梗死（多与下侧壁心肌梗死合并出现）、A型和B型右心室肥大（结合临床和影像学检查诊断）。

（3）环体向右偏移：见于左后分支阻滞（环体呈顺钟向运行并向右下展开）、右心室肥大、心肌病、广泛前壁或侧壁心肌梗死等。

（4）环体向后偏移：常见于前壁心肌梗死、左束支阻滞、左心室肥大（环体向后偏移伴最大向量振幅≥2.0mV）、C型右心室肥大（环体向右后偏移）、部分体形消瘦（或女性）的正常人。

（5）环体运行方向异常：指横面呈顺钟向运行。见于A型右心室肥大（环体呈顺钟向运行伴环体前移）、前壁心肌梗死（环体呈顺钟向运行伴环体向后偏移）、C型左心室肥大（环体呈顺钟向运行伴向左后偏移及空间最大向量振幅≥2.0mV）。

3. 终末向量异常

终末向量异常是指QRS环终末部的形态、振幅或时间发生异常改变，一般包括两部分：终末向量增大（额面或者横面的右上方或右后方的终末向量振幅>0.6mV）和终末部传导延缓（>35ms）（详见第十三章）。

三、ST向量分析思路

掌握正常ST向量特征。正常ST向量位于左前下，振幅<0.1mV。对发生异常的ST向量需结合临床综合判断。

四、T环分析思路

熟悉正常T环的形状、振幅、方位、运行方向、运行速度，与ST向量分析思路一样，结合临床进行综合判断非常重要。

（龙佑玲　苏　勇）

下篇

PART Ⅱ

临床病例解析

1 正常心电向量图

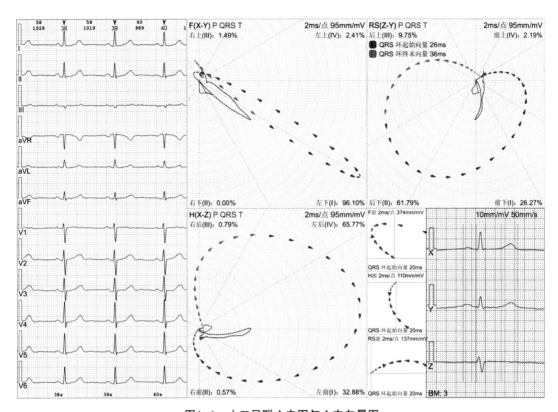

图1-1 十二导联心电图与心电向量图

【临床资料】

患者，女性，54岁。因"双膝关节骨性关节病"入院。否认高血压病、心脏病、糖尿病等病史。胸部CT：双肺及纵隔CT平扫未见明显异常；心脏超声：心脏结构及功能未见明显异常。

临床诊断：双膝关节骨性关节病。

【心电向量图特征及诊断】

额面：P环最大向量位于左下方46°，振幅0.1mV，环体呈逆钟向运行。QRS环起始向量位于右上方，环体光滑，呈顺钟向运行，最大向量位于左下方30°，振幅0.98mV，终末向量位于右上方。T环呈顺钟向运行，环体呈柳叶形，最大向量位于左下方36°，振幅0.34mV，长/宽比值>2.5（6.58），QRS-T夹角<40°（3°），QRS/T比值<4（2.9），ST向量<0.1mV（0.03mV）。

横面：P环最大向量位于左后方-7°，振幅0.07mV，环体呈逆钟向运行。QRS环起始向量位于右前方，环体光滑，呈逆钟向运行，最大向量位于左后方-9°，振幅0.86mV，终末向量位于右后方。T环呈逆钟向运行，最大向量位于左后方-1°，振幅0.27mV，长/宽比值>2.5（5.62），QRS-T夹角<60°（8°），QRS/T比值<4（3.14），ST向量<0.1mV（0.03mV）。

右侧面：P环最大向量位于后下方98°，环体呈顺钟向运行，振幅0.07mV。QRS环起始向量位于前上方，环体光滑，呈顺钟向运行，最大向量位于后下方133°，振幅0.56mV，终末向量位于后上方。T环呈顺钟向运行，最大向量位于后下方90.93°，振幅0.20mV，长/宽比值>2.5（4.32），QRS-T夹角<120°（-42°），QRS/T比值<4（2.81），ST向量<0.1mV（0.03mV）。

P环运行时间90ms，QRS环运行时间91ms，空间QRS环最大向量振幅0.99mV。

心电向量图诊断：正常心电向量图。

【心电图特征及诊断】

心率59次/min，各导联P波、QRS波、T波形态、时间、电压正常。

心电图诊断：窦性心动过缓。

【解析】

正常心电向量图的特征：

P环：额面呈逆钟向运行，最大向量位于45°~75°（46°），振幅<0.2mV（0.1mV）；横面呈逆钟向运行，最大向量位于20°~-25°（-7°），振幅<0.1mV（0.07mV）；右侧面呈顺钟向运行，振幅<0.18mV（0.07mV）。P环运行时间<115ms（90ms）。以上符合正常P环的特征。

QRS环：额面QRS环起始向量位于左下方，环体呈顺钟向运行，最大向量位于左下方30°，振幅0.98mV，终末向量位于左上方；横面QRS环起始向量位于右前方，环体呈逆钟向运行，最大向量位于左后方-9°，振幅0.86mV，终末向量位于右后方；右侧面QRS环起始向量位于前上方，环体呈顺钟向运行，最大向量位于后下方133°，振幅0.56mV，终末向量位于后上方。QRS环运行时间91ms，空间QRS环最大向量振幅0.99mV。以上符合正常QRS环特征。

T环：运行方向与QRS环运行方向一致，额面和横面振幅>0.25mV（0.34mV、0.27mV），右侧面振幅0.20mV，长/宽比值>2.5（6.85、5.62、4.32），QRS/T比值<4（2.9、3.14、2.81），QRS-T夹角在额面、横面和右侧面分别<40°、60°和120°（3°、8°和-42°），ST向量均<0.1mV（0.03mV），符合正常ST-T向量特征。

结合临床资料及影像学检查结果，本例支持正常心电向量图的诊断。

（梁 印）

2　正常心电向量图

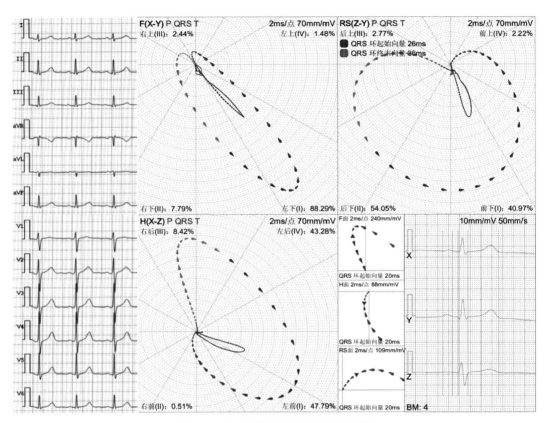

图2-1　十二导联心电图与心电向量图

【临床资料】

患者，男性，34岁。因"胃炎"入院。既往无高血压病、心脏病、糖尿病等病史。入院血压122/78mmHg；胸部CT：双肺及纵隔CT平扫未见明显异常；心脏超声：心脏结构及功能未见明显异常。

临床诊断：慢性胃炎。

【心电向量图特征及诊断】

额面：P环最大向量位于左下方64°，振幅0.08mV，环体呈逆钟向运行。QRS环起始向量位于右上方，环体光滑，呈顺钟向运行，最大向量位于左下方52°，振幅1.05mV，终末向量位于右上方。T环呈顺钟向运行，环体呈柳叶形，最大向量位于左下方49°，振幅>0.25mV（0.47mV），长/宽比值>2.5（17.52），QRS-T夹角<40°（-3.18°），QRS/T比值<4（2.25），ST向量<0.1mV（0.01mV）。

横面：P环最大向量位于左前方2°，振幅0.04mV，环体呈逆钟向运行。QRS环起始向量位于右前方，环体光滑，呈逆钟向运行，最大向量位于左前方29°，振幅0.73mV，终末向量位于右后方。T环呈逆钟向运行，环体呈柳叶形，最大向量位于左前方22°，振幅>0.25mV（0.33mV），长/宽比值>2.5（6.1），QRS-T夹角<60°（-7.6°），QRS/T比值<4（2.2），ST向量<0.1mV（0.06mV）。

右侧面： P环最大向量位于前下方88°，振幅0.07mV，环体呈顺钟向运行。QRS环起始向量位于于前上方，环体光滑，呈顺钟向运行，最大向量位于前下方88°，振幅0.85mV。T环呈顺钟向运行，环体呈柳叶形，最大向量位于前下方71°，振幅>0.20mV（0.37mV），长/宽比值>2.5（6.06），QRS-T夹角<120°（-17.26°），QRS/T比值<4（2.27），ST向量<0.1mV（0.06mV）。

P环运行时间87ms，QRS环运行时间90ms，空间QRS环最大向量振幅1.06mV。

心电向量图诊断： 大致正常心电向量图。

【心电图特征及诊断】

心率77次/min，各导联P波、QRS波、T波形态、时间、电压正常。

心电图诊断：（1）窦性心律；（2）正常心电图。

【解析】

正常心电向量图的特征：

P环： 额面呈逆钟向运行，最大向量位于45°~75°（64°），振幅<0.2mV（0.08mV）；横面呈逆钟向运行，最大向量位于20°~-25°（2°），振幅<0.1mV（0.04mV）；右侧面呈顺钟向运行，最大向量位于70°~-100°（88°），振幅<0.18mV（0.07mV）。P环运行时间<115ms（87ms）。符合正常P环的特征。

QRS环： 额面起始向量位于右上方，环体呈顺钟向运行，最大向量位于左下方52°，振幅1.05mV，终末向量位于右上方；横面起始向量位于右前方，环体呈逆钟向运行，最大向量位于左前方29°，振幅0.73mV，终末向量位于右后方；右侧面起始向量位于前上方，环体呈顺钟向运行，最大向量位于前下方88°，振幅0.85mV。QRS环运行时间90ms，空间QRS环最大向量振幅1.06mV。以上符合正常QRS环特征。

T环： 运行方向与QRS环运行方向一致，3个面T环最大向量方位正常（49°、22°、71°），额面、横面和右侧面振幅分别>0.25mV和>0.20mV（0.47mV、0.33mV、0.37mV），长/宽比值>2.5（17.52、6.1、6.06），QRS/T比值<4（2.25、2.2、2.27），QRS-T夹角在额面、横面和右侧面分别<40°、60°和120°（-3.18°、-7.6°和-17.62°），ST向量均<0.1mV（0.01mV、0.06mV、0.06mV）。以上符合正常ST-T向量特征。

鉴别诊断： 本例横面QRS环前移，应与以下3类疾病鉴别：

（1）B型右心室肥大特征：QRS环呈逆钟向运行，环体左前移位，该患者影像学资料心脏结构正常可资鉴别。

（2）A型左间隔支阻滞特征：QRS环体狭长向前移位，最大向量角度>30°，QRS环向前面积>总面积的2/3，起始向右向量减少（起始向右运行时间<20ms），本例未达诊断标准，结合临床资料不支持左间隔支阻滞。

（3）后壁心肌梗死特征：QRS环体前移常伴下壁心肌梗死特征，患者无心肌梗死病史，故亦不支持后壁心肌梗死诊断。

本例横面QRS环体较正常偏前，最大向量位于左前方29°，结合临床资料及影像学检查结果，考虑为大致正常心电向量图。

（梁　印）

3　正常心电向量图

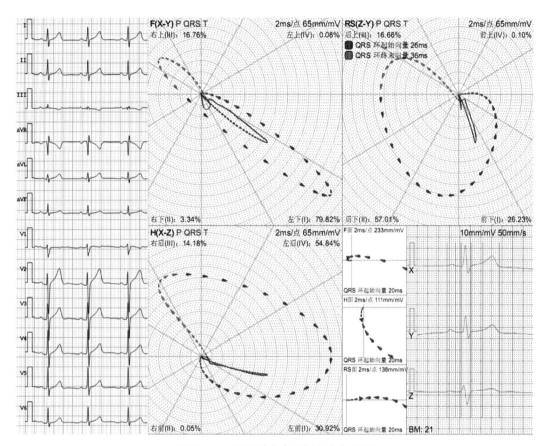

图3-1　十二导联心电图与心电向量图

【临床资料】

患者，男性，26岁。因"痛风"入院。既往无高血压病、心脏病、糖尿病等病史。入院血压128/76mmHg；胸部CT：双肺及纵隔CT平扫未见明显异常；心脏超声：心脏结构及功能未见明显异常。

临床诊断：痛风。

【心电向量图特征及诊断】

额面：P环最大向量位于左下方65°，振幅0.11mV，环体呈逆钟向运行。QRS环起始向量位于左下方，环体光滑，呈顺钟向运行，最大向量位于左下方36°，振幅1.15mV，终末向量位于右上方。T环呈柳叶形，环体呈顺钟向运行，最大向量位于左下方35°，振幅0.57mV，长/宽比值＞2.5（10.34），QRS/T比值＜4（2.01），QRS-T夹角＜40°（-1.49°），ST向量＜0.1mV（0.05mV）。

横面：P环最大向量位于左前方17°，振幅0.07mV，环体呈逆钟向运行。QRS环起始向量位于左前方，环体光滑，呈逆钟向运行，最大向量位于左前方0.56°，振幅0.93mV，终末向量位于右后方。T环呈线性不展开，环体呈逆钟向运行，最大向量位于左前方14°，振幅0.49mV，长/宽比值＞2.5（20.52），QRS/T比值＜4（1.91），QRS-T夹角＜60°（14.2°），ST向量＜0.1mV（0.04mV）。

右侧面：P环最大向量位于前下方79°，振幅0.11mV。QRS环起始向量位于前下方，环体光滑，呈顺钟向运行，最大向量位于后下方102°，振幅0.7mV，终末向量位于后上方。T环呈顺钟向运行，最大向量位于前下方69°，振幅＞0.20mV（0.35mV），长/宽比值＞2.5（10.25），QRS/T比值＜4（2.01），QRS-T夹角＜120°（-33.06°），ST向量＜0.1mV（0.04mV）。

P环运行时间80ms，QRS环运行时间96ms，空间QRS环最大向量振幅1.15mV。

心电向量图诊断：大致正常心电向量图。

【心电图特征及诊断】

心率71次/min，各导联P波、QRS波、T波形态、时间、电压正常。

心电图诊断：（1）窦性心律；（2）正常心电图。

【解析】

正常心电向量图的特征：

P环：额面呈逆钟向运行，最大向量位于45°~75°（65°），振幅＜0.2mV（0.11mV）；横面呈逆钟向运行，最大向量位于20°~-25°（17°），振幅＜0.1mV（0.07mV）；右侧面呈顺钟向运行，最大向量位于70°~-100°（79°），振幅＜0.18mV（0.11mV）。P环运行时间＜115ms（80ms）。以上符合正常P环的特征。

QRS环：额面QRS环起始向量位于左下方，环体呈顺钟向运行，最大向量位于左下方36°，振幅1.15mV，终末向量位于右上方；横面QRS环起始向量位于左前方，环体呈逆钟向运行，最大向量位于左前方0.56°，振幅0.93mV，终末向量位于右后方；右侧面QRS环起始向量位于前下方，环体呈顺钟向运行，最大向量位于后下方102°，振幅0.7mV，终末向量位于后上方。QRS环运行时间96ms，空间QRS环最大向量振幅1.15mV。以上符合正常QRS环特征。

T环：运行方向与QRS环运行方向一致，3个面T环最大向量方位正常（35°、14°、69°），额面、横面和右侧面振幅分别＞0.25mV和＞0.20mV（0.57mV、0.49mV、0.35mV），长/宽比值＞2.5（10.34、20.52、10.25），QRS/T比值＜4（2.01、1.91、2.02），QRS-T夹角在额面、横面和右侧面分别＜40°、60°和120°（-1.49°、14.2°和-33.06°），ST向量均＜0.1mV（0.05mV、0.04mV、0.04mV）。以上符合正常ST-T向量特征。

结合临床资料及影像学检查结果，本例支持大致正常心电向量图的诊断。

（梁　印）

4　A型左心室肥大、双心房异常（左心房扩大、右心房异常）

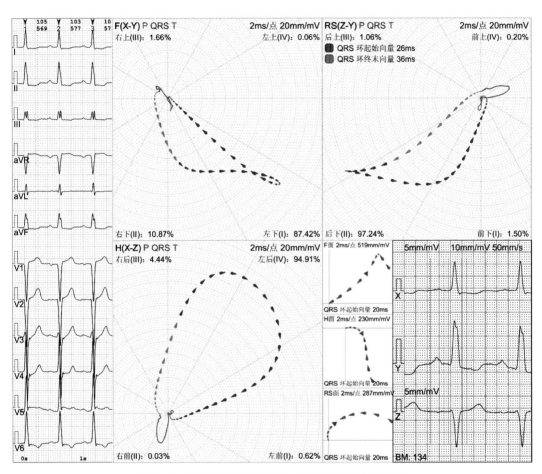

图4-1　十二导联心电图（5mm/mV）与心电向量图

【临床资料】

患者，女性，47岁。因"头晕头痛1周"就诊，门诊测血压180/120mmHg。既往有高血压病史3年余。心脏超声示：室间隔及左室后壁增厚（室间隔厚度16mm，左室后壁厚度18mm），左房增大（左房内径44mm），二尖瓣轻度反流，左室舒张功能降低。

临床诊断：高血压病。

【心电向量图特征及诊断】

额面：P环最大向量位于左下方77°，振幅＞0.20mV（0.27mV）。QRS环起始向量位于左上方，最大向量位于左下方37°，振幅＞2.0mV（3.0mV），环体呈"8"字形运行。ST向量位于右上方-140°，振幅＞0.1mV（0.22mV）。T环最大向量位于右上方-134°，振幅0.36mV，环体呈顺钟向运行，QRS/T比值＞4（8.36），QRS-T夹角＞40°（-171°）。

横面：P环最大向量位于左后方＞-25°（-20°），振幅＞0.1mV（0.12mV），最大向左向量振幅＞0.1mV（0.11mV），最大向后向量振幅＞0.05mV（0.06mV）。QRS环起始向量位于左前方，最大向量位于左后方＜-30°（-58°），振幅＞2.0mV（3.27mV），环体宽阔呈逆钟向运行。ST向量位于右前方171°，振幅＞0.1mV（0.17mV）。T环最大向量角度＞70°（106°），振幅0.63mV，环体呈逆钟向运行，QRS/T比值＞4（5.18），QRS-T夹角＞60°（165°）。

右侧面：P环最大向量位于后下方98°，振幅＞0.18mV（0.26mV）。QRS环起始向量位于前上方，环体呈顺钟向运行，最大向量位于后下方＞130°（153°），振幅＞2.0mV（3.31mV）。ST向量位于前上方-80°，振幅＞0.1mV（0.15mV）。T环最大向量位于前上方-21°，振幅0.65mV，呈顺钟向运行，QRS/T比值＞4（5.10），QRS-T夹角＞120°（-173°）。

P环时间＞115ms（118ms），空间QRS环最大向量振幅＞2.0mV（3.61mV）。

心电向量图诊断：（1）左心房扩大；（2）右心房异常；（3）A型左心室肥大伴ST-T异常。

【心电图特征及诊断】

心率：105次/min。P波：时间＞115ms（118ms），PtfV$_1$值＜-0.04mm·s（-0.06mm·s）。QRS波群：R$_{V_5}$＞2.5mV（3.1mV），R$_{V_5}$+S$_{V_1}$＞3.5mV（6.23mV），ST段：Ⅰ、Ⅱ、Ⅲ、aVF、V$_5$、V$_6$导联呈水平型、下斜型、上斜型下移0.05~0.20mV。T波：Ⅰ、aVL、Ⅱ、Ⅲ、aVF、V$_5$、V$_6$导联呈低平、负正双向。

心电图诊断：（1）窦性心动过速；（2）左心房异常；（3）左心室肥大伴ST-T改变。

【解析】

左心室肥大伴ST-T异常的特征：空间QRS环最大向量振幅以及3个面的最大向量振幅均＞2.0mV，横面最大向量角度＜-30°（-58°），右侧面最大向量角度＞130°（153°），T环最大向量角度＞70°（106°），横面QRS环体宽阔呈逆钟向运行，符合A型左心室肥大的心电向量图特征。心电图R$_{V_5}$＞2.5mV（3.1mV），R$_{V_5}$+S$_{V_1}$＞3.5mV（6.23mV），为左心室高电压的心电图特征。T环最大向量与QRS环最大向量相反，QRS-T夹角增大，QRS/T比值＞4，ST向量＞0.1mV，方向与QRS环最大向量相反。心电图中ST段在Ⅰ、Ⅱ、Ⅲ、aVF、V$_5$、V$_6$导联呈水平型、下斜型、上斜型下移0.05~0.20mV。T波在Ⅰ、aVL、Ⅱ、Ⅲ、aVF、V$_5$、V$_6$导联呈低平、负正双向，为ST-T异常的特征。结合影像学检查，支持左心室肥大伴ST-T异常的诊断。

左心室肥大在心电向量图上显示的主要为"量"的增大，表现为3个特征性改变：（1）QRS环振幅的增大（空间最大向量振幅或任意一个面的最大向量振幅≥2.0mV）。（2）QRS环体位置较正常更偏向左后方（最大向量角度横面＜-30°，右侧面＞130°）。（3）T环和ST向量的方位与QRS环最大向量方位相反，根据横面QRS环的运行方向，左心室肥大分为A、B、C三型：

A型：为轻型左心室肥大。QRS环体宽阔、振幅增大，呈逆钟向运行。

B型：多见于左心室舒张期负荷过重者。QRS环呈"8"字形运行，可表现为近环大于远环、近环与远环相等、远环大于近环3种类型。

C型：见于重度左心室肥大者。QRS环呈顺钟向运行，振幅增大。

本例符合A型左心室肥大的特征。心脏超声尚提示室间隔显著增厚（16mm）。心室除极的起始20ms向量与室间隔除极相关，理论上，室间隔肥厚通常会表现为起始向量向右增大。但该患者起始向量位于左前方，并无起始向右向量，与理论上的室间隔肥厚表现不符。分析其原因认为有两点：首先，患者以左室后壁增厚明显（18mm），其产生较大的指向左后方的除极向量，可向左后牵拉环体，同时牵拉起始向量使其向左前方甚至左后方偏移；其次，左心室肥大时，左心室负荷增加、心室肌受牵拉等因素，易使左束支及其分支受损发生完全性或不完全性阻滞，其结果也会导致室间隔向右的除极向量减少。以上两方面的因素共同使理论上应出现的起始向量向右增大变为起始向量位于左前方。这一改变体现了心电向量图的"增强效应"和"减弱效应"在各个方向上的向量之间的相互影响。

左心房扩大和右心房异常的特征：P环时间＞115ms（118ms），横面最大向量振幅＞0.1mV（0.12mV），最大向左向量振幅＞0.1mV（0.11mV），最大向后向量振幅＞0.05mV（0.06mV）。结合心脏超声结果，支持左心房扩大的诊断。P环在额面、横面和右侧面的最大向量振幅分别＞0.2mV、0.1mV和0.18mV，提示右心房异常。

（龙佑玲　苏　勇　刘　明）

5　B型左心室肥大

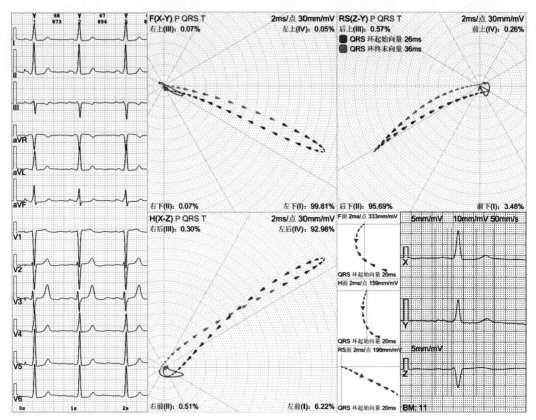

图5-1　十二导联心电图（I、aVR、V₁、V₂、V₄~V₆导联5mm/mV）与心电向量图

【临床资料】

患者，女性，50岁。因"巧克力囊肿"入院行手术治疗。既往有扩张型心肌病病史3年。心脏超声：左心室扩大（左心室舒张末径63mm），中度主动脉瓣关闭不全，轻度二尖瓣关闭不全，轻度三尖瓣关闭不全，左心室收缩功能重度减低（EF值<26%），左心室舒张功能减低。

临床诊断：（1）扩张型心肌病；（2）巧克力囊肿术前。

【心电向量图特征及诊断】

额面：P环最大向量位于左下方52°，振幅0.09mV。QRS环起始向量位于右下方，呈逆钟向运行，环体呈逆钟向运行，最大向量位于左下方22°，振幅>2.0mV（2.74mV）。T环呈顺钟向运行，最大向量位于左下方26°，振幅0.34mV，QRS/T比值>4（8.08）。ST向量0.1mV，位于右上方-147°。

横面：P环最大向量位于左后方-15°，振幅0.06mV。QRS环起始向量位于右前方呈逆钟向运行，环体呈"8"字形运行，远环与近环相等，最大向量位于左后方<-30°（-33°），振幅>2.0mV（3.05mV）。T环呈"U"字形，长/宽比值<2.5（2.25），环体呈逆钟向运行，最大向量位于左前方20°，振幅0.33mV，QRS/T比值>4（9.37）。ST向量0.1mV，位于右前方140°。

右侧面：P环最大向量位于前下方64°，振幅0.09mV。QRS环起始向量位于前下方呈顺钟向运行，环体呈顺钟向运行，最大向量位于后下方>130°（149°），振幅1.97mV。T环呈顺钟向运行，长/宽比值<2.5（1.17），最大向量位于前下方54°，振幅<0.20mV（0.18mV），QRS/T比值>4（10.74）。ST向量0.08mV，位于前上方-39°。

P环运行时间>115ms（120ms），空间QRS环最大向量振幅>2.0mV（3.21mV）。

心电向量图诊断：（1）左心房异常；（2）B型左心室肥大伴ST-T改变。

【心电图特征及诊断】

P波时间>115ms（120ms）。QRS波群：时间112ms，R_{V_5}>2.5mV（3.07mV），$R_{V_5}+S_{V_1}$>3.5mV（6.44mV）。ST段：Ⅱ、aVF、Ⅰ、aVL、V_4~V_6导联下移0.05~0.1mV。

心电图诊断：（1）窦性心律；（2）左心房异常；（3）左心室肥大伴ST改变。

【解析】

左心房异常的特征：P环时间>115ms（120ms），心脏超声未见左心房扩大，结合临床考虑左心房异常。

B型左心室肥大伴ST-T改变的特征：额面、横面QRS环最大向量振幅均>2.0mV（2.74mV和3.05mV），空间QRS环最大向量振幅>2.0mV（3.21mV）。横面QRS环呈"8"字形运行，远环与近环相等，最大向量位于左后方<-30°（-33°），右侧面位于后下方>130°（149°）。额面、横面和右侧面的QRS/T比值均分别>4（8.08、9.37和10.74），额面T环与QRS环运行方向相反，横面T环呈"U"字形，右侧面呈类圆形，长/宽比值均分别<2.5（2.25和1.17）。额面和横面的ST向量均为0.1mV，与QRS环最大向量相反（位于右前上方）。心电图R_{V_5}>2.5mV（3.07mV），$R_{V_5}+S_{V_1}$>3.5mV（6.44mV），Ⅱ、aVF、Ⅰ、aVL、V_4~V_6导联ST段下移0.05~0.1mV。结合临床和影像学检查，支持左心室肥大伴ST-T改变的诊断。

左心室肥大时心电向量图表现为QRS环振幅增大、环体向左后方偏移、ST-T向量异常。心室除极顺序一般不受影响，横面QRS环仍呈逆钟向运行，若呈"8"字形运行或顺钟向运行时，说明心室内激动顺序改变，可能存在室内传导障碍。

扩张型心肌病（Dilated cardiomyopathy，DCM）是一种异质性心肌病，以心室扩大及心肌收缩功能降低为特征，早期表现为左心室扩大，后期可出现全心扩大。本例QRS环振幅增大，横面环体呈"8"字形运行，环体面积较小，心脏超声示左心室舒张末径增大，提示扩心病早期舒张期负荷过重改变。

（龙佑玲　苏　勇　刘　明）

6 B型左心室肥大伴T环异常

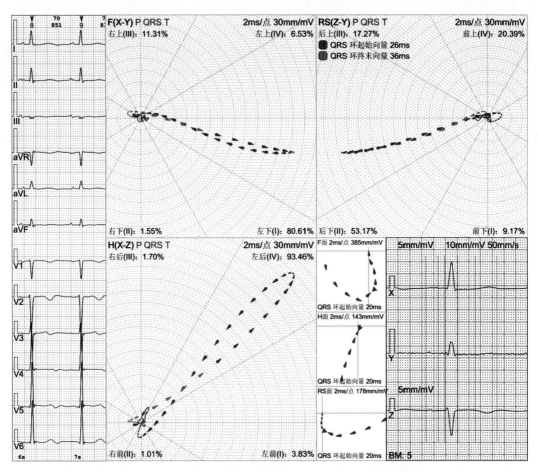

图6-1 十二导联心电图（胸导联5mm/mV）与心电向量图

【临床资料】

患者，女性，76岁。因"反复胸闷、喘息4个月，加重伴咳嗽1周"入院。既往有高血压病史5年余，血压控制不佳。心脏超声：（1）符合缺血性心肌病改变（室间隔及左室中下段运动减弱）；（2）左心房、左心室扩大；（3）升主动脉增宽，左右肺动脉增宽；（4）中度二尖瓣关闭不全、主动脉瓣关闭不全；（5）左心室收缩功能中度降低。

临床诊断：（1）高血压病；（2）冠心病，心脏扩大，心功能Ⅲ级。

【心电向量图特征及诊断】

额面： QRS环起始向量位于右下方，环体呈顺逆"8"字形运行，最大向量位于左下方12°，振幅>2.0mV（2.23mV）。T环呈"8"字运行，最大向量位于左下方6°，振幅<0.25mV（0.11mV），QRS/T比值>4（20.08）。

横面：QRS环起始向量位于右前方，环体呈逆顺"8"字形运行，远环＞近环，最大向量位于左后方＜-30°（-44°），振幅＞2.0mV（3.0mV）。T环呈顺钟向运行，最大向量位于左后方-63°，振幅＜0.25mV（0.24mV），QRS/T比值＞4（12.71）。

右侧面：QRS环起始向量位于前下方，最大向量位于后下方＞130°（167°），振幅＞2.0mV（2.13mV）。T环呈逆钟向运行，最大向量位于后下方177°，振幅0.21mV，QRS/T比值＞4（10.09）。

QRS环运行时间101ms，空间QRS环最大向量振幅＞2.0mV（3.08mV）。

心电向量图诊断： B型左心室肥大伴T环异常。

【心电图特征及诊断】

QRS波群：R_{V_5}＞2.5mV（3.61mV），$R_{V_5}+S_{V_1}$＞4.0mV（5.12mV）。T波：V_2~V_6导联呈倒置、低平、双向。

心电图诊断：（1）窦性心律；（2）左心室肥大伴T波改变。

【解析】

B型左心室肥大的特征： QRS环空间最大向量振幅、3个面最大向量振幅均＞2.0mV，环体向后移位（最大向量角度横面＜-30°，右侧面＞130°），横面环体呈"8"字形运行，远环＞近环。心电图R_{V_5}＞2.5mV（3.61mV），$R_{V_5}+S_{V_1}$＞4.0mV（5.12mV）。符合B型左心室肥大的特征。

T环异常的特征： 3个面T环振幅均降低，QRS/T比值增大，方位异常（横面位于左后方-63°、右侧面位于后下方177°）。结合患者高血压病、冠心病病史，考虑继发性与原发性改变并存。

（龙佑玲　苏　勇　刘　明）

7 左心室肥大伴ST-T改变、完全性左束支阻滞

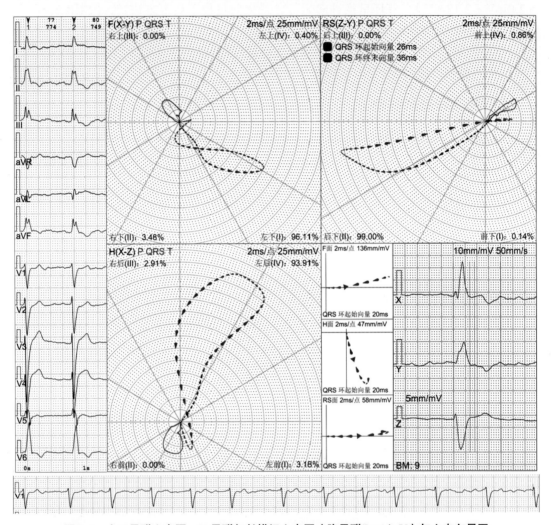

图7-1 十二导联心电图、V₁导联加长描记心电图（胸导联5mm/mV）与心电向量图

【临床资料】

患者，女性，65岁。因"反复胸闷、气促11年，再发加重伴腹泻、呕吐3天"入院。既往有扩张型心肌病病史。心脏超声：（1）全心增大（左心室舒张末径77mm，右心室内径33mm）；（2）升主动脉内径增宽（38mm）；（3）二尖瓣钙化并中等量反流，三尖瓣中等量反流；（4）左心室收缩功能明显降低（EF：21%）。

临床诊断：扩张型心肌病。

【心电向量图特征及诊断】

额面：QRS环起始于左侧0°并呈顺钟向运行，环体呈"8"字形运行，归心支泪

点密集，最大向量位于左下方29°，振幅1.59mV。T环呈逆钟向运行，长/宽比值<2.5（1.91），最大向量位于右上方-128°，振幅0.43mV，QRS-T夹角>40°（-156°）。ST向量>0.1mV（0.11mV），位于右上方-107°。

横面：QRS环起始于左前方呈逆钟向运行，小扭曲后转向右后方呈顺钟向运行，归心支泪点密集，归心支位于离心支的左侧，最大向量位于左后方-67°，振幅>2.0mV（2.59mV）。T环呈顺钟向运行，类圆形，长/宽比值<2.5（1.52），最大向量位于右前方116°，振幅0.53mV，QRS-T夹角>60°（-177°）。ST向量>0.1mV（0.17mV），位于右前方102°。

右侧面：QRS环起始于前方0°，环体呈顺钟向运行，归心支泪点密集，最大向量位于后下方168°，振幅>2.0mV（2.46mV）。T环呈逆钟向运行，最大向量位于前上方-35°，振幅0.61mV，QRS-T夹角>120°（-157°）。ST向量>0.1mV（0.2mV），位于前上方-37°。

QRS环运行时间>120ms（146ms），空间QRS环最大向量振幅>2.0mV（2.65mV）。

心电向量图诊断：（1）左心室肥大伴ST-T改变；（2）完全性左束支阻滞。

【心电图特征及诊断】

各导联P波消失，代之以形态大小不等的f波，RR间期不等，平均心室率83次/min。

QRS波群：时间>120ms（146ms）。R_{V_6}>2.5mV（2.6mV），R_{V_6}/R_{V_5}比值>1，胸前导联R波递增不良（R_{V_3}>R_{V_4}），Ⅰ和V_6导联呈R型，V_1导联呈rS型，r波振幅较低，部分导联QRS波可见切迹。T波：Ⅱ、Ⅲ、aVF、V_6导联倒置。ST段轻度下移。

心电图诊断：（1）心房颤动伴正常心室率；（2）左心室肥大伴ST-T改变；（3）完全性左束支阻滞。

【解析】

左心室肥大伴ST-T改变的特征：QRS环横面、右侧面以及空间最大向量振幅均>2.0mV（2.59mV、2.46mV、2.65mV），横面QRS环最大向量角度<-30°（-67°），该心电向量图特征投影于心电导联轴，形成R_{V_6}振幅增高>2.5mV（2.6mV），R_{V_6}/R_{V_5}比值>1。额面、横面和右侧面的ST向量均>0.1mV（0.11mV、0.17mV和0.20mV），额面及横面T环呈类圆形，长/宽比值<2.5，QRS-T夹角增大，ST-T向量方位与QRS环最大向量方位相反，为ST-T异常的心电向量图特征，对应于心电图中的ST-T改变特征。以上心电向量图和心电图特征，支持左心室肥大伴ST-T改变的诊断。

完全性左束支阻滞的特征：QRS环运行时间延长>120ms（146ms）。横面QRS环扭曲，归心支泪点密集，归心支位于离心支的左侧。心电图QRS波时间延长>120ms（146ms），Ⅰ和V_6导联呈R型，V_1导联呈rS型，r波振幅较低，部分导联QRS波顿挫，符合完全性左束支阻滞的特征。

扩张型心肌病（Dilated cardiomyopathy，DCM）为特发性心肌病中的常见类型，以心腔扩大、心肌收缩力降低为主要特征，并伴有广泛的心肌纤维化和灶性心肌坏死。其心电图出现异常改变较多见，但无特异性。心房肥大、左心室肥大、室内阻滞是DCM常见的心电学表现，其中室内阻滞以左束支阻滞较为常见。

心电学特征分析： 本例为经临床确诊的DCM，影像学显示心腔明显扩大（左心室舒张末径77mm，右心室内径33mm），左心室收缩功能明显降低（EF：21%）。心电图和心电向量图以左心室肥大伴ST-T改变、左束支阻滞为特征。对其心电图与心电向量图特征分析如下：（1）正常左心室壁较右心室壁厚约3倍，心室除极表现为左心室占优势。该患者左右心室均扩大，但右心室扩大仍不能抵消左心室肥大的除极优势，故心电图及心电向量图仍表现为左心室肥大的特征；（2）除极异常继发复极异常以及心室扩大所致的心肌缺血等原因，均可出现ST-T改变；（3）DCM广泛的心肌纤维化和灶性心肌坏死，均可引发激动传导异常，表现为QRS环（QRS波群）时间延长、环体扭曲、局部泪点密集（QRS波群顿挫、增宽）等室内阻滞的特征。DCM的室内阻滞中以左束支阻滞发生率最高，本例QRS环归心支泪点密集，支持完全性左束支阻滞的诊断。

鉴别诊断： 本例横面QRS环起始于左前方，呈逆钟向运行，小扭曲后转向右后方，呈顺钟向运行，离心支位于归心支的右后方，整个环体向左后方偏移明显（横面QRS环最大向量角度-67°），应与陈旧性前壁心肌梗死相鉴别。陈旧性前壁心肌梗死因前壁心肌坏死，除极能力减弱或消失，使离心支及环体向后移位，但通常不伴QRS环电压增高。该患者既往无冠心病、心肌梗死病史，结合影像学检查及临床资料，不支持陈旧性前壁心肌梗死的诊断。左心室显著肥大，影响心肌除极顺序时，可出现环体运行方向异常，本例离心支顺钟向运行考虑与此有关。

（龙佑玲　王　锐）

8　心尖肥厚型心肌病的图形分析

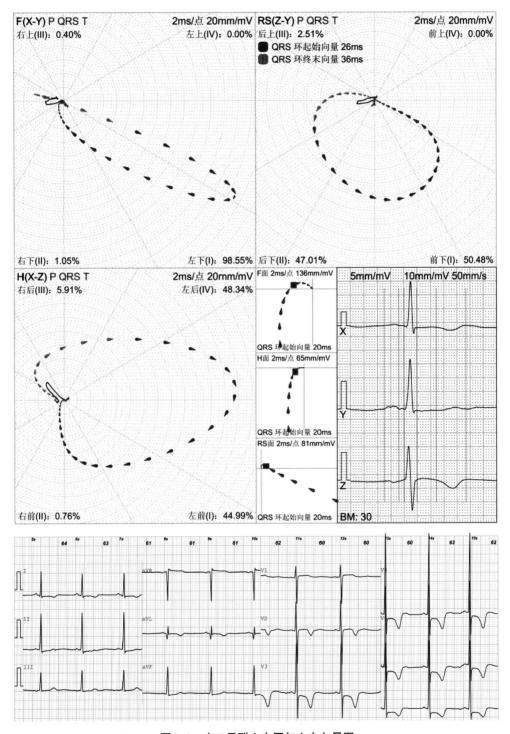

图8-1　十二导联心电图与心电向量图

【临床资料】

患者，女性，53岁。因"胸闷、气促"就诊。既往有高血压病史，有心尖肥厚型心肌病家族史（母亲确诊）。冠脉造影：（1）左冠脉前降支中段约2.3cm心肌桥，收缩期管腔轻度变窄；（2）对角支、回旋支、右冠状动脉未见狭窄及扩张征象。心脏超声：特殊类型局限性肥厚型心肌病（心尖外侧壁显著增厚16~19mm）。心脏磁共振：左室非对称性肥厚，左室中段—基底段前壁及前间隔移行处心肌纤维化，考虑心尖肥厚型心肌病。

临床诊断：（1）心尖肥厚型心肌病；（2）高血压病。

【心电向量图特征及诊断】

额面：QRS环起始向量位于右下方，环体呈逆钟向运行，最大向量位于左下方29°，振幅＞2.0mV（3.64mV）。T环呈逆钟向运行，最大向量位于右下方179°，振幅0.34mV，QRS–T夹角＞40°（150°），QRS/T比值＞4（10.63）。ST向量＞0.1mV（0.19mV），位于右上方–163°。

横面：QRS环起始向量位于右前方，环体呈逆钟向运行，最大向量位于左后方–4°，振幅＞2.0mV（3.21mV）。T环呈顺钟向运行，最大向量位于右后方–136°，振幅0.46mV，QRS–T夹角＞60°（–131°），QRS/T比值＞4（7.01）。ST向量＞0.1mV（0.11mV），位于右后方–178°。

右侧面：QRS环起始向量位于前下方，环体呈顺钟向运行，最大向量位于前下方69°，振幅1.85mV。T环呈逆钟向运行，最大向量位于后下方169°，振幅0.33mV，QRS–T夹角100°，QRS/T比值＞4（5.67）。ST向量0.08mV，位于后上方–100°。

空间QRS环最大向量振幅＞2.0mV（3.64mV），空间QRS–T夹角123°。

心电向量图诊断：左心室肥厚伴ST–T改变（结合影像学诊断）。

【心电图特征及诊断】

QRS波群：V_2~V_6导联呈Rs型和RS型，胸导联QRS波振幅异常增高，R_{V_4}＞R_{V_5}＞R_{V_3}，R_{V_5}＞2.5mV（3.57mV），R_{V_5}+S_{V_1}＞4.0mV（4.53mV）。T波：V_2~V_6导联倒置，V_3~V_5导联倒置深度达0.8~0.9mV。ST段：V_3~V_6导联下移0.2~0.3mV。

心电图诊断：左心室肥厚伴ST–T改变（结合影像学诊断）。

【解析】

心尖肥厚型心肌病是肥厚型心肌病中一种较少见的亚型。心电图以胸前导联巨大倒置T波（Giant negative T waveinversion，GNT），并伴有R波振幅增高以及ST段下移为特征。心脏超声为其临床诊断的重要筛查手段，但受设备、操作人员的技术水平，以及心尖部的透声情况等影响，部分病例常漏诊。借助心脏声学造影或心肌磁共振成像技术可提高诊断的准确率。

心尖肥厚型心肌病的心电学特征分析：本例经临床确诊为心尖肥厚型心肌病，心电图显示胸前导联GNT伴R波电压显著增高及ST段下移，符合心尖肥厚型心肌病的心电图特征。心电向量图具有以下3个特征：（1）QRS环体向左前下方偏移，振幅异常增大

（空间最大向量振幅达3.64mV，横面最大向量振幅3.21mV）。分析认为，可能与心尖外侧壁异常增厚，使20ms后的除极向量向前向下增大有关，异常增大的QRS环最大向量投影于$V_3 \sim V_6$导联轴正侧形成电压异常增高的R波，其中以V_4导联轴与横面QRS环最大向量夹角最小，形成V_4导联的R波振幅最高（4.2mV）。（2）横面T环振幅增大并向右后方偏移（振幅0.46mV，最大向量角度−136°），与QRS环最大向量方向相反，投影于$V_3 \sim V_5$导联轴负侧形成巨大倒置的T波（GNT），其中V_4导联T波倒置深达0.9mm。（3）ST向量增大（＞0.1mV），方向位于右后方。该异常增大的ST向量投影于$V_3 \sim V_5$导联轴的负侧形成ST段下移。

　　心电向量图能直观反映由心脏结构改变引发的心室肌除极与复极异常，了解心电向量图与心电图的关系，有助于理解心电图波形变化的特征。临床诊断中，心电图与心电向量图相结合，可发现心尖肥厚型心肌病的早期电活动异常，结合影像学检查可减少漏诊。

（龙佑玲　苏　勇　熊田珍）

9 室间隔肥厚、左心室高电压

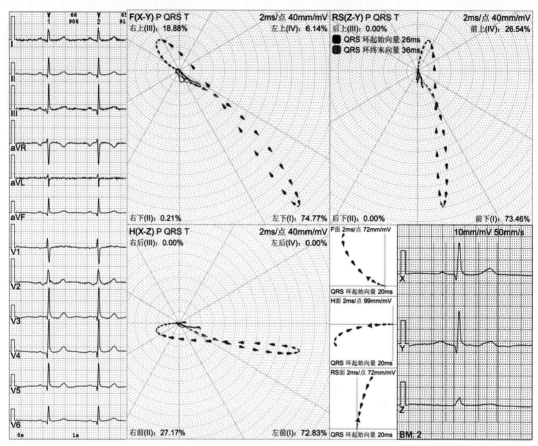

图9-1　十二导联心电图（Ⅱ、aVF、V₃~V₆导联5mm/mV）与心电向量图

【临床病史】

患者，女性，60岁。因"反复腰腹痛3天，以左侧肾绞痛"收住院。既往有糖尿病病史4年余，否认高血压病史、冠心病病史。入院血压132/82mmHg。心脏超声：（1）室间隔（13mm）及左心室后壁（12mm）增厚；（2）左心室舒张功能降低。

临床诊断： 左侧肾绞痛。

【心电向量图特征及诊断】

额面： QRS环起始向量位于右上方，起始向右向量振幅＞0.16mV（0.28mV），向右运行时间＞22ms（26ms），环体呈"8"字形运行，最大向量位于左下方48°，振幅1.98mV。T环最大向量位于左下方36°，振幅0.30mV，QRS/T比值＞4（6.71）。

横面： QRS环起始向量位于右前方，起始向右向量振幅＞0.16mV（0.28mV），起始右前向量振幅＞0.18mV（0.29mV），向右运行时间＞22ms（26ms），环体呈"8"

字形运行，最大向量位于左前方12°，振幅1.37mV。T环最大向量位于左前方14°，振幅0.25mV，QRS/T比值>4（5.58）。

右侧面：QRS环起始向量位于前上方，最大向量位于前下方79°，振幅1.49mV，环体呈"8"字形运行。T环最大向量位于前下方73°，振幅<0.20mV（0.19mV），QRS/T比值>4（8.08）。

空间QRS环最大向量振幅2.0mV。

心电向量图诊断：（1）提示室间隔肥厚（结合心脏超声诊断）；（2）左心室高电压；（3）T环异常。

【心电图特征及诊断】

QRS波群：Ⅱ、Ⅲ、aVF、V_3~V_6导联呈qR型，q波时间<40ms（20~30ms），振幅0.2~0.5mV，出现q波的导联T波直立，ST段无偏移。

心电图诊断：（1）窦性心律；（2）逆钟向转位；（3）多导联异常q波。

【解析】

室间隔肥厚的特征：心电向量图表现为起始向右向量振幅>0.16mV、起始右前向量振幅>0.18mV、起始向右运行时间>22ms等起始向量向右增大的特征。横面向右增大的起始向量投影于V_3~V_6导联轴的负侧形成异常q波。额面起始向量位于右上方，投影于下壁导联轴负侧形成Ⅱ、Ⅲ、aVF导联q波。结合心脏超声结果，支持室间隔肥厚的诊断。

鉴别诊断：起始向量向右增大常见于室间隔肥厚、侧壁心肌梗死、C型心室预激等。因心室除极起始20ms的向量与室间隔除极相关，室间隔增厚时其由左向右的除极向量增大，表现为起始向量向右增大。侧壁心肌梗死时，因左侧壁心肌除极能力减弱或消失，致起始向量向右增大。C型心室预激，左心室侧壁心室肌被预先激动，使起始向量向右增大且伴有起始泪点密集扭曲。

本例起始向量向右增大，无起始泪点密集，可排除C型心室预激。患者既往无心肌梗死病史，结合心脏超声结果，支持为室间隔肥厚所致的起始向量向右增大。

左心室高电压的特征：QRS环位于左前下方，空间QRS环最大向量振幅增大（2.0mV），符合左心室高电压的心电向量图特征。心电图无相应电压增高的特征，考虑与环体的切面及投影的角度有关。心电向量图更能直观反映心室除极的最大向量变化。

本例的心电图中显示多导联深而窄的q波，且同导联T波直立，ST段无偏移，呈所谓的"q波与T波分离现象"，其室间隔肥厚是否与肥厚型心肌病有关，有待进一步随访观察及相关检查明确诊断。

（龙佑玲 苏 勇 刘 明）

10　室间隔基底部肥厚图形分析

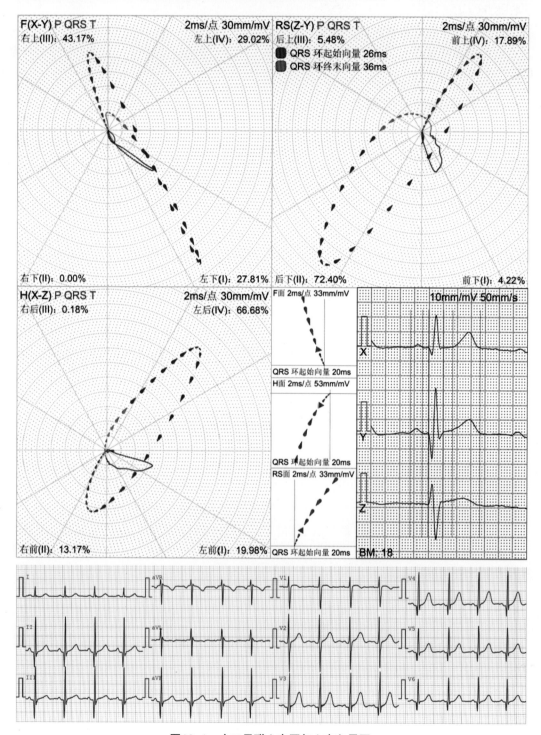

图10-1　十二导联心电图与心电向量图

86

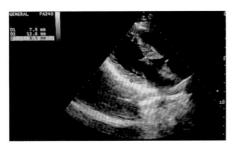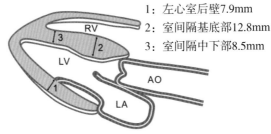

1：左心室后壁7.9mm
2：室间隔基底部12.8mm
3：室间隔中下部8.5mm

图10-2　心脏超声左室长轴切面实图及示意图

【临床资料】

患者，女性，29岁。因"便后肛内脱出肉状物伴出血1年余，加重7天"入院。否认既往高血压病、糖尿病及心脏病病史。入院血压103/71mmHg。心脏超声示：室间隔基底段肥厚（室间隔基底段12.8mm，室间隔中下段8.5mm，左心室后壁厚度7.9mm）（图10-2）。

临床诊断：脱垂性混合痔Ⅲ期。

【心电向量图特征及诊断】

额面：QRS环起始向量位于右上方呈顺钟向运行，起始向上向量振幅≥0.20mV（0.92mV），向上运行时间>25ms（37ms），起始向上向左向量振幅0.29mV，起始向右向量振幅>0.16mV（0.28mV），向右运行时间>22ms（32ms），QRS环呈"8"字形运行，最大向量位于左下方54°，振幅1.89mV，终末向量位于左上方。T环呈顺钟向运行，最大向量位于左下方40°，振幅0.70mV。

横面：QRS环起始向量位于右前方呈逆钟向运行，起始向右向量振幅>0.16mV（0.28mV），向右运行时间>22ms（32ms），起始右前向量振幅>0.18mV（0.54mV），环体呈逆钟向运行，最大向量位于左后方-47°，振幅1.60mV。T环呈逆钟向运行，最大向量位于左前方18°，振幅0.56mV。

右侧面：QRS环起始向量位于前上方呈顺钟向运行，起始向上向量振幅>0.20mV（0.92mV），向上运行时间>25ms（37ms），环体呈顺钟向运行，最大向量位于后下方127°，振幅1.90mV。T环呈顺钟向运行，最大向量位于前下方70°，振幅0.49mV。

空间QRS环最大向量振幅>2.0mV（2.20mV）。

心电向量图诊断：（1）室间隔基底段肥厚（结合心脏超声诊断）；（2）左心室高电压。

【心电图特征及诊断】

QRS波群：Ⅱ、Ⅲ、aVF、V_3~V_6导联呈QR型和qR型，Q/q波时间<40ms（20~30ms）、振幅>1/4同导联R波，Ⅱ、Ⅲ、aVF导联Q波振幅明显增大，分别为0.8mV、1.0mV、0.9mV。

心电图诊断：（1）窦性心律；（2）多导联异常Q波。

【解析】

　　室间隔基底段肥厚的特征分析：本例表现为：（1）起始向量向右增大，即QRS环起始向右向量振幅＞0.16mV（0.28mV），向右运行时间＞22ms（32ms），起始右前向量振幅＞0.18mV（0.54mV），该向右增大的起始向量投影于V_3~V_6导联轴的负侧形成异常q波。其原因与室间隔肥厚，起始室间隔由左后向右前的除极向量增大有关。（2）起始向量向上偏移，即起始向上向量振幅明显增大≥0.20mV（0.92mV），向上运行时间＞25ms（37ms），该向上增大的起始向量投影于下壁导联轴的负侧形成振幅异常增大的Q波。分析其原因，笔者认为与肥厚部位位于室间隔的上段（基底部）（图10-2）有关，其产生的向上增大的除极向量可牵拉起始向量向上偏移。

　　左心室高电压的特征：QRS环最大向量位于左后下方，空间QRS环最大向量振幅＞2.0mV（2.2mV），符合左心室高电压的特征。

　　本例表现为QRS环起始向量向右增大伴起始向量向上偏移，应与陈旧性下侧壁心肌梗死相鉴别。一般心肌梗死常伴有QRS环振幅降低，本例振幅增高与之不符，且患者为年轻女性，既往无冠心病史，故不支持陈旧性下侧壁心肌梗死的诊断。结合临床及影像学检查考虑早期室间隔肥厚型心肌病的可能性较大，明确诊断需进一步检查及随访观察。

　　心电向量图的特征表现，能很好地解释心脏超声上的形态学异常改变所引发的心电活动异常，对于早期形态学改变不明显的病例，可以通过心电向量图中的心电活动异常特征，对其相应部位的结构进行重点观察，早期发现心脏结构异常，以达到早期治疗改善预后的目的。

　　　　　　　　　　　　　　　　　　　　　　　　（苏　勇　龙佑玲　刘　明）

11　右心室肥大、右心房扩大

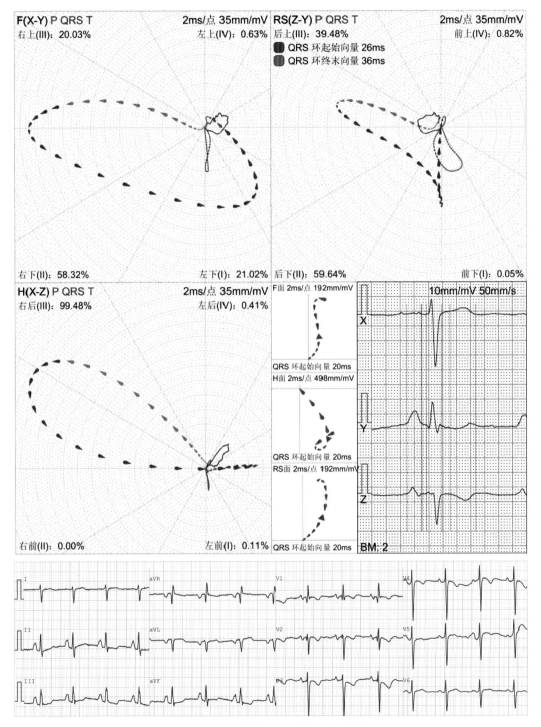

图11-1　十二导联心电图与心电向量图

【临床资料】

患者，男性，55岁。因"扭伤致腰痛伴腰部活动受限29天"入院。既往有慢性支气管炎、肺气肿10年余，肺源性心脏病4年余。胸部CT：慢性支气管炎、肺气肿表现，双下肺叶支气管扩张，肺动脉增宽，右心房扩大，右心室肥大。心脏超声：右心房（52mm×78mm）、右心室（39mm）显著扩大，右心室流出道增宽，三尖瓣中度反流，中—重度肺动脉高压，少量心包积液，左心室舒张功能降低。

临床诊断： 慢性支气管炎，阻塞性肺气肿，肺源性肺心病。

【心电向量图特征及诊断】

额面： P环最大向量位于左下方>75°（87°），振幅>0.2mV（0.43mV）。QRS环起始向量位于左上方，环体大部分位于右下方，呈顺钟向运行，最大向右向量（1.78mV）>最大向左向量（0.52mV），右下面积>QRS环总面积的20%（58%），最大向量位于右下方179°，振幅1.78mV。T环类圆形，长/宽比值<2.5（1.37），环体呈顺钟向运行，最大向量位于左上方-24°，振幅0.25mV，QRS/T比值>4（7.23），QRS-T夹角>40°（156°）。

横面： P环最大向量位于左前方>20°（83°），振幅>0.1mV（0.22mV），最大向前向量（0.22mV）>最大向后向量（0.09mV），前向指数>1（2.4）。QRS环起始向量位于左前方，环体大部分位于右后方，呈顺钟向运行，最大向右向量（1.78mV）>最大向左向量（0.52mV），右后面积>QRS环总面积的20%（99%），最大向量位于右后方-152°，振幅1.96mV。T环呈逆钟向运行，最大向量位于左后方-46°，振幅0.32mV，长/宽比值3.76，QRS/T比值>4（6.09），QRS-T夹角>60°（105°）。

右侧面： P环最大向量位于前下方66°，振幅>0.18mV（0.45mV）。QRS环起始向量位于前上方，环体呈顺钟向运行，最大向量位于后上方-168°，振幅1.07mV。T环类圆形，长/宽比值<2.5（1.10），环体呈顺钟向运行，最大向量位于后上方-166°，振幅0.24mV，QRS/T比值>4（4.43），QRS-T夹角2°。

心电向量图诊断：（1）右心房扩大；（2）右心室肥大伴T环异常。

【心电图特征及诊断】

P波：时间100ms，Ⅱ、Ⅲ、aVF导联振幅>0.25mV（0.35~0.40mV）。QRS波群：心电轴+128°，V_1导联呈qR型，V_3~V_6导联呈rS型。T波：Ⅱ、Ⅲ、aVF、V_1~V_6导联呈倒置、双向、低平。

心电图诊断：（1）窦性心律；（2）右心房扩大；（3）右心室肥大伴T波改变。

【解析】

右心室肥大伴T环异常的特征： QRS环最大向右向量（1.78mV）>最大向左向量（0.52mV），右后面积>总面积的20%（99%），右下面积>总面积的20%（58%）。3个面的QRS/T比值>4（7.23、6.09、4.43），额面和右侧面的T环长/宽比值<2.5（1.37和1.10），额面和横面的QRS-T夹角分别>40°和60°（156°和105°），符合右心室肥大伴T环异常的心电向量图特征。心电图QRS波电轴+128°，V_1导联呈qR型，V_3~V_6导联呈rS

型，Ⅱ、Ⅲ、aVF、V_1~V_6导联T波呈倒置、双向、低平，符合右心室肥大伴T波改变的心电图特征。

肺心病因肺动脉压增高，右心室收缩期负荷过重，右心室流出道受累发生肥厚，右心室流出道解剖位置偏右后上，早期可出现QRS环中部和终末部向量向右后上偏移，随着病情进展，整个环体向右后偏移明显，晚期右心室普遍扩大时，出现环体前移位并伴有运行方向的异常改变。

本例为晚期肺心病，心脏超声示中—重度肺动脉高压，右心房、右心室显著扩大，与QRS环体显著向右后移位并伴横面QRS环运行方向异常改变相吻合。

右心房扩大的特征： P环较正常更偏前、偏垂位，最大向前向量（0.22mV）＞最大向后向量（0.09mV），前向指数＞1（2.4），3个面P环最大向量振幅分别＞0.2mV、0.1mV、0.18mV（0.43mV、0.22mV、0.45mV），符合右心房异常的心电向量图特征。心电图P波振幅增大，Ⅱ、Ⅲ、aVF导联振幅＞0.25mV（0.35~0.40mV），符合右心房异常的心电图特征。结合心脏超声支持右心房扩大的诊断。

（龙佑玲　苏　勇）

12　C型右心室肥大、右心房异常

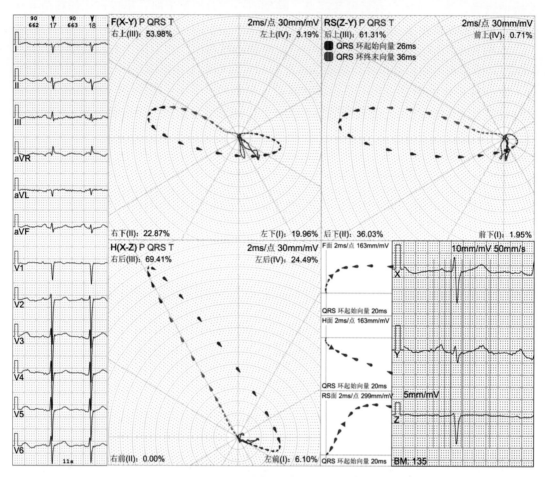

图12-1　十二导联心电图与心电向量图

【临床资料】

患者，男性，54岁。因"反复咳嗽、咯痰2年余，加重5天"入院。既往有高血压病史1年余，肺源性心脏病病史2年余。胸部CT示：（1）慢性阻塞性支气管炎，双肺肺气肿；（2）肺动脉主干增粗（37mm），右心室扩大，提示肺动脉高压伴右心室扩大受累；（3）主动脉正常范围，左心室未见扩大。

临床诊断：（1）慢性支气管炎，阻塞性肺气肿，肺源性心脏病；（2）高血压病。

【心电向量图特征及诊断】

额面：P环最大向量位于左下方74°，振幅＞0.2mV（0.29mV）。QRS环起始向量位于左上方，环体呈顺钟向运行，最大向量（终末右上向量）位于右上方−167°，振幅1.32mV，最大向右向量（1.29mV）＞最大向左向量（0.59mV），右上面积＞总面积的

20%（54%）。T环呈"8"字形运行，最大向量位于左下方45°，振幅0.41mV。

横面：P环最大向量位于左后方–21°，振幅0.09mV。QRS环起始向量位于左前方，环体呈逆钟向运行，最大向量（终末右后向量）位于右后方–119°，振幅2.66mV，右后面积＞总面积的20%（69%）。T环呈"8"字形向运行，最大向量位于左前方6°，振幅0.30mV。

右侧面：P环最大向量位于后下方100°，振幅＞0.18mV（0.28mV）。QRS环起始向量位于前上方，环体呈顺钟向运行，最大向量位于后上方–175°，振幅2.35mV。T环呈"8"字形运行，最大向量位于前下方86°，振幅0.30mV。

3个面的T环均未展开。

心电向量图诊断：（1）右心房异常；（2）C型右心室肥大伴T环异常。

【心电图特征及诊断】

QRS波群：心电轴–127°。Ⅰ、aVL导联呈rs型，aVR导联呈qr型，r_{aVR}/q_{aVR}比值＞1，V_1~V_6导联呈QS型和rS型。

心电图诊断：右心室肥大（结合影像学及心电向量图诊断）。

【解析】

C型右心室肥大伴T环异常的特征：QRS环最大向右向量（1.29mV）＞最大向左向量（0.59mV）。右上面积＞总面积的20%（54%），右后面积＞总面积的20%（69%），横面环体呈逆钟向运行，向右后方偏移，最大向量（终末右后向量）位于右后方–119°。3个面的T环均未展开。以上符合C型右心室肥大伴T环异常的特征。

正常情况下，右心室壁较左心室壁薄，心室除极表现为左心室占优势。当肥大的右心室除极向量超过左心室时，则出现右心室肥大的心电向量图改变。根据肥大部位不同可表现为环体向右后移位、向左前移位以及向前移位伴运行方向异常等特征。慢性支气管炎、肺气肿、肺心病为同一疾病的不同发展阶段。在疾病的进展过程中因肺动脉高压，右心室收缩期负荷过重，心肌发生代偿性肥厚，早期主要累及右心室流出道，出现右心室流出道增宽或肥厚，随着病情的进展累及右心室，可出现心室肌代偿性肥厚乃至整个右心室显著扩大。在慢性肺源性心脏病早中期，心电向量图多表现为C型右心室肥大的特征。

右心房异常的特征：额面和右侧面的P环电压分别＞0.20mV和0.18mV（0.29mV和0.28mV），符合右心房异常的心电向量图特征。

（龙佑玲 苏 勇）

13　右心室肥大、左前分支阻滞

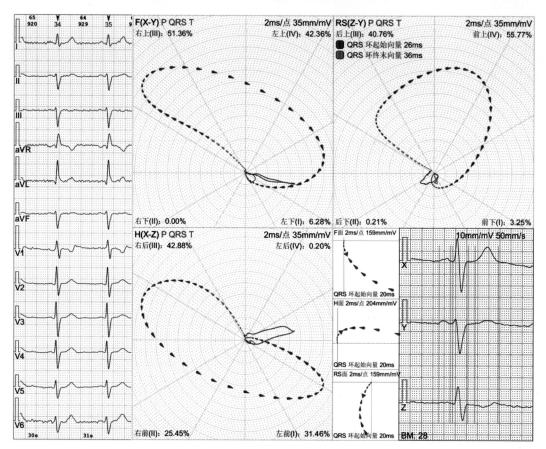

图13-1　十二导联心电图（Ⅱ、Ⅲ、aVF、V₂~V₅导联5mm/mV）与心电向量图

【临床资料】

患者，男性，70岁。因"反复右膝关节红肿热痛20余年，再发加重1个月"入院。既往有慢性支气管炎、肺气肿、肺心病病史10余年，高血压病史20年，糖尿病史5年。胸部CT示：慢性支气管炎、肺气肿征象。肺动脉主干增宽（32mm），右心室增大。主动脉增宽钙化，左右冠状动脉粥样硬化。

临床诊断：（1）痛风性关节炎；（2）慢性支气管炎，肺气肿，肺心病；（3）高血压病；（4）糖尿病。

【心电向量图特征及诊断】

额面： QRS环起始向量位于左下方，环体呈逆钟向运行，最大向量（终末向量）位于右上方−137°，左上面积42%，最大向右向量（1.33mV）>最大向左向量（1.0mV），右上面积>总面积的20%（51%），终末向量位于右上方，终末右上向量（最大向量）振幅1.78mV。T环呈"U"形，最大向量位于左下方12°，振幅0.65mV。

横面：QRS环起始向量位于左后方，环体呈顺钟向运行，最大向量（终末向量）位于右后方-158°，最大向右向量＞最大向左向量，右后面积＞总面积的20%（43%），向右与向前面积＞总面积的70%（99.8%），终末右后向量（最大向量）振幅1.44mV。T环呈"U"字形，最大向量位于左后方-10°，振幅0.64mV。

右侧面：QRS环起始向量位于后下方，环体呈逆钟向运行，最大向量位于前上方-71°，振幅1.36mV。T环类圆形，最大向量位于后下方146°，振幅0.21mV，QRS-T夹角＞120°（-143°）。

心电向量图诊断：（1）右心室肥大伴T环异常；（2）提示左前分支阻滞。

【心电图特征及诊断】

QRS波群：心电轴左偏＜-45°（-83°），Ⅰ、aVL导联呈rs型和qr型，r_{aVL}＞r_I，Ⅱ、Ⅲ、aVF导联呈rS型，S_{III}＞S_{II}，aVR导联呈qR型，V_1~V_6导联呈rs型、qRS型、rS型，$S_{V_3\sim V_6}/r_{V_3\sim V_6}$＞1。

心电图诊断：（1）窦性心律；（2）左前分支阻滞；（3）右心室肥大。

【解析】

右心室肥大伴T环异常的特征：QRS环向右后上偏移，右后面积、右上面积均＞总面积的20%（51%和43%），最大向右向量（1.33mV）＞最大向左向量（1.0mV），横面QRS环呈顺钟向运行，为右心室肥大的心电向量图特征。横面T环呈"U"字形，右侧面T环类圆形，QRS-T夹角＞120°，提示T环异常。心电图QRS波群在aVR导联呈qR型，V_1~V_6导联呈rs型、qRS型、rS型，$S_{V_3\sim V_6}/r_{V_3\sim V_6}$＞1，以上支持右心室肥大伴T环异常的诊断。

正常情况下，右心室壁较左心室壁薄，心室除极以左心室占优势。轻度右心室肥大时，心电图和心电向量图可表现为正常，只有当右心室肥大到一定程度，其除极向量超过左心室时，方显示异常图形，表现为QRS环综合向量指向右心室解剖所在方位。肺心病的早期右心室收缩期负荷过重，右室流出道受累发生肥厚，因右室流出道解剖位置位于右后上，可使QRS环向右后上延伸。随着病情进展，QRS环中部和终末部向右偏移更为明显，晚期右心室普遍肥大，QRS环可向右前方偏移，同时横面环体呈顺钟向运行。本例影像学检查提示右室流出道肥厚，QRS环终末向右后上偏移的特征与之相符。横面环体呈顺钟向运行，提示肺心病晚期右心室呈普遍性肥大。

左前分支阻滞的特征：心电轴左偏＜-45°（-83°）。Ⅰ、aVL导联呈rs型和qr型，r_{aVL}＞r_I，Ⅱ、Ⅲ、aVF导联呈rS型，S_{III}＞S_{II}，符合左前分支阻滞的心电图特征。额面QRS环起始向量位于左下方，环体呈逆钟向运行，最大向量角度＜10°，为左前分支阻滞的心电向量图特征，左上面积＜50%（42%），未达左前分支阻滞的诊断条件，考虑与右心室肥大，环体向右上移位，使左上面积相对减少有关，结合临床和心电图特征，提示左前分支阻滞。

（龙佑玲　苏　勇）

14 不完全性右束支阻滞

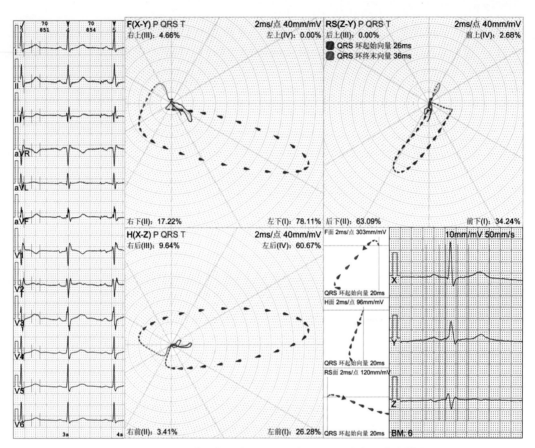

图14-1 十二导联心电图（V_4~V_6导联5mm/mV）与心电向量图

【临床资料】

患者，男性，60岁。健康体检。否认高血压、糖尿病、心脏病史。

【心电向量图特征及诊断】

额面：QRS环起始向量位于右下方呈逆钟向运行，环体呈顺钟向运行，最大向量位于左下方22°，振幅1.69mV。终末向量位于右上方−120°，终末部泪点密集，传导延缓，时间>35ms。T环呈顺钟向运行，最大向量位于左下方40°，振幅0.3mV，QRS/T比值>4（5.6）。

横面：QRS环起始向量位于右前方，环体呈逆钟向运行，最大向量位于左后方−8°，振幅1.56mV，终末部在右前方形成一个较小的运行缓慢（>35ms）的附加环。T环呈逆钟向运行，最大向量位于左前方1°，振幅<0.25mV（0.23mV），QRS/T比值>4（6.67）。

右侧面：QRS环起始向量位于前下方，环体呈顺钟向运行，最大向量位于后下方116°，振幅0.84mV，终末向量位于前上方，终末部泪点密集，传导延缓，时间＞35ms。T环呈逆钟向运行，最大向量位于后下方95°，振幅0.20mV，QRS/T比值＞4（4.18）。

QRS环运行时间116ms。

心电向量图诊断：（1）不完全性右束支阻滞；（2）T环异常。

【心电图特征及诊断】

QRS波群：时间＜120ms（116ms），V_1、V_2导联呈rSr′型，r_{V_1}＜$r′_{V_1}$，$r′_{V_1}$＞40ms（50ms），V_4~V_6导联呈Rs型，s波时间＞40ms（50ms）。

心电图诊断：（1）窦性心律；（2）不完全性右束支阻滞。

【解析】

不完全性右束支阻滞的特征：QRS环运行时间＜120ms（116ms），QRS环终末部泪点密集，传导延缓，时间＞35ms，横面终末部在右前方形成一个较小的运行缓慢的附加环，终末向量角度位于–150°之前方（122°），该终末向量投影于V_1导联轴正侧形成终末r′波，符合不完全性右束支阻滞的特征。

不完全性右束支阻滞与终末部异常的心电图均可呈rSr′图形，心电向量图表现为终末部泪点密集，传导延缓，时间＞35ms。当终末向量角度位于–150°之前方时，诊断为不完全性右束支阻滞，终末向量角度位于–150°之后方，则诊断为终末部异常。

正常人群不完全性右束支阻滞图形的发生率约为2.4%，不完全性右束支阻滞可作为心脏病电活动异常的表现之一，也可为健康人单纯的先天性心电异常表现。本例为门诊健康体检者，否认既往心脏病史，无其他相关检查资料排外器质性心脏病，其不完全性右束支阻滞的发生机制不清楚。

（龙佑玲　苏　勇）

15 右心房阻滞、不完全性右束支阻滞合并早期复极

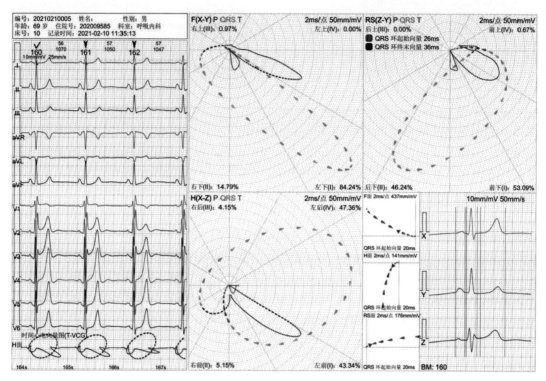

图15-1 十二导联心电图与心电向量图

【临床资料】

患者，男性，66岁。因"心悸、胸闷3个月"就诊。胸部后前立位摄片示：双肺及心膈未见异常。心脏彩超示：心脏结构未见异常。

临床诊断：心悸待查。

【心电向量图特征及诊断】

额面：P环最大向量位于左下方74°，环体呈逆钟向运行，振幅＞0.2mV（0.21mV）。QRS环最大向量位于左下方43°，环体呈顺钟向运行，振幅1.77mV，J点位于左上方-85°，ST向量振幅0.05mV。T环最大向量位于左下方20°，呈顺钟向运行，振幅＞0.75mV（0.82mV）。

横面：P环最大向量位于左后方-1°，环体呈逆钟向运行，振幅0.1mV。QRS环最大向量位于左后方-10°，环体呈逆钟向运行，振幅1.32mV，终末部在右前方形成一个缓慢扭曲的附加环，时间＜50ms（42ms），J点位于左前方88°，ST向量振幅0.1mV。T环最大向

量位于左前方34°呈逆钟向运行，环体呈"U"形，振幅＞0.75mV（0.92mV）。

右侧面：P环最大向量位于前下方70°，环体呈顺钟向运行，振幅＞0.18mV（0.22mV）。QRS环最大向量位于后下方113°，环体呈顺钟向运行，振幅1.33mV，J点位于前上方-25°，ST向量振幅＞0.1mV（0.11mV）。T环最大向量位于前下方26°，呈顺钟向运行，环体呈"U"形，振幅0.58mV。

心率56次/min。QRS环时间＜120ms（117ms），空间QRS环最大向量振幅1.8mV。

心电向量图诊断：（1）窦性心动过缓；（2）右心房阻滞；（3）不完全性右束支阻滞；（4）早期复极。

【心电图特征及诊断】

心率56次/min。QRS波群：时间＜120ms（117ms）。V_1导联呈rSr′型，V_2导联呈RSR′型，V_3导联呈RSr′型，Ⅰ导联呈Rs型，V_5、V_6导联呈qRs型，V_1~V_4导联J点上移。T波：V_3~V_6导联高尖伴上升支与下降支近似对称。

心电图诊断：（1）窦性心动过缓；（2）不完全性右束支阻滞；（3）提示早期复极。

【解析】

右心房阻滞的特征：额面P环最大向量位于左下方74°，环体呈逆钟向运行，振幅＞0.20mV（0.21mV），右侧面P环最大向量振幅＞0.18mV（0.22mV）。考虑右心房阻滞的可能性大。在心电图上，未见右心房阻滞的特征，说明心电图在诊断右心房阻滞时存在着局限性。因患者存在不完全性右束支阻滞，故考虑心脏传导系统存在障碍，P环振幅增大，考虑右心房阻滞的可能性大。

不完全性右束支阻滞合并早期复极的特征：横面QRS环最大向量位于左后方-10°，环体呈逆钟向运行，振幅1.32mV，终末部在右前方形成一个缓慢扭曲的附加环，时间＜50ms（42ms），J点位于左前方88°，ST向量振幅0.1mV。T环最大向量位于左前方34°，环体呈"U"形，振幅0.92mV。QRS环时间＜120ms（117ms）。以上符合不完全性右束支阻滞合并早期复极的心电向量图特征。患者的心电图特征支持不完全性右束支阻滞的诊断，而早期复极的表现不典型，结合心电向量图提示早期复极。如果心电图上诊断早期复极可能会引起争议。本例说明心电向量图在诊断不完全性右束支阻滞合并早期复极时优势明显。

（潘 月 潘 登 赵 森）

16　完全性右束支阻滞

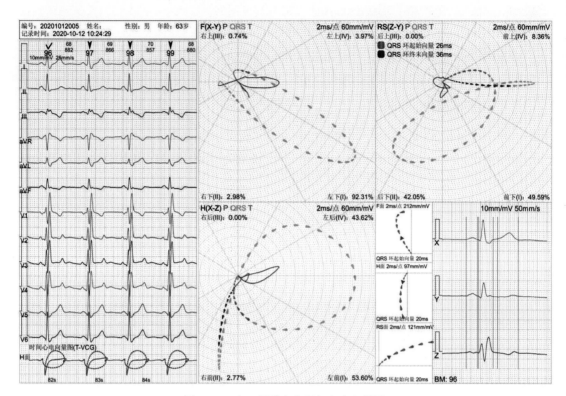

图16-1　十二导联心电图与心电向量图

【临床资料】

患者，男性，63岁。因"阵发性心悸，胸闷，心前区不适两月余"就诊。心肌梗死病史3年余。血压160/110mmHg。心脏彩超示：心脏结构未见异常。

临床诊断：（1）冠心病；（2）高血压病。

【心电向量图特征及诊断】

额面：QRS环起始向量位于右上方，主环体位于左下方33°，呈顺钟向运行，最大向量振幅1.2mV，终末部传导延缓。T环最大向量位于左下方1°，振幅0.36mV。

横面：QRS环起始向量位于右前方，环体呈逆钟向运行，最大向量位于左前方2°，振幅1.02mV，终末部在右前方形成缓慢扭曲的附加环（76ms）。T环最大向量位于左后方-12°，振幅0.36mV。

右侧面：QRS环起始向量位于前上方，主环体位于后下方121°，呈扭曲"8"字运行，振幅0.74mV。T环最大向量位于后上方-160°，振幅<0.20mV（0.08mV）。

P环时间>115ms（119ms），QRS环时间>120ms（156ms）。

心电向量图诊断：（1）房间束传导阻滞；（2）完全性右束支阻滞；（3）提示下壁

心肌缺血。

【心电图特征及诊断】

P波：时间＞115ms（119ms）。QRS波群：时间＞120ms（156ms），Ⅰ导联呈Rs型，Ⅱ、V$_5$、V$_6$导联呈qRs型，S波宽钝，Ⅲ导联呈qr型，r波宽钝伴切迹，aVR导联呈rSr′型，r′波宽钝，V$_1$导联呈rSR′型，V$_2$~V$_4$导联呈RSR′型。T波：Ⅱ导联低平，Ⅲ导联倒置，aVF导联负正双向。

心电图诊断：（1）房间束传导阻滞；（2）完全性右束支阻滞；（3）提示下壁心肌缺血。

【解析】

房间束传导阻滞的特征：患者存在完全性右束支阻滞，考虑心脏传导系统存在传导障碍，P波时间＞115ms（119ms），考虑房间束传导阻滞的可能性大。

完全性右束支阻滞的特征：横面QRS环起始向量位于右前方，环体呈逆钟向运行，最大向量位于左前方2°，终末部在右前方形成缓慢扭曲的附加环（76ms），QRS环时间＞120ms（156ms），符合完全性右束支阻滞的心电向量图特征。

（潘　月　潘　登　赵　森）

17　完全性右束支阻滞Ⅰ型

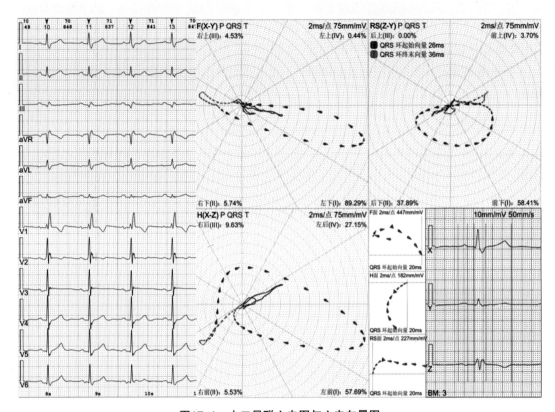

图17-1　十二导联心电图与心电向量图

【临床资料】

患者，女性，81岁。因"腰背部疼痛"就诊。既往有糖尿病病史26年。行心电图和心电向量图检查。心脏超声示：心脏结构未见异常。

临床诊断：（1）重度骨质疏松伴病理性骨折；（2）2型糖尿病。

【心电向量图特征及诊断】

额面： QRS环起始向量位于右上方，环体呈顺钟向运行，起始向上向量振幅0.04mV，最大向量位于左下方15°，振幅0.88mV，终末部运行缓慢，时间＞35ms。T环呈"8"字形运行，最大向量位于左下方13°，振幅0.29mV。

横面： QRS环起始向量位于左前方，环体呈逆钟向运行，最大向量位于左前方16°，振幅0.88mV，终末部运行缓慢，时间＞35ms，于右前方形成缓慢扭曲的附加环。T环呈逆钟向运行，最大向量位于左后方-24°，振幅0.31mV。

右侧面： QRS环起始向量位于前上方，环体呈顺钟向运行，起始向上向量振幅0.04mV，最大向量位于前下方37°，振幅0.33mV，终末部运行缓慢，时间＞35ms。T环呈

"8" 字形运行，最大向量位于后下方152°，振幅＜0.20mV（0.15mV）。

QRS环运行时间＞120ms（128ms）。

心电向量图诊断： 完全性右束支阻滞Ⅰ型。

【心电图特征及诊断】

QRS波群：时间延长＞120ms（128ms），V_1导联呈rsR′型，Ⅰ、aVL、V_5~V_6导联S波增宽＞40ms（80ms）。T波：V_1~V_3导联T波倒置，低平。

心电图诊断： （1）窦性心律；（2）完全性右束支阻滞。

【解析】

完全性右束支阻滞Ⅰ型的特征： 横面QRS环起始向量位于右前方，环体呈逆钟向运行，最大向量位于左前方16°，终末部在右前方形成缓慢扭曲的附加环，T环最大向量位于左后方−24°，QRS环时间＞120ms（125ms），符合完全性右束支阻滞Ⅰ型的特征。

（黄　雯）

18　间歇性完全性右束支阻滞Ⅰ型

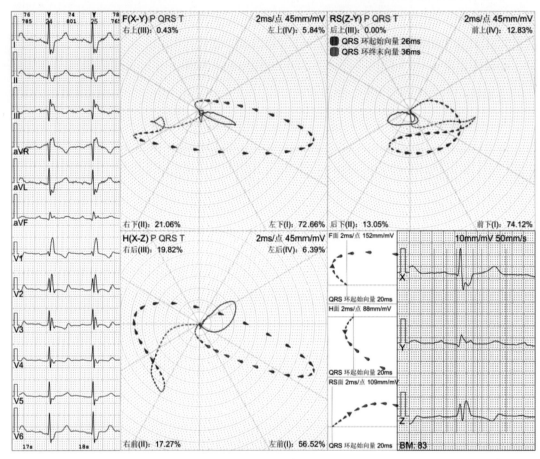

图18-1　十二导联心电图（V₁~V₅导联5mm/mV）与心电向量图（完全性右束支阻滞）

【临床资料】

患者，男性，58岁。因"反复头昏、头痛7年，再发伴肢体麻木1月余"入院。既往有高血压病史6~7年，甲亢病史10余年。胸部CT：双肺支气管血管束稍增多、紊乱，心外形未见明显增大。

临床诊断： 高血压病2级，高危组。

【心电向量图特征及诊断】

图18-1示：

额面： QRS环起始向量位于右上方呈顺钟向运行，环体呈顺钟向运行，最大向量位于左下方14°，振幅1.14mV，终末向量位于右下方，终末部泪点密集、扭曲，运行缓慢，时间＞35ms。T环呈顺钟向运行，最大向量位于左下方22°，振幅0.38mV。

横面：QRS环起始向量位于右前方呈逆钟向运行，环体呈逆钟向运行，最大向量位于左前方22°，振幅1.19mV，终末部泪点密集，运行缓慢，时间＞35ms，于右前方形成附加环。T环呈顺钟向运行，长/宽比值＜2.5（1.87），最大向量位于左后方−29°，振幅0.39mV。

右侧面：QRS环起始向量位于前上方呈顺钟向运行，环体呈"8"字形运行，最大向量位于前下方6°，振幅0.64mV，终末部泪点密集，运行缓慢，时间＞35ms。T环呈逆钟向运行，长/宽比值＜2.5（1.33），最大向量位于后下方152°，振幅0.23mV。

QRS环运行时间＞120ms（147ms），空间QRS环最大向量振幅1.26mV。

心电向量图诊断：完全性右束支阻滞Ⅰ型。

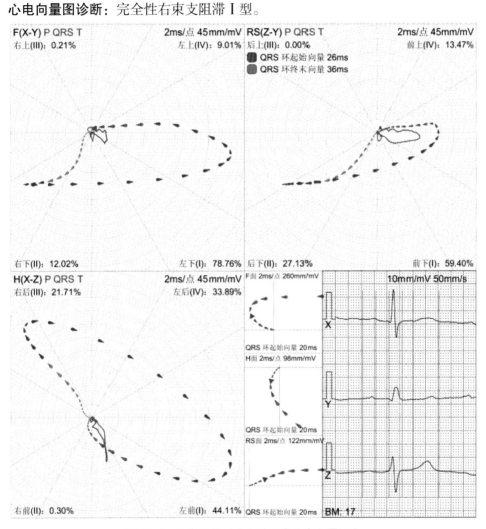

图18-2　心电向量图（大致正常心电向量图）

图18-2示：

额面：QRS环起始向量位于右上方呈顺钟向运行，环体呈顺钟向运行，最大向量位于左下方10°，振幅1.21mV，终末向量位于右下方。T环呈顺钟向运行，最大向量位于左下方26°，振幅0.15mV。

横面：QRS环起始向量位于右前方呈逆钟向运行，环体呈逆钟向运行，最大向量位于左前方20°，振幅1.25mV，终末向量位于右后方。T环呈逆钟向运行，最大向量位于左前方71°，振幅0.39mV。

右侧面： QRS环起始向量位于前上方呈顺钟向运行，环体呈顺钟向运行，最大向量位于后下方152°，振幅0.91mV，终末向量位于后下方。T环呈顺钟向运行，最大向量位于后下方7°，振幅0.37mV。

QRS环运行时间104ms，空间QRS环最大向量振幅1.26mV。

心电向量图诊断： 大致正常心电向量图。

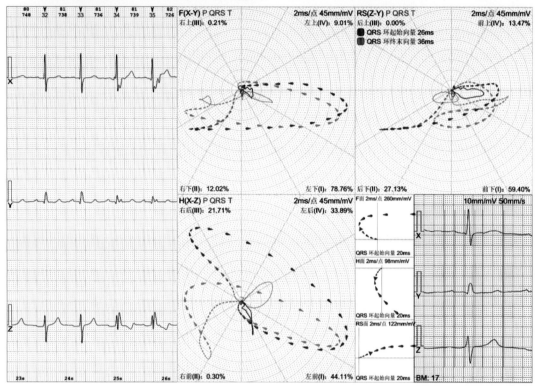

图18-3　正交心电图与心搏叠加心电向量图

与图18-2相比较，图18-1具有以下不同特征（图18-3）：（1）QRS环运行时间延长，时间>120ms（147ms）；（2）3个面QRS环终末向量运行缓慢，时间>35ms，于右前下方形成附加环；（3）额面与右侧面T环运行方向与QRS环相反，横面T环最大向量角度与终末附加环方位相反。

【心电图特征及诊断】

十二导联心电图（图18-1）：QRS波群：时间延长，>120ms（147ms），V$_1$导联呈rsR′型，R′波时间增宽，V$_5$、V$_6$、Ⅰ、aVL导联呈Rs型，s波增宽切迹。ST-T：V$_1$~V$_3$导联T波倒置、双向，ST段轻度下移。

正交心电图（图18-3）：可见两种形态的QRS波群，第1、2个QRS波时间正常，X导联呈RS型、Y导联呈qR型、Z导联呈rS型。第3、4个QRS波时间延长，>120ms（147ms），X导联呈RS型，S波增宽切迹，Y导联和Z导联呈双峰切迹的r波和RsR′波，R′

波增宽。

心电图诊断：（1）窦性心律；（2）间歇性完全性右束支阻滞。

【解析】

完全性右束支阻滞的特征：额面、横面和右侧面QRS环终末泪点密集、扭曲，运行缓慢，时间＞35ms，横面QRS环呈逆钟向运行，终末部于右前方形成缓慢扭曲的附加环，T环与QRS环终末附加环的方向相反，QRS环运行时间≥120ms（147ms），符合完全性右束支阻滞Ⅰ型的心电向量图特征。QRS波时间＞120ms（147ms），V_1导联呈rsR′型，R′波时间增宽，V_5、V_6、Ⅰ、aVL导联呈Rs型，s波增宽切迹。ST-T：V_1~V_3导联T波倒置、双向，ST段轻度下移，符合完全性右束支阻滞的心电图特征。

正交心电图示，完全性右束支阻滞图形间歇出现。两种QRS波分别对应于心搏叠加心电向量图中的两种环体。60ms前两种环体基本相似，60ms后因右束支阻滞右心室除极延迟，于右前方形成终末部运行缓慢扭曲的附加环，并因除极异常继发复极异常，表现为T环与终末附加环的方位相反，T环运行方向与QRS环相反。叠加图清晰显示了完全性右束支阻滞对心室除极与复极的影响，右束支阻滞主要影响QRS环终末向量。

（龙佑玲　苏　勇　刘　明）

19 完全性右束支阻滞

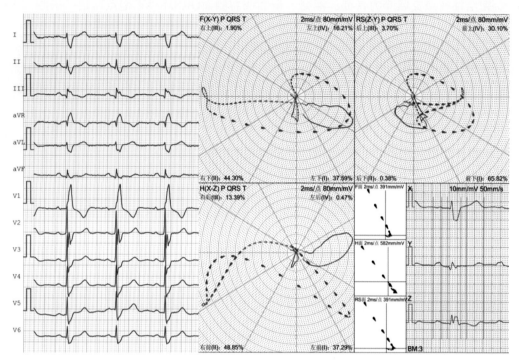

图19-1 十二导联心电图与心电向量图

【临床资料】

患者，女性，73岁。因"反复咳嗽、咳痰、喘息8年余，再发加重半月"来诊。既往肺心病病史8年，原发性高血压、冠心病病史5年。心脏超声检查：（1）右心房、右心室轻度肥大；（2）升主动脉稍增宽，主动脉瓣轻度反流；（3）肺动脉瓣重度反流、三尖瓣中到大量反流，重度肺动脉压升高；（4）左心室舒张功能减低。

临床诊断：（1）肺心病，心脏扩大，心功能Ⅲ级；（2）肺功能不全，肺功能Ⅲ级，肺动脉高压；（3）冠心病；（4）高血压病。

【心电向量图特征及诊断】

额面： P环最大向量位于左下方>75°（88°），振幅0.17mV。QRS环起始向量位于右上方，环体呈顺钟向运行，起始向上向量振幅0.16mV，向上向左向量振幅≥0.3mV（0.4mV），起始向上运行时间>25ms（28ms），最大向量位于右上方-176°，振幅0.68mV，终末部传导延缓，时间>35ms，最大向右向量（0.68mV）>最大向左向量（0.4mV）。T环呈顺钟向运行，最大向量位于左下方25°，振幅0.36mV，长/宽比值<2.5（2.27）。

横面： P环最大向量位于右前方>20°（108°），振幅>0.1mV（0.11mV），前向指数>1（1.4）。QRS环起始向量位于右后方，环体呈顺钟向运行，归心支位于离心支之前，最大向量（终末向量）位于右前方152°，振幅0.77mV，终末部在右前方形成缓慢扭曲的附加环。T环呈顺钟向运行，最大向量位于左后方-21°，振幅0.38mV，长/宽比值<2.5（2.22）。

　　右侧面：P环最大向量位于前下方72°，振幅0.18mV。QRS环起始向量位于后上方，起始向上向量振幅0.16mV，向上运行时间>25ms（28ms），主环体呈顺钟向运行，最大向量位于前下方22°，振幅0.47mV，终末部运行缓慢，时间>35ms。T环呈逆钟向运行，最大向量位于前下方68°，振幅<0.25mV（0.18mV），长/宽比值<2.5（1.20）。

　　P环运行时间99ms，QRS环运行时间160ms。

　　心电向量图诊断：（1）右心房肥大；（2）完全性右束支阻滞；（3）右心室肥大（结合心脏超声诊断）；（4）提示陈旧性下壁心肌梗死；（5）T环异常。

【心电图特征及诊断】

　　心电轴175°。QRS波群：时间延长>120ms（160ms），V_1导联呈增宽切迹的R型，Ⅰ、aVL、V_5~V_6导联S波增宽>40ms（102ms），Ⅱ导联呈qrs型，Ⅲ、aVF导联呈qr型，q波振幅大于同导联R波的1/4，R_{V_1}+S_{V_5}>1.5mV（1.68mV）。ST段：V_1导联下移0.1mV。T波：V_1导联T波倒置。

　　心电图诊断：（1）窦性心律；（2）完全性右束支阻滞；（3）提示陈旧性下壁心肌梗死（结合心电向量图诊断）；（4）右心室肥大（结合心脏超声诊断）。

【解析】

　　完全性右束支阻滞的特征：横面QRS环起始向量位于右后方，环体呈顺钟向运行，归心支位于离心支之前，R向量位于左前方50°，最大向量（终末向量）位于右前方152°，终末部在右前方形成缓慢扭曲的附加环，QRS环时间>120ms（160ms）。T环呈顺钟向运行，最大向量位于左后方-21°。以上符合完全性右束支阻滞的特征。本例因存在完全性右束支阻滞及下壁心肌梗死，故不能排除左中隔支阻滞及后壁心肌梗死的存在。

　　完全性右束支阻滞时，室间隔及左心室的除极不变，而右心室的除极则因阻滞而出现传导延缓，形成位于右前方的终末附加环。根据横面上QRS环的运行方向及归心支的前移程度不同可将其分成3型：Ⅰ型QRS环前60ms向量的运行方向和方位均正常，环体呈逆钟向运行，最大向量位于左前或左后，终末部传导延缓形成位于右前的附加环，多见于无器质性心脏病者；Ⅱ型QRS环归心支前移至离心支之前，呈顺钟向运行，运行缓慢的终末部呈逆钟向运行，构成"8"字形，多见于合并器质性心脏病或中度右心室肥厚者；Ⅲ型多见于合并重度右心室肥大者，表现为QRS环整个环体向前移位，呈顺钟向运行，最大向量及终末传导延缓部分均位于右前方。本例心脏超声示右心室肥大，其归心支前移可能与此相关。

　　右心房肥大的特征：P环较正常更偏前偏下，额面最大向量位于左下方>75°（88°），横面位于右前方>20°（108°），前向指数>1（1.4），横面振幅>0.1mV（0.11mV），右侧面振幅0.18mV，符合右心房肥大的心电向量图特征，结合心脏超声支持右心房肥大的诊断。

　　陈旧性下壁心肌梗死的特征：额面QRS环起始向量呈顺钟向运行，起始向上运行时间>25ms（28ms），起始向上向左向量振幅≥0.3mV（0.4mV），起始向上向量振幅0.16mV，上向指数0.64，结合患者冠心病的病史，不排外陈旧性下壁心肌梗死。

　　T环异常的特征：T环在3个面上长/宽比值均<2.5，右侧面上振幅<0.25mV，符合心肌缺血的心电向量图特征，结合临床，考虑为原发性与继发性改变并存。

（黄　雯）

20 完全性左束支阻滞

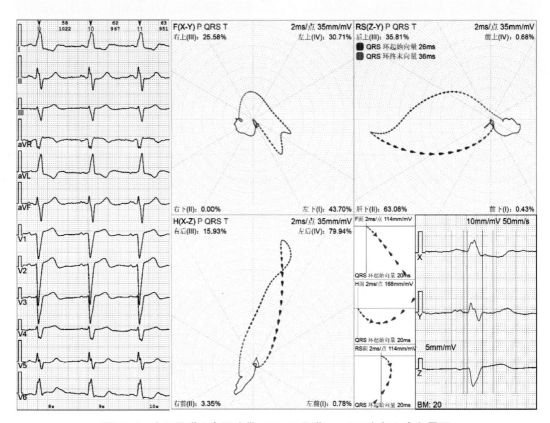

图20-1 十二导联心电图（Ⅲ、V₁~V₄导联5mm/mV）与心电向量图

【临床资料】

患者，女性，81岁。因"腰痛伴间歇性跛行1个月"入院。既往有冠心病病史10年，因不稳定型心绞痛植入支架2枚，冠脉造影资料不详。高血压病病史50年，糖尿病病史11年。入院时血压152/69mmHg。胸部CT：心外形增大。心脏彩超提示：主动脉钙化并少量反流，左心房增大并二尖瓣大量反流，左心室舒张功能下降，三尖瓣少量反流。

临床诊断：（1）腰椎滑脱并腰椎椎管狭窄；（2）冠状动脉粥样硬化性心脏病，心绞痛，心功能Ⅱ级，PCI术后；（3）高血压病；（4）2型糖尿病。

【心电向量图特征及诊断】

额面：QRS环起始向量位于左下方，环体扭曲，呈逆钟向运行，最大向量位于左下方49°，振幅0.62mV，环体归心支泪点密集，QRS环体未闭合，于右下方形成ST向量＞0.10mV（0.20mV）。T环呈逆钟向运行，最大向量位于右下方166°，振幅0.27mV，QRS-T夹角＞40°（117°）。

横面：P环最大向量位于左后方＜-25°（-62°），振幅0.10mV，最大向后向量振幅

>0.05mV（0.09mV），最大向后向量/最大向前向量>2。QRS环起始向量位于左前方呈逆钟向运行，20ms后转向左后方，环体狭长，呈先逆后顺"8"字形运行，归心支泪点密集，最大向量位于左后方-76°，振幅1.74mV，QRS环体未闭合，于右前方形成ST向量>0.10mV（0.25mV）。T环呈逆钟向运行，最大向量位于右前方122°，振幅0.48mV，QRS-T夹角>60°（-162°）。

右侧面：QRS环起始向量位于前下方，环体呈顺钟向运行，归心支泪点密集，最大向量位于后下方174°，振幅1.70mV，QRS环体未闭合，于前下方形成ST向量>0.10mV（0.16mV）。T环呈顺钟向运行，最大向量位于前下方17°，振幅0.43mV，QRS-T夹角>120°（-157°）。

P环运行时间>115ms（118ms），QRS环运行时间>120ms（156ms）。

心电向量图诊断：（1）完全性左束支阻滞；（2）左心房扩大（结合影像学诊断）。

【心电图特征及诊断】

P波：时间>110ms（120ms），呈双峰，峰间距>40ms。QRS波群：心电轴-34°；时间>120ms（160ms）；V_1导联呈QS型，V_2~V_3导联呈rS形，r<0.1mV，V_5、V_6导联R波宽大伴切迹。ST段：Ⅰ、aVL、V_6导联ST段下斜型下移0.05~0.1mV。T波：Ⅰ、aVL倒置。

心电图诊断：（1）窦性心律；（2）左心房异常；（3）完全性左束支阻滞；（4）心电轴左偏。

【解析】

完全性左束支阻滞的特征：QRS环运行时间≥120ms（156ms）。额面QRS环起始向量位于左下方，环体扭曲呈逆钟向运行，振幅偏小（0.62mV）；右侧面QRS环起始向量位于前下方，环体呈顺钟向运行，最大向量位于后下方174°，振幅1.70mV。横面QRS环起始向量位于左前方呈逆钟向运行，环体狭长形，呈先逆后顺"8"字形运行，归心支泪点密集，最大向量位于左后方-76°。3个面QRS环归心支泪点密集。QRS环未闭合，于右前下方形成ST向量>0.10mV（额面0.20mV、横面0.25mV、右侧面0.16mV）。QRS-T夹角增大：额面>40°（117°）、横面>60°（-162°）、右侧面>120°（-157°）。以上符合完全性左束支阻滞的特征。

有学者提出真性完全性左束支阻滞的心电向量图特征：在横面QRS环起始右向量消失，起始向量位于左前方，20ms后位于左后方；QRS环扭曲，多呈"8"字形；QRS环运行时间，男性≥140ms，女性≥130ms。2011年，Strauss等提出真性完全性左束支阻滞心电图的新概念，V_1、V_2导联呈QS型或rS型且r振幅<1mm；在Ⅰ、aVL、V_1、V_2、V_5、V_6导联中，≥2个导联的QRS波伴有切迹或顿挫。本例QRS环运行时间≥140ms（156ms），横面QRS环起始右前向量消失，起始向量位于左前方呈逆钟向运行，20ms的向量位于左后方，环体呈先逆后顺的"8"字形运行。心电图中QRS波时限>140ms（160ms），V_1导联呈QS型，V_5、V_6导联R波宽大伴切迹。心电向量图及心电图均符合真性完全性左束支阻滞的特征。

真性完全性左束支阻滞，提示左束支传导功能完全丧失，此时心室激动只能从右束支下传，激动室间隔右侧面，使正常室间隔从左指向右的除极向量发生改变，即向量从右前指向左后，同时右室游离壁与室间隔除极向量的相互抵消，致左前向量较小，出现20ms向量位于左后方，心室除极继续通过心肌间细胞缓慢激动整个室间隔，顺序激动左心室游离壁，最后除极左室后侧壁，产生较大的左后向量，出现QRS环中部及终末部向量传导延缓，整个运行时间明显延长（男性＞140ms，女性＞130ms）。

左束支由左前降支及右冠状动脉供血，不易发生阻滞，发生完全性左束支阻滞最常见于高血压病和冠心病，其次是心肌病、心肌炎、瓣膜性心脏病（尤其是主动脉瓣病变），罕见于高钾血症、地高辛中毒、细菌性心内膜炎等。本例高血压病病史50年、冠心病病史10年，考虑为完全性左束支阻滞的病因。真性完全性左束支阻滞时，左心室激动的电机械活动不同步，易发生病理性心室重构。心室运动非同步显著影响患者预后，易引起心衰、猝死，是心血管病死亡的预测因子，应进行针对性治疗，如伴有心衰者可进行心脏再同步化治疗（CRT）、左束支区域起搏（LBBP）、希氏束起搏（HBP）等可以实现心室重构的逆转。准确识别真性完全性左束支阻滞，对于患者的治疗策略至关重要。

左心房扩大的特征： P环运行时间＞115ms（118ms），横面起始左前向量减少，向左后向量增多，最大向量位于左后方＜-25°（-62°），最大向后向量振幅＞0.05mV（0.09mV），最大向后向量/最大向前向量＞2，结合患者高血压病史以及心脏彩超结果，支持左心房扩大的诊断。

（戴　静）

21　完全性左束支阻滞

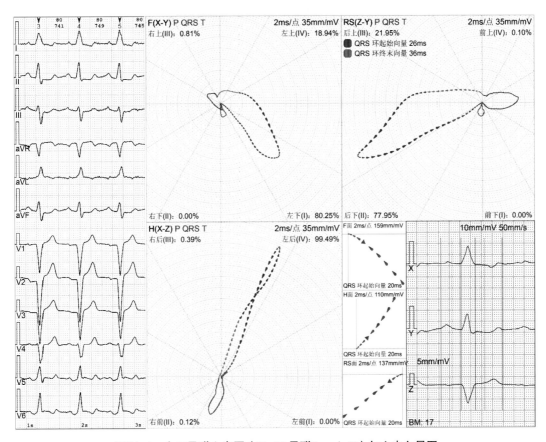

图21-1　十二导联心电图（V₁~V₃导联5mm/mV）与心电向量图

【临床资料】

患者，男性，82岁。因"便后肛内间断性出血伴便秘2月余"入院。既往有冠心病5年，无心肌梗死病史，曾于外院行心脏支架植入术，冠状动脉造影结果不详。无高血压病、糖尿病病史。入院时血压115/81mmHg，心脏彩超提示：左心室舒张功能减低。

临床诊断：（1）出血性混合痔；（2）便秘；（3）冠状动脉粥样硬化性心脏病。

【心电向量图特征及诊断】

额面：QRS环起始向量位于左下方，环体呈逆钟向运行，最大向量位于左下方42°，振幅1.02mV，归心支泪点密集，QRS环未闭合，于右上方形成ST向量，振幅0.10mV。T环呈逆钟向运行，最大向量位于右上方-144°，振幅<0.25mV（0.20mV），QRS-T夹角>40°（174°）。

横面：QRS环起始向量位于左后方，环体狭长形，呈先逆后顺"8"字形运行，归心支泪点密集，最大向量位于左后方-65°，振幅1.83mV，QRS环体未闭合，于右前方形成ST向量，振幅0.04mV。T环呈逆钟向运行，最大向量位于右前方107°，振幅0.50mV，QRS-T夹角>60°（172°）。

右侧面： QRS环起始向量位于后下方，环体呈顺钟向运行，归心支泪点密集，最大向量位于后下方158°，振幅1.80mV，QRS环体未闭合，于前上方形成ST向量，振幅0.09mV。T环呈顺钟向运行，最大向量位于前上方-7°，QRS-T夹角>120°（-164°）。

QRS环运行时间>120ms（133ms）。

心电向量图诊断： 完全性左束支阻滞。

【心电图特征及诊断】

QRS波群：时间132ms，$V_1 \sim V_3$导联呈QS型，V_5、V_6导联呈R型，R波宽大。ST段：Ⅱ、Ⅲ、aVF、V_6导联ST段下斜型下移0.05mV。T波：Ⅰ、aVL导联浅倒，$V_5 \sim V_6$导联负正双向。

心电图诊断： （1）窦性心律；（2）完全性左束支阻滞；（3）$V_1 \sim V_3$导联异常Q波（请结合临床）。

【解析】

完全性左束支阻滞的特征： QRS环运行时间≥120ms（133ms），环体归心支泪点密集，中部及终末部传导明显延缓。横面QRS环起始于左后方，环体狭长形，呈先逆后顺"8"字形运行，最大向量位于左后方-65°。QRS环未闭合。QRS-T夹角增大：额面>40°（174°）、横面>60°（172°）、右侧面>120°（-164°）。以上符合完全性左束支阻滞的特征。

完全性左束支阻滞时，横面QRS环起始向量方位取决于右心室激动与室间隔从右向左及从前向后激动向量大小的对比，可位于左前方、左后方、右前方或右后方。本例横面QRS环起始向量位于左后方，投影在心电图胸前导联上，便形成$V_1 \sim V_3$导联的QS型，因其心电向量图和心电图特征与前间壁心肌梗死、心室预激B型特征相似，需与前间壁心肌梗死和B型心室预激相鉴别：

（1）与前间壁心肌梗死鉴别：前间壁心肌梗死急性期根据病史、心肌标记物、心电图上ST-T动态变化可鉴别；心电向量图上，横面QRS环起始于左后方，部分形成蚀缺，中部及终末部传导无延缓及QRS环运行时间<120ms可鉴别。完全性左束支阻滞是否伴陈旧性前间壁心肌梗死，在心电向量图上，横面QRS环起始于左后方者，只有通过病史、冠状动脉造影结果进行鉴别，这也是心电图和心电向量图对这部分病例在诊断和鉴别诊断上存在的难点。

（2）与B型心室预激鉴别：B型心室预激在心电图上出现短PR间期，$V_1 \sim V_2$导联呈QS型，QRS波群起始可见心室预激波。在心电向量图上，横面QRS环起始向量位于30°~-60°，起始部泪点密集，传导延缓，形成预激向量可鉴别。

（戴　静）

22　房间束传导阻滞、完全性左束支阻滞

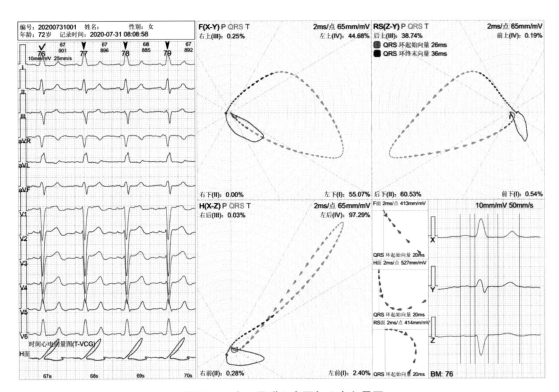

图22-1　十二导联心电图与心电向量图

【临床资料】

患者，女性，72岁。因"心悸、胸闷3月余"就诊。

临床诊断：冠心病。

【心电向量图特征及诊断】

额面：QRS环起始向量位于左下方，环体泪点密集并呈逆钟向运行，最大向量位于左下方20°，振幅0.97mV。T环最大向量位于左下方37°，呈逆钟向运行，振幅0.33mV。

横面：QRS环起始向量位于左前方，环体呈"8"字形运行，归心支位于离心支左侧，归心支泪点密集，最大向量位于左后方-47°，振幅1.35mV。T环最大向量位于左前方19°，呈逆钟向运行，振幅0.28mV。

右侧面：QRS环起始向量位于前下方，环体泪点密集并呈顺钟向运行，最大向量位于后下方161°，振幅1.05mV。T环最大向量位于前下方61°，呈逆钟向运行，振幅0.26mV。

P环时间>115ms（117ms），QRS环时间>120ms（152ms），空间QRS环最大向量振幅1.39mV。

心电向量图诊断：（1）房间束传导阻滞；（2）完全性左束支阻滞。

【心电图特征及诊断】

P波：时间＞115ms（117ms）。QRS波群：时间＞120ms（152ms），Ⅰ、aVL、V_6导联呈R型，V_5导联呈Rs型，V_1~V_4导联呈rS型。

心电图诊断：（1）房间束传导阻滞；（2）完全性左束支阻滞。

【解析】

房间束传导阻滞的特征：患者因存在完全性左束支阻滞，考虑心脏传导系统存在传导障碍。P波时间＞115ms（117ms），考虑房间束传导阻滞的可能性大。

完全性左束支阻滞的特征：横面QRS环起始向量位于左前方，环体呈"8"字形运行，归心支位于离心支左侧，归心支泪点密集，最大向量位于左后方-47°，振幅1.35mV。QRS环时间＞120ms（152ms）。以上符合完全性左束支阻滞的心电向量特征。

（潘 月 潘 登 赵 森）

23 房间束传导阻滞、完全性左束支阻滞

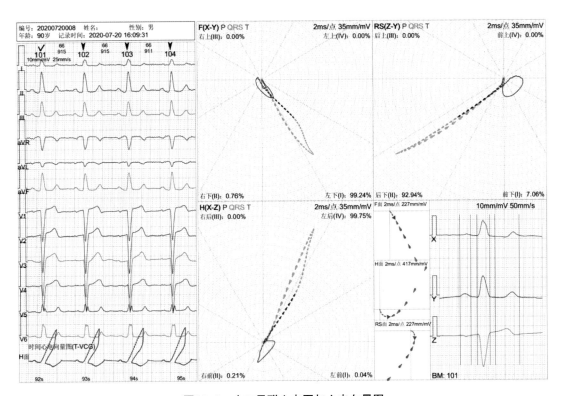

图23-1 十二导联心电图与心电向量图

【临床资料】

患者，男性，90岁。因"心悸、胸闷、心前区不适1年余，加重2个月"就诊。

临床诊断： 冠心病。

【心电向量图特征及诊断】

额面： QRS环起始向量位于左下方，环体狭长呈逆钟向运行，归心支泪点密集，最大向量位于左下方55°，振幅1.35mV。T环最大向量位于左下方58°，与QRS环最大向量同向。

横面： QRS环起始向量位于左前方，环体狭长呈顺钟向运行，归心支位于离心支左侧，归心支泪点密集，最大向量位于左后方-65°，振幅1.83mV。T环最大向量位于右前方107°，与QRS环最大向量相反。

右侧面： QRS环起始向量位于前下方，环体狭长呈顺钟向运行，归心支泪点密集，最大向量位于后下方146°，振幅1.99mV。T环最大向量位于前下方18°，与QRS环最大向量相反。

P环时间＞115ms（118ms），QRS环时间＞120ms（135ms），空间QRS环最大向量

振幅＞2.0mV（2.14mV）。

心电向量图诊断：（1）房间束传导阻滞；（2）完全性左束支阻滞。

【心电图特征及诊断】

P波：时间＞115ms（118ms）。QRS波群：时间＞120ms（135ms），Ⅰ、Ⅱ、Ⅲ、aVF、V$_6$导联呈R型，V$_5$导联呈M型，V$_1$~V$_4$导联呈rS型。

心电图诊断：（1）房间束传导阻滞；（2）完全性左束支阻滞。

【解析】

房间束传导阻滞的特征：因存在完全性左束支阻滞，考虑心脏传导系统存在传导障碍。P波时间＞115ms（118ms），考虑房间束传导阻滞的可能性大。

完全性左束支阻滞的特征：横面QRS环起始向量位于左前方，环体狭长呈顺钟向运行，归心支位于离心支左侧，归心支泪点密集，最大向量位于左后方–65°，振幅1.83mV。T环最大向量位于右前方107°，与QRS环最大向量相反。QRS环时间＞120ms（135ms）。以上符合完全性左束支阻滞的心电向量图特征。

（潘　月　潘　登　赵　森）

24 分支型左束支阻滞

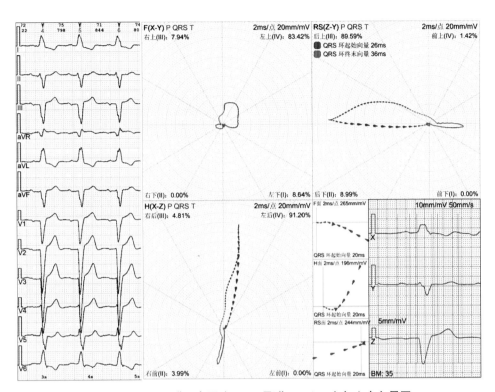

图24-1 十二导联心电图（V₁~V₄导联5mm/mV）与心电向量图

【临床资料】

患者，男性，79岁。因"反复胸闷、喘息5年，加重伴乏力3天"入院。既往有高血压病病史13年，糖尿病病史13年，慢性肺源性心脏病病史10年。入院时血压193/93mmHg，血糖10.1mmol/L。胸部DR提示：主动脉硬化，左心室增大可能。胸部CT：主动脉及冠状动脉壁钙化，左心室外形增大。心脏彩超提示：EF33%，双房增大，左心室肥厚，主动脉增宽，左心室整体功能降低，下腔静脉增宽。

临床诊断：（1）慢性心功能不全急性加重，心脏扩大，心功能Ⅲ级；（2）高血压危象（亚急性期）；（3）慢性肺源性心脏病；（4）2型糖尿病。

【心电向量图特征及诊断】

额面： QRS环起始向量位于左下方，环体于左上方呈扇形展开，左上面积＞总面积的50%（83.4%），最大向量位于左上方-58°，振幅0.63mV，QRS环体未闭合，于右下方形成ST向量，振幅0.04mV。T环呈逆钟向运行，最大向量位于右下方160°，振幅＜0.25mV（0.18mV），QRS-T夹角＞40°（-142°）。

横面： P环呈顺钟向运行，最大向量位于左后方＜-25°（-48°），振幅0.11mV，最大向后向量振幅＞0.05mV（0.09mV），最大向后向量/最大向前向量＞2。QRS环起始向量位于左前方，20ms向量位于左后方，环体狭长，呈逆钟向运行，归心支泪点密集，最大向量位于左后方-81°，振幅＞2.0mV（2.72mV），QRS环体未闭合，于右前方形成ST向量＞0.10mV（0.23mV）。T环呈逆钟向运行，最大向量位于右前方100°，振幅0.93mV，QRS-T夹角＞60°（-179°）。

右侧面：QRS环起始向量位于前下方，环体呈顺钟向运行，归心支泪点密集，最大向量位于后上方-178°，振幅＞2.0mV（2.69mV），QRS环体未闭合，于前下方形成ST向量＞0.10mV（0.23mV）。T环呈顺钟向运行，最大向量位于前下方5°，QRS-T夹角＞120°（-177°）。

P环运行时间＞115ms（127ms），QRS环运行时间＞120ms（161ms），空间QRS环最大向量振幅＞2.0mV（2.72mV）。

心电向量图诊断：（1）左心房扩大（结合影像学诊断）；（2）左心室肥大（结合影像学诊断）；（3）分支型左束支阻滞（左前分支型）。

【心电图特征及诊断】

P波：时间＞115ms（127ms），呈双峰，峰间距＞40ms。QRS波群：心电轴-57°，时间＞120ms（161ms），V₁导联呈QS型，V₂~V₅、Ⅱ、Ⅲ、aVF导联呈rS型，S_{V_2}=4.0mV，$S_Ⅲ$＞$S_Ⅱ$，Ⅰ、aVL、V₆导联呈R型且宽大。ST段：Ⅰ、aVL、V₆导联ST段下斜型下移0.1mV，V₁~V₃导联上斜型上移0.3~0.4mV。T波：Ⅰ、aVL、V₆导联浅倒。

心电图诊断：（1）窦性心律；（2）左心房异常；（3）左心室高电压伴ST-T改变（疑左心室肥大）；（4）分支型左束支阻滞（左前分支型）。

【解析】

左心房扩大的特征：P环运行时间＞115ms（127ms），左前向量减少，向左后向量增多，最大向量位于左后方＜-25°（-62°），最大向后向量振幅＞0.05mV（0.09mV），最大向后向量/最大向前向量＞2，结合患者高血压病病史及心脏彩超结果，支持左心房扩大的诊断。

左心室肥大的特征：QRS环最大向量横面振幅＞2.0mV（2.72mV），右侧面振幅＞2.0mV（2.69mV），空间最大向量振幅＞2.0mV（2.72mV）。QRS环体未闭合，于右前下方形成ST向量，振幅＞0.10mV（横面0.23mV、右侧面0.23mV）。QRS-T夹角增大：额面＞40°（-142°）、横面＞60°（-178°）、右侧面＞120°（-177°）。完全性左束支阻滞时，也可表现为QRS环电压增大。本例结合心脏彩超及胸部CT结果提示左室肥大。

分支型左束支阻滞（左前分支型）的特征：QRS环运行时间≥120ms（161ms）。横面QRS环起始向量位于左前方，呈逆钟向运行，20ms向量位于左后方，环体狭长，呈逆钟向运行，归心支泪点密集，中部及终末部传导明显延缓，最大向量位于左后方-81°。QRS环体未闭合，于右前下方形成ST向量，振幅＞0.10mV（横面0.23mV、右

侧面0.23mV）。QRS-T夹角增大：额面＞40°（-142°）、横面＞60°（-178°）、右侧面
＞120°（-177°）。以上符合完全性左束支阻滞的心电向量图特征。同时额面QRS环起始
向量位于左下方，呈逆钟向运行，环体于左上方呈扇形展开，左上面积＞总面积的50%
（83.4%），最大向量位于左上方-58°，符合左前分支阻滞的心电向量图特征。当完全性
左束支阻滞伴左前分支阻滞时，可能是左束支主干部位传导较右束支延缓＞40ms，引起
一度左束支主干阻滞伴三度左前分支阻滞，也可能是完全性左前分支阻滞伴不完全性左
后分支阻滞而引起的分支型完全性左束支阻滞。

（戴　静）

25 左前分支阻滞

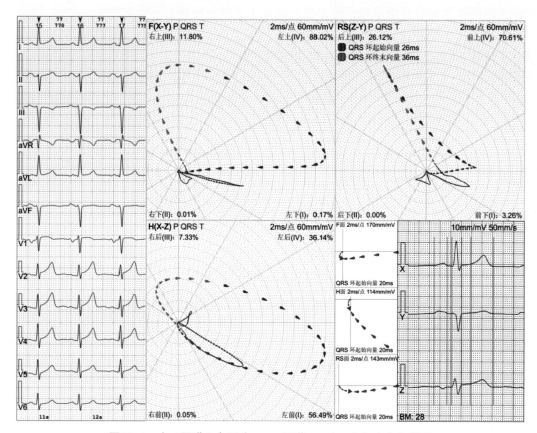

图25-1 十二导联心电图（V₂~V₅导联5mm/mV）与心电向量图

【临床资料】

患者，男性，70岁。因"反复腰痛10余年，加重伴左下肢麻木疼痛2个月"入院。既往有高血压病、2型糖尿病病史10余年，冠心病病史2年。胸部CT示：主动脉及冠状动脉壁钙化。心脏超声示：（1）左心房增大；（2）室间隔增厚；（3）主动脉升部增宽，二尖瓣反流（少量）；（4）左心室舒张功能降低。

临床诊断：（1）高血压病；（2）2型糖尿病；（3）冠心病。

【心电向量图特征及诊断】

额面：P环最大向量位于左下方<45°（30°），振幅0.12mV，最大向左向量振幅>0.1mV（0.11mV）。QRS环起始向量位于左下方，环体呈逆钟向运行并向左上方呈扇形展开，左上面积>总面积的50%（86.4%），最大向量角度<10°（-6°），振幅1.14mV。T环最大向量位于左下方13°，呈顺钟向运行，振幅0.52mV，QRS/T比值2.20，长/宽比值25.66。

横面：P环最大向量位于左后方＜-25°（-38°），最大向量振幅＞0.1mV（0.13mV），最大向后向量振幅＞0.05mV（0.08mV）。QRS环起始向量位于左前方，环体呈逆钟向运行，最大向量位于左前方13°，振幅1.16mV。T环最大向量位于左前方33°，呈逆钟向运行，振幅0.61mV，QRS/T比值1.93，长/宽比值6.04。

右侧面：P环最大向量位于后下方141°，最大向量振幅0.11mV，最大向后向量振幅＞0.05mV（0.08mV）。QRS环起始向量位于前下方，环体呈逆钟向运行，最大向量位于后上方-113°，振幅0.87mV。T环最大向量位于前下方20°，呈顺钟向运行，振幅0.36mV，QRS/T比值2.41，长/宽比值6.91。

P环运行时间＞115ms（123ms）。

心电向量图诊断：（1）左心房扩大（结合心脏超声诊断）；（2）左前分支阻滞。

【心电图特征及诊断】

P波：时间＞115ms（123ms），V_1导联呈正负双向，$PtfV_1$值＜-0.04mm·s（-0.07mm·s）。QRS波群：心电轴＜-45°（-52°），Ⅰ、aVL导联分别呈R型、qR型，Ⅱ、Ⅲ、aVF导联呈rS型，$S_Ⅲ＞S_Ⅱ$，$R_{aVL}＞R_Ⅰ$。

心电图诊断：（1）窦性心律；（2）左心房扩大（结合心脏超声诊断）；（3）左前分支阻滞。

【解析】

左前分支阻滞的特征：额面QRS环起始向量位于左下方，环体呈逆钟向运行并向左上方呈扇形展开，左上面积＞总面积的50%（86.4%），最大向量角度＜10°（-6°），符合左前分支阻滞的心电向量图特征。心电图中：QRS波心电轴＜-45°（-52°），Ⅰ、aVL导联分别呈R型、qR型，Ⅱ、Ⅲ、aVF导联呈rS型，$S_Ⅲ＞S_Ⅱ$，$R_{aVL}＞R_Ⅰ$，符合左前分支阻滞的心电图特征。

左前分支由左束支主干分出后，沿左室内膜下向前向上呈放射状展开，到达左室前乳头肌和左室前侧壁。左前分支阻滞时，左心室除极顺序发生改变，左中隔支和左后分支分布区域的室间隔左侧面和左心室后下壁内膜面首先开始除极，然后通过浦肯野氏纤维网将激动传递至左前分支分布区域（左室前侧壁区域），该区域除极延迟，致QRS环中段偏向左上方。左前分支阻滞的心电向量图改变在额面最具特征性。左前分支阻滞是一种常见的室内传导阻滞，临床常见于高血压病、冠心病、心肌病及少数健康人群。

左心房异常的特征：P环运行时间＞115ms（123ms），P环位置较正常更偏左后上方，最大向左向量振幅＞0.1mV（0.11mV），横面最大向量振幅＞0.1mV（0.13mV），最大向后向量振幅＞0.05mV（0.08mV），符合左心房异常的心电向量图特征。心电图中P波时间＞115ms（123ms），$PtfV_1$值＜-0.04mm·s（-0.07mm·s），符合左心房异常的心电图特征。结合病史和影像学资料，支持左心房扩大的诊断。左心房扩大在临床比较常见，多见于高血压病、冠心病及心衰等患者。

（熊田珍）

26 左前分支阻滞

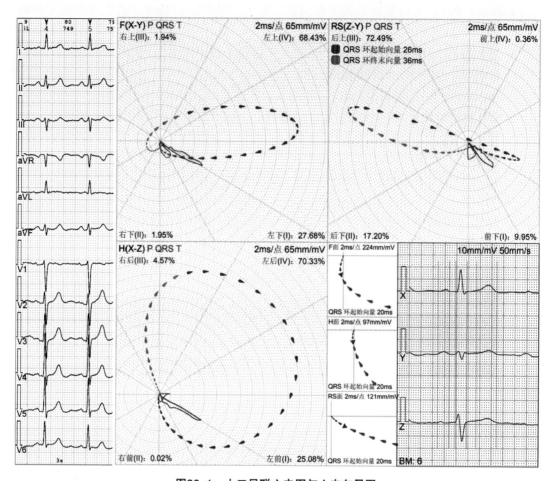

图26-1 十二导联心电图与心电向量图

【临床资料】

患者，女性，65岁。因"心悸3天"就诊。既往有冠心病病史半年，高血压病病史2年，糖尿病病史10余年。2021年2月3日于外院行冠脉造影提示：LM末段狭窄30%；LAD中段狭窄50%~60%；LCX中段内膜欠规整，狭窄80%；RCA近段狭窄50%；于LCX植入1枚支架。心脏彩超提示：房室内径正常，主动脉窦部内径增宽。

临床诊断：（1）冠状动脉粥样硬化性心脏病，心绞痛，心功能Ⅰ级，PCI术后；（2）高血压病；（3）2型糖尿病。

【心电向量图特征及诊断】

额面：QRS环起始向量位于左下方，环体呈逆钟向运行，于左上方呈扇形展开，左上面积＞总面积的50%（68.4%），最大向量位于左上方-6°，振幅0.91mV。T环呈顺钟向运行，最大向量位于左下方29°，振幅0.32mV。

横面： QRS环起始向量位于左前方，环体呈逆钟向运行，最大向量位于左后方–29°，振幅0.95mV。T环呈逆钟向运行，最大向量位于左前方29°，振幅0.32mV。

右侧面： QRS环起始向量位于前下方，环体呈逆钟向运行，最大向量位于后上方–165°，振幅0.81mV。T环呈顺钟向运行，最大向量位于前下方45°，振幅0.22mV，QRS–T夹角增大>120°（–150°）。

心电向量图诊断： （1）左前分支阻滞；（2）T环异常，提示心肌缺血。

【心电图特征及诊断】

QRS波群：时间104ms，心电轴4°，Ⅱ导联呈Rs、Ⅲ导联呈rsr′型，aVF导联呈rs型。
心电图诊断： （1）窦性心律；（2）大致正常心电图。

【解析】

左前分支阻滞的特征： 额面QRS环起始向量位于左下方，环体呈逆钟向运行，于左上方呈扇形展开，左上面积>总面积的50%（68.4%），最大向量位于左上方–6°，符合左前分支阻滞的心电向量图特征。

左前分支细长，仅源于左前降支供血，分布于左心室流出道、左心室前壁及高侧壁，受血流动力学影响较大而容易受损。当左前分支阻滞时，其激动沿左间隔支及左后分支下传，使室间隔后下部先除极，产生向右下前的起始向量，然后激动左心室下壁及心尖部，最后通过浦氏纤维网吻合处传至左前分支分布区域，因此特征性心电向量图表现主要在额面。额面QRS环体起始于下方偏右或偏左，环体呈逆钟向运行，于左上方呈扇形展开，左上向量面积增大（>50%），最大向量多位于左上方，偶尔稍向左下方（<10°），由于激动沿浦氏纤维系统下传，心室除极时间无明显延长。临床上可见于冠心病、高血压病、心肌病变、传导系统退行性病变及少数健康心脏者等。本例患者冠心病病史半年，高血压病病史2年，考虑为其发生病变的主要原因。

本例患者心电图中心电轴4°，Ⅱ导联中R波>s波，达不到诊断左前分支阻滞的心电图标准，说明心电向量图在诊断左前分支阻滞时优于心电图。

T环异常的特征： 额面、右侧面T环运行方向异常，3个面的T环均未展开，心电向量图不能排除心肌缺血的存在。临床病史及冠脉造影均支持心肌缺血的诊断。

（戴　静）

27 左前分支阻滞

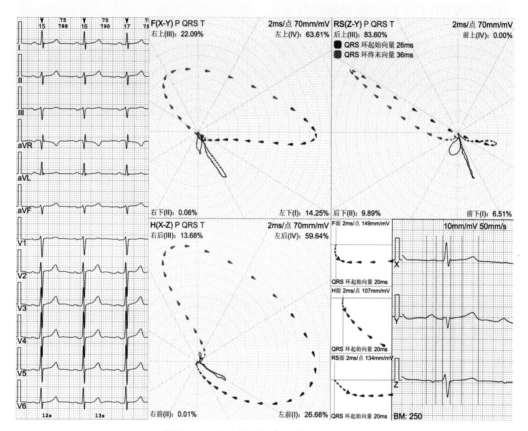

图27-1 十二导联心电图与心电向量图

【临床资料】

患者，男性，41岁。因"左下肢红肿热痛5天"入院。既往无"心脏病、高血压病、糖尿病"病史。入院时血压127/85mmHg。胸部X线示：双肺及心膈未见异常。心脏超声示：心脏结构未见异常。

临床诊断：左下肢蜂窝组织炎。

【心电向量图特征及诊断】

额面：QRS环起始向量位于左下方，环体呈逆钟向运行并向左上方呈扇形展开，左上面积＞总面积的50%（63.6%），最大向量位于左下方＜10°（1.5°），振幅0.82mV。T环最大向量位于左下方57°，呈逆钟向运行，振幅0.35mV，QRS/T比值2.35，长/宽比值9.93。

横面：QRS环起始向量位于左前方，环体呈逆钟向运行，最大向量位于右后方-106°，振幅0.77mV。T环最大向量位于左前方32°，呈逆钟向运行，振幅＜0.25mV

（0.23mV），QRS/T比值3.63，长/宽比值8.89。

右侧面：QRS环起始向量位于前下方，环体呈逆钟向运行，最大向量位于后上方–151°，振幅0.86mV。T环最大向量位于前下方67°，呈顺钟向运行，振幅0.32mV，QRS/T比值2.71，长/宽比值15.48。

心电向量图诊断：左前分支阻滞。

【心电图特征及诊断】

QRS波群：心电轴–28°，Ⅰ、aVL导联分别呈Rs型、qRs型，Ⅱ、Ⅲ、aVF导联呈rS型，$S_Ⅲ>S_Ⅱ$，aVR导联呈Qr型，$R_{aVL}>R_{aVR}$。

心电图诊断：（1）窦性心律；（2）心电轴左偏。

【解析】

左前分支阻滞的特征：额面QRS环起始向量位于左下方，环体呈逆钟向运行并向左上方呈扇形展开，左上面积＞总面积的50%（63.6%），最大向量角度＜10°（1.5°），符合左前分支阻滞的心电向量图特征。在心电图中，心电轴左偏＞–45°（–28°），未达到左前分支阻滞的诊断标准，说明心电向量图在诊断左前分支阻滞时优于心电图。

心电轴左偏＜–45°是心电图诊断左前分支阻滞的重要条件之一。心电轴的测量受患者体型、电极安放是否规范、机测及人工测量的误差等因素的影响，以心电轴作为左前分支阻滞的主要诊断条件难免漏诊和误诊，加之心电图为心电向量图向心电导联轴二次投影所形成，投影过程中，部分心电诊断信息可能丢失。而心电向量图从空间角度以环状图形反映各个瞬间心脏电活动的变化，更能准确反映心脏除极和复极的变化，对诊断左前分支阻滞较心电图有明显优势，可减少漏诊和误诊。

（熊田珍）

28　左前分支阻滞

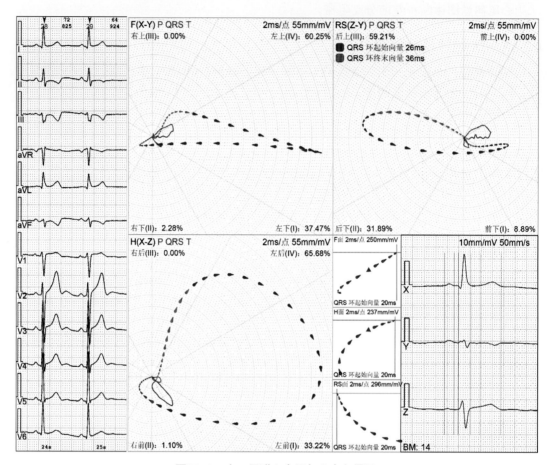

图28-1　十二导联心电图与心电向量图

【临床资料】

患者，男性，53岁。因"腰痛1年，再发伴左下肢疼痛1个月，加重1周"入院。既往有肺气肿、高脂血症、高尿酸血症。无冠心病、高血压、糖尿病等病史。入院时血压130/80mmHg。胸部CT：双肺肺气肿；主动脉及左冠状动脉管壁局部钙化，心脏不大。

临床诊断：（1）腰椎椎管狭窄；（2）腰椎滑脱；（3）主动脉硬化；（4）肺气肿；（5）高脂血症。

【心电向量图特征及诊断】

额面：QRS环起始向量位于右下方，环体呈逆钟向运行，于左上方呈扇形展开，左上面积＞总面积的50%（60.25%），最大向量位于左下方＜10°（5°），振幅1.36mV。T环呈逆钟向运行，最大向量位于左上方−28°，振幅＜0.25mV（0.18mV），QRS/T比值＞4.0（7.34）。

横面：QRS环起始向量位于右前方，环体呈逆钟向运行，最大向量位于左后方-4°，振幅1.35mV。T环呈逆钟向运行，最大向量位于左前方53°，振幅0.28mV，QRS/T比值＞4.0（4.89）。

右侧面：QRS环起始向量位于前下方，环体呈先逆后顺钟向运行，最大向量位于后上方-172°，振幅0.80mV。T环呈逆钟向运行，最大向量位于前上方-10°，振幅0.23mV，QRS-T夹角增大，＞120°（161°）。

QRS环运行时间110ms。

心电向量图诊断：（1）左前分支阻滞；（2）T环异常，提示心肌缺血。

【心电图特征及诊断】

P波：时间96ms。QRS波群：时间100ms，心电轴-6°，Ⅱ导联呈Rs型，Ⅲ、aVF导联呈rs型。T波：Ⅱ、Ⅲ、aVF导联浅倒伴电压交替改变。

心电图诊断：（1）窦性心律；（2）T波改变，请结合临床（心肌缺血可能）。

【解析】

左前分支阻滞的特征：额面QRS环起始向量位于右下方，环体呈逆钟向运行，于左上方呈扇形展开，左上面积＞总面积的50%（60.25%），最大向量位于左下方5°，符合左前分支阻滞的特征。

本例患者心电图中，心电轴-6°，Ⅱ导联中r波＞s波，达不到心电图诊断左前分支阻滞的标准。左前分支阻滞时，在心电向量图上，额面QRS环起始30ms后的向量多转向左上方，本例QRS环起始56ms后才运行到左上方，符合不典型左前分支阻滞的特征，说明心电向量图在诊断左前分支阻滞时，较心电图敏感。

T环异常的特征：额面T环最大向量振幅＜0.25mV（0.18mV），QRS/T比值＞4.0（额面7.34、横面4.89），右侧面QRS-T夹角增大＞120°（161°），额面T环最大向量位于左上方-28°，右侧面T环最大向量位于前上方-10°，符合心肌缺血的心电向量图特征。

（戴　静）

29　左前分支阻滞

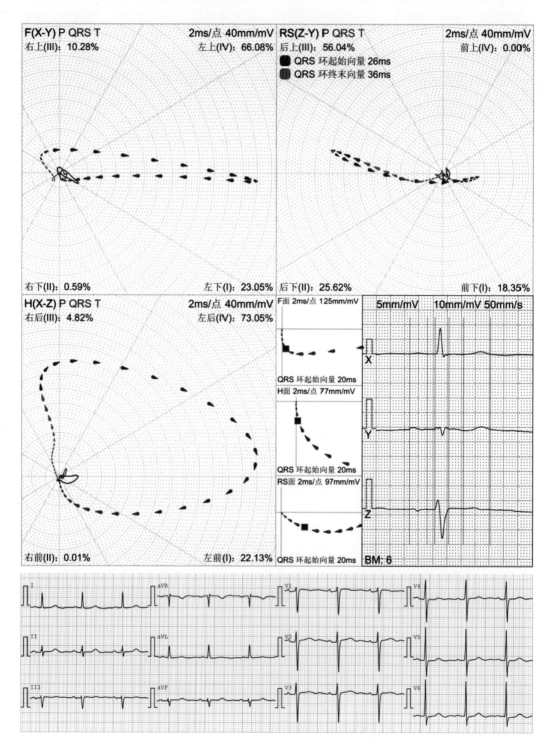

图29-1　十二导联心电图与心电向量图

【临床资料】

患者，女性，79岁。因"反复头昏20余年，加重7天"入院。胸部CT：主动脉增宽钙化，左心房增大。

临床诊断：高血压病2级，极高危组。

【心电向量图特征及诊断】

额面：P环最大向量位于左下方50°，振幅0.07mV。QRS环起始向量位于左下方呈逆钟向运行，环体呈逆钟向运行，向左上方展开，左上面积＞总面积的50%（66.08%），最大向量角度＜10°（2°），振幅1.75mV。T环呈顺钟向运行，最大向量位于左下方28°，振幅＜0.25mV（0.19mV）。

横面：P环最大向量角度＜-25°（-46°），振幅0.09mV，最大向后向量振幅＞0.05mV（0.07mV），最大向后向量/最大向前向量＞2（3.5）。QRS环起始向量位于左前方呈逆钟向运行，环体呈逆钟向运行，最大向量位于左后方-6°，振幅1.76mV。T环呈逆钟向运行，最大向量位于左前方1°，振幅＜0.25mV（0.17mV）。

右侧面：P环最大向量位于后下方173°，振幅0.07mV。QRS环起始向量位于前下方呈逆钟向运行，环体呈"8"字形运行，最大向量位于后上方-169°，振幅1.01mV。T环呈顺钟向运行，最大向量位于前下方94°，振幅＜0.20mV（0.09mV）。

P环时间＞115ms（123ms），QRS环时间99ms，空间QRS环最大向量振幅1.76mV。

心电向量图诊断：（1）左心房异常；（2）左前分支阻滞；（3）T环异常。

【心电图特征及诊断】

QRS波群：心电轴-19°，Ⅰ、aVL呈R型和qR型，Ⅱ、Ⅲ、aVF导联呈rs型和rS型，$S_Ⅲ＞S_Ⅱ$。

心电图诊断：（1）窦性心律；（2）心电轴左偏。

【解析】

左前分支阻滞的特征：额面QRS环起始于左下方，环体呈逆钟向运行，最大向量角度＜10°（2°），环体向左上方展开，左上面积＞50%（66.08%），符合左前分支阻滞的心电向量图特征。心电图Ⅰ、aVL导联呈R型和qR型，Ⅱ、Ⅲ、aVF导联呈rs型和rS型，$S_Ⅲ＞S_Ⅱ$，心电轴-19°，未达到左前分支阻滞诊断标准。结合患者高血压病史及心电向量图特征，支持左前分支阻滞的诊断。

左前分支解剖特点：细长，仅接受左冠状动脉前降支的室间隔动脉单一供血，位置处于易受血流冲击的左心室流出道，临床上左心室缺血、左心室负荷过重等病因均可影响其传导速度发生阻滞。

心电图诊断左前分支阻滞主要以心电轴及肢导联QRS波群变化为诊断依据，有时因心电轴测量的差异以及平面心电向量图向心电导联轴投影过程中的信息丢失等因素，可影响诊断的准确性。心电向量图对心脏电活动变化的表达方式，更能准确反映束支和分支阻滞所引发的电活动异常，为诊断室内阻滞的金标准，对心电图表现不典型的图形能明确诊断，减少漏诊和误诊。

左心房异常的特征：P环时间＞115ms（123ms），P环最大向量角度＜-25°（-46°），最大向后向量振幅＞0.05mV（0.07mV），最大向后向量/最大向前向量＞2（3.5），符合左心房异常的心电向量图特征。结合患者高血压病史及影像学检查结果，支持左心房扩大的诊断。

T环异常的特征：额面T环运行方向异常，额面、横面和右侧面的T环振幅分别＜0.25mV和＜0.20mV（0.19mV、0.17mV、0.09mV），符合T环异常的心电向量图特征。结合临床，不排外原发性改变与继发性改变并存。

（龙佑玲　苏　勇　刘　明）

2</

30　房间阻滞、左后分支阻滞

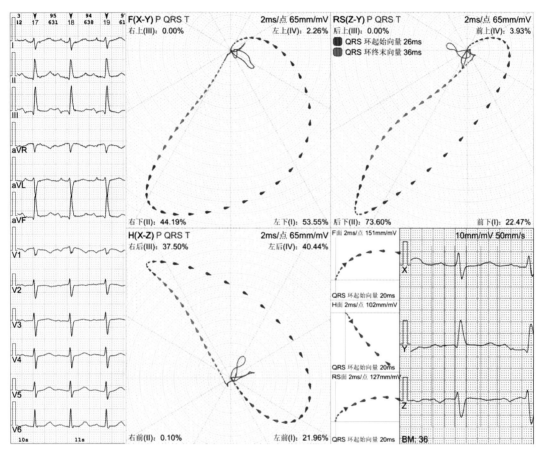

图30-1　十二导联心电图（V$_2$~V$_5$导联5mm/mV）与心电向量图

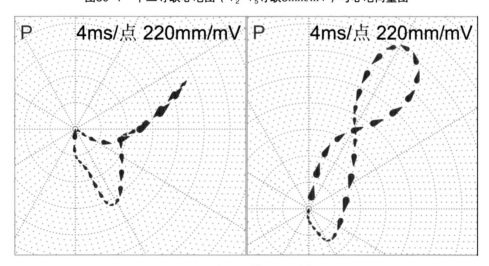

图30-2　额面和横面P环放大图

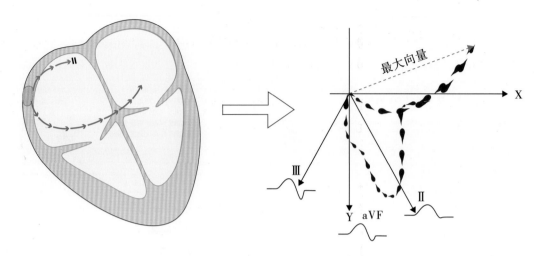

图30-3 房间阻滞P环（P波）形成示意图

房间束阻滞（蓝色箭头），右心房激动改经下房间传导通路传至左心房（绿色箭头），自下而上除极左心房形成P环终末部分（指向左上方），投影于下壁导联形成P波的终末负向部分

【临床资料】

患者，男性，80岁。因"左髋部肿痛、活动受限"入院。既往有高血压病史14年，糖尿病史14年。5年前经"冠状动脉造影"确诊为冠心病。心脏超声检查：升主动脉增宽，轻度主动脉瓣关闭不全，左心室舒张功能减低。

临床诊断：（1）左股骨颈骨折；（2）高血压病；（3）糖尿病；（4）冠心病。

【心电向量图特征及诊断】

额面： P环呈逆钟向运行，起始部和中部位于左下方，终末部指向左上方，最大向量位于左上方<45°（-23°），振幅0.11mV。QRS环起始向量位于左上方，环体呈顺钟向运行，向左下象限和右下象限展开，右下面积>20%（44%），最大向量位于右下方>90°（116°），振幅1.17mV。T环呈顺钟向运行，最大向量位于左下方36°，振幅<0.25mV（0.19mV），长/宽比值3.3，QRS/T比值>4（6.01），QRS-T夹角>40°（-80°）。

横面： P环最大向量位于左后方<-25°（-59°），振幅>0.1mV（0.16mV），最大向后向量>0.05mV（0.14mV），最大向左向量>0.1mV（0.11mV）。QRS环起始向量位于左前方，环体呈逆钟向运行，最大向量位于右后方-126°，振幅0.95mV，右后面积>20%（38%）。T环呈"8"字形运行，最大向量位于左后方-12°，振幅<0.25mV（0.16mV），长/宽比值4.39，QRS/T比值>4（5.85），QRS-T夹角>60°（114°）。

右侧面： P环最大向量位于后上方-170°，振幅0.14mV。QRS环起始向量位于前上方，环体呈顺钟向运行，最大向量位于后下方125°，振幅1.32mV。T环呈顺钟向运行，最大向量位于后下方106°，振幅<0.20mV（0.12mV），长/宽比值3.23，QRS/T比值>4（10.63），QRS-T夹角19°。

P环运行时间>115ms（124ms）。

心电向量图诊断：（1）房间阻滞；（2）左后分支阻滞；（3）T环异常。

【心电图特征及诊断】

P波：Ⅱ、V_5、V_6导联直立，Ⅲ、aVF导联正负双向，aVR导联倒置，时间＞120ms（124ms），$PtfV_1$值＜−0.04mm·s（−0.06mm·s），PR间期＞200ms（225ms）。QRS波群：心电轴右偏+97°，Ⅰ、aVL导联呈rs和rS型，S_{aVL}＞S_1，R_{V_6}＞R_{V_5}。

心电图诊断：（1）窦性心律；（2）房间阻滞；（3）一度房室阻滞；（4）心电轴右偏；（5）R_{V_6}＞R_{V_5}（左心室高电压）。

【解析】

房间阻滞的特征： P环运行时间延长＞115ms（124ms），额面P环呈逆钟向运行，起始部和中部位于左下方，终末部指向左上方，横面最大向量＞0.1mV（0.17mV），最大向后向量＞0.05mV（0.14mV），最大向左向量＞0.10mV（0.11mV）。心电图P波时间延长，＞120ms（124ms），下壁导联终末呈负向。以上符合左心房异常的心电向量图特征。

正常情况下，双心房的电激动80%以上通过房间束传导，少数通过卵圆窝和冠状静脉区的下房间传导束传导。窦房结发放冲动首先激动右心房，同时通过房间束快速向左心房传导。正常房间束的传导速度为心房肌的两倍，因此，右心房除极尚未结束，左心房已开始除极，共同形成窦性P波的中1/3，最后左心房除极形成后1/3。

1985年，Bayes发表文章指出，经心电图与心电向量图证明，房间传导障碍的病理学基础为房间束（巴赫曼束）的传导延缓或中断。房间束发生传导延缓或中断时，右心房电激动向左心房传导的时间延长，使左右心房共同除极的部分消失，同时左心房除极亦延迟，引起窦性P波的时间延长（Bayes等学者认为P波时间＞120ms时，诊断房间阻滞的特异性较高）和形态改变。根据阻滞程度的不同，对窦性P波的形态影响亦不同，可呈双峰型、圆顶尖峰状、下壁导联双向等变化，其中下壁导联双向P波在诊断房间阻滞有特殊意义。

当房间束的传导由缓慢变为中断时，右心房的激动不能再沿房间束向左心房传导，只能沿其他的房间传导通路向左心房传导，先沿结间束传到冠状窦口，再沿下房间传导束跨过房间隔向左心房传导，电激动跨过房间隔后首先激动左心房下部，引起左心房肌发生自下而上的除极，产生终末指向左上方的左心房除极向量，该左心房除极向量投影于下壁导联，形成P波的终末负向部分，使下壁导联P波变为先正后负的双向波形（图30-3）。本例患者存在一度房室阻滞及左后分支阻滞，考虑其心脏传导系统存在障碍。心脏彩超未见左心房肥大，其心电向量图中P环终末向量的特征性改变以及心电图中下壁导联的特征性双向P波，考虑其左心房异常为房间阻滞。

1988年，Bayes在文章中强调，房间阻滞不光是心电学领域的话题，还是一个独立的临床病症。在临床上，当房间阻滞伴发由其引发的一系列临床表现时，包括快速房性心律失常（尤其房颤和房扑）、左心房功能减退、栓塞性卒中等，称为房间阻滞综合征，又称Bayes综合征。本例心电向量图中P环的特征变化，直观形象地表达了房间阻滞的电活动异常以及心电图中P波异常特征的形成原理。

左后分支阻滞的特征： 额面QRS环起始于左上方，环体呈顺钟向运行，展开于右下象限和左下象限，最大向量角度＞90°（116°），右下面积和右后面积均＞20%（44%和

38%），符合左后分支阻滞的特征。

左后分支由左束支主干分出后，在室间隔后下部呈放射状分布，走行于后乳头肌根部和隔面心肌，同时接受左冠状动脉前降支和右冠状动脉后降支的供血。其解剖形状短而粗并呈放射状分布，位于受血流冲击较小的左心室流入道，在临床上发生阻滞的概率较小。高血压病、冠心病、糖尿病、心肌病等引起左心室负荷过重或左心室心肌受损的疾病均可导致左后分支阻滞。

左后分支阻滞时，左心室除极从室间隔的左侧面和左心室前壁靠近室间隔旁的心内膜下心肌开始，形成位于左上偏前的起始向量。随后左心室前侧壁、右心室游离壁除极，综合向量指向左后下。最后左后分支分布区域的左心室隔面及后壁除极延迟，产生指向右后下的综合向量。心电向量图诊断左后分支阻滞需排外右心室肥大和其他心电轴右偏的原因。该患者经影像学检查排外右心室肥大，结合病史支持左后分支阻滞的诊断。心电图上仅表现为电轴轻度右偏，左后分支阻滞的图形特征不典型，体现了心电向量图对左后分支阻滞的诊断优势。考虑高血压病、冠心病、糖尿病为其发生阻滞的病因。

T环异常的特征：3个面的T环振幅均降低，QRS/T比值＞4，为T环异常的心电向量图特征。心电图T波未见明显异常。心电向量图对T环异常的诊断敏感性高于心电图T波异常。T环异常，考虑与高血压病心肌复极异常以及冠心病的心肌缺血有关。

（龙佑玲　苏　勇）

31　左中隔支阻滞

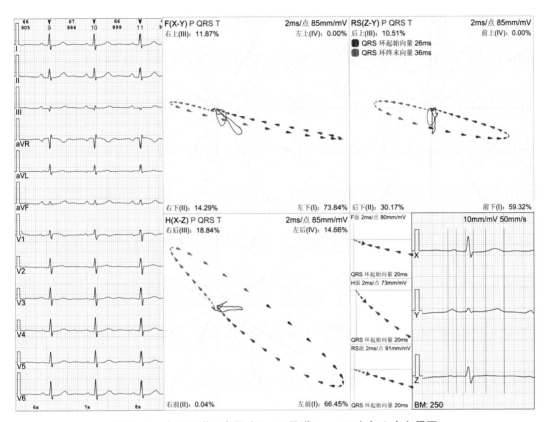

图31-1　十二导联心电图（V₂~V₅导联5mm/mV）与心电向量图

【临床资料】

患者，女性，68岁。因"反复腰骶部疼痛6年加重伴双侧臀腿部疼痛2天"入骨科住院治疗。既往有糖尿病病史26年，冠心病病史8年，否认高血压、心肌梗死病史。心脏超声检查提示：主动脉瓣反流（轻度），左心室舒张功能降低。

临床诊断：（1）腰椎椎管狭窄症；（2）腰椎不稳；（3）腰椎退行性骨关节病；（4）冠状动脉粥样硬化性心脏病；（5）2型糖尿病。

【心电向量图特征及诊断】

额面：QRS环起始向量位于左下方，环体呈顺钟向运行，最大向量位于左下方13°，振幅0.73mV，终末向量位于右上方。T环呈顺钟向运行，最大向量位于左下方45°，振幅<0.25mV（0.19mV），QRS/T比值3.79，长/宽比值5.27。

横面：QRS环起始向量位于左前方，环体呈逆钟向运行，最大向量位于左前方>30°（32°），振幅0.84mV，左前面积占总面积的66%，终末向量位于右后方。T环呈逆钟向运行，最大向量位于左前方8°，振幅<0.25mV（0.14mV），QRS/T比值>4（5.9），长/

137

宽比值3.29。

右侧面：QRS环起始向量位于前下方，环体呈顺钟向运行，最大向量位于前下方19°，振幅0.48mV，终末向量位于后上方。T环呈顺钟向运行，最大向量位于前下方87°，振幅<0.20mV（0.14mV），QRS/T比值3.35，长/宽比值4.14。

心电向量图诊断：（1）左中隔支阻滞；（2）T向量环异常，提示心肌缺血。

【心电图特征及诊断】

QRS波群：V_1~V_3导联呈rs型和Rs型，R/S≥1。

心电图诊断：（1）窦性心律；（2）逆钟向转位。

【解析】

左中隔支阻滞的特征：横面QRS环起始向量位于左前方，环体呈逆钟向运行，最大向量角度>30°（32°），左前面积占总面积的66%，符合左中隔支阻滞的心电向量图特征。心电图仅表现为逆钟向转位，左中隔支阻滞的特征不明显，体现心电向量图对左中隔支阻滞的诊断优势。

左中隔支由左冠状动脉供血，冠心病、高血压、糖尿病、心肌病、神经肌肉疾病、高钾血症、甲状腺功能亢进等影响左冠状动脉供血的疾病均可使左中隔支发生阻滞。正常QRS环在横面起始向量多位于右前方，部分正常人位于左前方，环体大部分位于左后方，最大向量角度-10°~22°。左中隔支阻滞时，室间隔除极向量减弱，使QRS环除极向量较正常偏左。同时，左中隔支阻滞致其分布区域的室间隔除极延迟，与左室心尖部和前壁同时除极，该综合向量方向指向左前下方，导致QRS环体的前移。诊断左中隔支阻滞时需排外右心室肥大、正后壁心肌梗死和A型心室预激等导致环体前移的疾病。

鉴别诊断：本例经心脏超声排外右心室肥大，既往无心肌梗死病史，心电向量图无起始泪点密集、扭曲的心室预激特征，心电图亦无QRS波群起始顿挫、模糊的特征。患者既往糖尿病、冠心病病史，结合临床资料及病史支持左中隔支阻滞的诊断。

T向量环异常特征：T环在横面QRS/T比值>4，在3个面振幅均降低，结合患者年龄及冠心病病史，T向量环异常，提示心肌缺血。

（李　娟）

32 左中隔支阻滞、心肌缺血

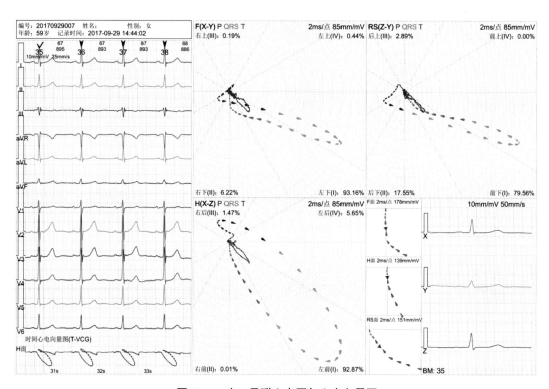

图32-1 十二导联心电图与心电向量图

【临床资料】

患者，女性，59岁。因"近2个月来心悸、胸闷"就诊。血压175/95mmHg。胸部后前立位摄片示：双肺及心膈未见异常。心脏彩超示：心脏结构未见异常。

临床诊断：（1）高血压病；（2）冠心病。

【心电向量图特征及诊断】

额面： QRS环起始向量位于左下方呈逆钟向运行，环体呈逆钟向运行，最大向量位于左下方24°。T环最大向量位于左下方46°，振幅<0.25mV（0.17mV）。

横面： QRS环起始向量位于左前方呈逆钟向运行，环体呈逆钟向运行，最大向量位于左前方>45°（46°），QRS环的左前面积93%。T环最大向量位于左前方47°，振幅<0.25mV（0.18mV）。

右侧面： QRS环起始向量位于前下方呈逆钟向运行，环体呈顺钟向运行，最大向量位于前下方23°。T环最大向量位于前下方45°，振幅<0.20mV（0.18mV）。

心电向量图诊断：（1）左中隔支阻滞；（2）心肌缺血。

【心电图特征及诊断】

QRS波群：$V_1 \sim V_3$导联呈Rs型，$R_{V_2} > R_{V_6}$，V_1、V_2导联R/S＞1，Ⅰ、V_5、V_6导联呈Rs型。

心电图诊断：左中隔支阻滞。

【解析】

左中隔支阻滞的特征：横面QRS环起始向量位于左前方呈逆钟向运行，环体呈逆钟向运行，最大向量位于左前方＞45°（46°），左前面积93%，符合左中隔支阻滞的心电向量图特征。

心肌缺血的特征：3个面的T环振幅均分别＜0.25mV和＜0.20mV（额面0.17mV、横面0.18mV、右侧面0.18mV），符合心肌缺血的心电向量图特征。心电图上ST-T无明显改变，说明心电向量图诊断心肌缺血较心电图敏感。

（潘 登 潘 月 赵 森）

33　左中隔支阻滞、心肌缺血

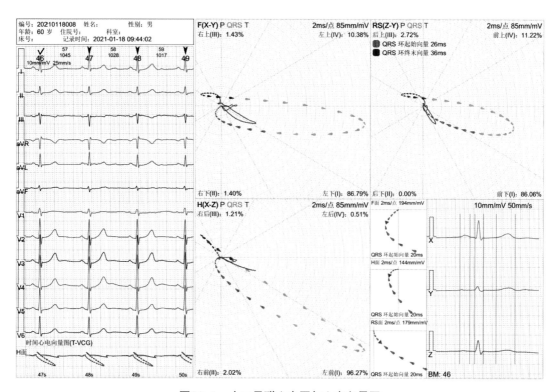

图33-1　十二导联心电图与心电向量图

【临床资料】

患者，男性，60岁。因"阵发性心悸、胸闷3个月"就诊。胸部后前立位摄片示：双肺及心膈未见异常。心脏彩超示：心脏结构未见异常。

临床诊断：冠心病。

【心电向量图特征及诊断】

额面：QRS环起始向量位于右下方呈逆钟向运行，环体呈逆钟向运行，最大向量位于左下方7°，振幅0.9mV。T环最大向量位于左下方27°，振幅<0.25mV（0.24mV）。

横面：QRS环起始向量位于右前方呈逆钟向运行，环体呈逆钟向运行，最大向量位于左前方>30°（32°），振幅1.06mV，QRS环的左前面积>总面积的2/3（96%）。T环呈线形，最大向量位于左前方21°，振幅<0.25mV（0.23mV），QRS/T比值>4（4.67）。

右侧面：QRS环起始向量位于前下方呈逆钟向运行，环体呈逆钟向运行，最大向量位于前下方13°，振幅0.59mV。T环最大向量位于前下方53°，振幅<0.20mV（0.13mV），QRS/T比值>4（4.39）。

心电向量图诊断：（1）左中隔支阻滞；（2）心肌缺血。

【心电图特征及诊断】

QRS波群：V_1导联呈rs型，V_2、V_3导联呈Rs型，$R_{V_2}>R_{V_6}$，V_1、V_2导联R/S＞1，Ⅰ、V_5、V_6导联呈qRs型。

心电图诊断：提示左中隔支阻滞。

【解析】

左中隔支阻滞的特征：横面QRS环起始向量位于右前方，呈逆钟向运行，环体呈逆钟向运行，最大向量位于左前方＞30°（32°），左前面积＞总面积的2/3（96%），符合左中隔支阻滞的心电向量图特征。

心肌缺血的特征：3个面的T环均未展开，振幅均分别＜0.25mV和＜0.20mV（额面0.24mV、横面0.23mV、右侧面0.13mV），横面和右侧面的QRS/T比值＞4，符合心肌缺血的心电向量图特征。心电图上ST-T无明显改变，说明心电向量图诊断心肌缺血较心电图敏感。

（潘 登 潘 月 赵 森）

34 左中隔支阻滞

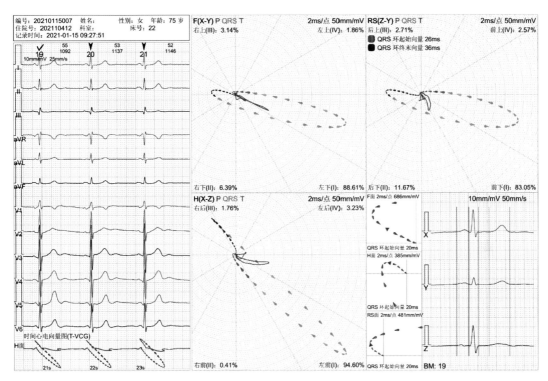

图34-1 十二导联心电图与心电向量图

【临床资料】

患者，女性，75岁。因"心悸、胸闷1个月"就诊。血压155/85mmHg。胸部后前立位摄片示：双肺及心膈未见异常。心脏彩超示：心脏结构未见异常。冠状动脉造影示：冠状动脉未见明显狭窄和闭塞。

临床诊断：（1）高血压病；（2）冠心病。

【心电向量图特征及诊断】

额面：QRS环起始向量位于右上方呈顺钟向运行，环体呈顺钟向运行，最大向量位于左下方14°，振幅1.2mV。T环最大向量位于左下方25°，呈线形，振幅0.38mV。

横面：QRS环起始向量位于右后方呈逆钟向运行，环体呈逆钟向运行，最大向量位于左前方>30°（42°），振幅1.56mV，左前面积>总面积的2/3（95%），终末向量位于右后方-114°，振幅<0.6mV（0.56mV）。T环最大向量位于左前方14°，呈狭长形，振幅0.36mV。

右侧面：QRS环起始向量位于后上方呈顺钟向运行，环体呈顺钟向运行，最大向量位于前下方15°，振幅1.08mV。T环最大向量位于前下方62°，呈短棒形，振幅<0.20mV（0.18mV）。

P环时间＞115ms（128ms）。

心电向量图诊断：（1）房间束传导阻滞；（2）左中隔支阻滞；（3）提示心肌缺血。

【心电图特征及诊断】

P波：时间＞115ms（128ms）。QRS波群：V_1导联呈rs型，V_2~V_6导联呈qRS型，q波极小，V_2导联R/S＞1。ST-T改变不明显。

心电图诊断：提示：（1）房间束传导阻滞；（2）左中隔支阻滞（结合心电向量图诊断）。

【解析】

房间束传导阻滞的特征：本例因存在左中隔支阻滞，考虑心脏传导系统存在传导障碍。P环（波）时间＞115ms（128ms），考虑房间束传导阻滞的可能性大。

左中隔支阻滞的特征：横面QRS环起始向量位于右后方呈逆钟向运行，环体呈逆钟向运行，最大向量位于左前方＞30°（42°），左前面积＞总面积的2/3（95%），终末向量位于右后方–114°，振幅＜0.6mV（0.56mV），符合左中隔支阻滞的心电向量图特征。心电图上，V_1导联呈rs型，V_2~V_6导联呈qRS型，q波极小，V_2导联R/S＞1。左中隔支阻滞的心电图特征不明显，说明心电图在诊断左中隔支阻滞时敏感性差。

左束支分为左中隔支、左前分支及左后分支，正常情况下激动沿三分支几乎同时到达心室，但左中隔支略提前。左前分支激动高位间隔旁区（起始除极向量位于左、前、上方），左后分支激动约从心尖至心底部1/3距离处的后间隔旁区（起始除极向量位于右、后、下方），左中隔支激动室间隔左心室面的中央区（起始除极向量位于右、前、下方），也就是正常人的起始向量方位。左前分支与左后分支除极向量方向相反互相抵消，故正常QRS环的起始向量主要取决于左中隔支的激动，在一般情况下，QRS环的起始向量方位取决于左中隔支所分布的室间隔左侧面中央区的除极方向，它多指向右前方。当左中隔支发生阻滞时，QRS环的起始向量方位取决于左前分支和左后分支的除极的综合向量，如果左前分支的除极向量大于左后分支的除极向量时，起始向量位于左前方。如果左后分支的除极向量大于左前分支的除极向量时，起始向量位于右后方。本例横面QRS环起始向量位于右后方，考虑为左后分支的除极向量大于左前分支的除极向量所致。横面QRS环位于右后方的起始向量，投影在V_2（V_1）~V_4导联上的负侧而形成q波，故部分左中隔分支阻滞的心电图可出现梗死样图形改变，本例与此相符。这在临床上易误诊为前间壁或前壁心肌梗死，故应引起临床医师的注意。

近年来，许多学者发现，病理性Q波作为心肌梗死的诊断指标并非都是完全可靠的。临床与病理资料证明，在胸导联出现异常Q波的病例中，实际上1/3并无心肌梗死。左中隔分支阻滞时起始向量位于后方者，应与前间壁心肌梗死进行鉴别，前间壁心肌梗死时，横面上QRS环40ms的向量和最大向量更趋向后方，环呈逆钟向运行，主环体一般无明显前移。故在V_2（V_1）~V_4导联上出现异常Q波时，建议做心电向量图及其他相关的辅助检查加以鉴别是完全必要的。

心肌缺血的特征：3个面的T环形态异常改变，右侧面T环振幅＜0.20mV（0.18mV），在心电向量图上不能排除心肌缺血的存在。心肌缺血的心电图特征不明显，说明心电图在诊断心肌缺血时敏感性差。

（潘 月 潘 登 赵 森）

35　左前分支阻滞、左中隔支阻滞

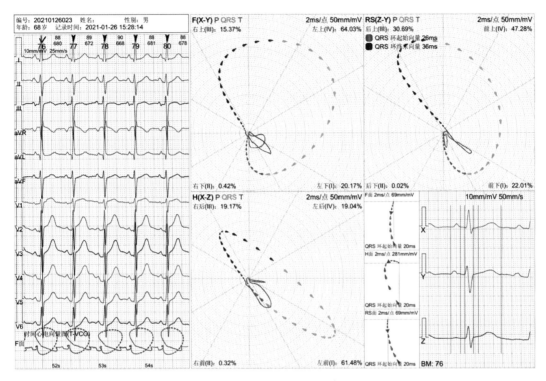

图35-1　十二导联心电图与心电向量图

【临床资料】

患者，男性，68岁。因"近2个月来心慌、气短，活动后加重"就诊。胸部后前立位摄片示：双肺及心膈未见异常。心脏彩超示：心脏结构未见异常。

临床诊断：冠心病。

【心电向量图特征及诊断】

额面：QRS环起始向量位于右下方，环体呈逆钟向运行并向左上方呈扇形展开，左上面积＞总面积的50%（64%），最大向量角度＜10°（-44°），振幅1.1mV。T环最大向量位于左下方43°，振幅0.32mV。

横面：QRS环起始向量位于右前方，环体呈逆钟向运行，最大向量位于左前方＞30°（33°），振幅1.09mV，前向面积62%。T环最大向量位于左前方53°，振幅0.38mV。

右侧面：QRS环起始向量位于前下方，环体呈逆钟向运行，最大向量位于后上方110°，振幅1.01mV。T环最大向量位于前下方35°，振幅0.37mV。

心电向量图诊断：（1）左前分支阻滞；（2）左中隔支阻滞。

【心电图特征及诊断】

QRS波群：心电轴-43°，Ⅰ导联呈qRs型，aVL导联呈qR型，$R_{aVL}>R_I$，Ⅱ、Ⅲ、aVF导联呈rS型，$S_Ⅲ>S_Ⅱ$，aVR导联呈Qr型。V_1导联呈rS型，V_2、V_3导联呈RS型。

心电图诊断：（1）左前分支阻滞；（2）提示左中隔支阻滞（结合心电向量图）。

【解析】

左前分支阻滞的特征：额面QRS环起始向量位于右下方，环体呈逆钟向运行并向左上方呈扇形展开，左上面积＞总面积的50%（64%），最大向量角度<10°（-44°），符合左前分支阻滞的心电向量图特征。

左中隔支阻滞的特征：横面QRS环起始向量位于右前方，环体呈逆钟向运行，最大向量位于左前方＞30°（33°），前向面积62%，符合左中隔支阻滞的心电向量图特征。在心电图上，V_1导联呈rS型，左中隔支阻滞的表现不明显，说明心电图在诊断左中隔支阻滞时敏感性低，也说明了心电向量图在诊断左中隔支阻滞时优于心电图。

（潘　登　潘　月　赵　森）

36　左前分支阻滞、左中隔支阻滞、完全性右束支阻滞

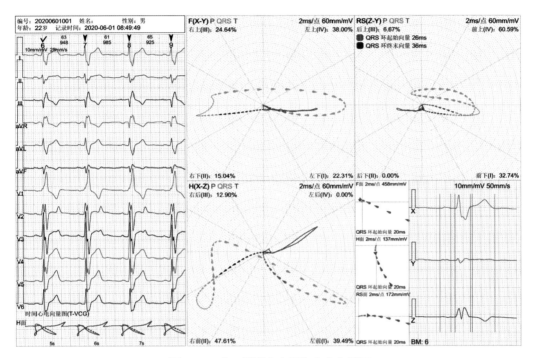

图36-1　十二导联心电图与心电向量图

【临床资料】

患者，男性，22岁。因"心慌、胸闷2个月"就诊。心脏彩超示：心脏结构未见异常。

临床诊断： 心悸待查。

【心电向量图特征及诊断】

额面： QRS环起始向量位于左下方呈逆钟向运行，环体呈逆钟向运行，最大向量位于左下方1°，振幅0.76mV，终末向量位于右下方174°，振幅0.73mV，终末部传导延缓，左上面积＜总面积的50%（38%）。T环最大向量位于左下方3°，振幅0.48mV。

横面： QRS环起始向量位于左前方呈逆钟向运行，环体呈逆钟向运行，最大向量位于左前方＞30°（32°），振幅0.9mV，终末部在右前方形成缓慢扭曲的附加环（78ms），左前面积40%。T环最大向量位于左后方–26°，振幅0.54mV。

右侧面： QRS环起始向量位于前下方，环体呈扭曲形运行，最大向量位于前下方7°，振幅0.53mV，终末部传导延缓。T环最大向量位于后下方174°，振幅0.24mV。

P环时间＞115ms（122ms），QRS环时间＞120ms（170ms）。

心电向量图诊断：（1）房间束传导阻滞；（2）左前分支阻滞；（3）完全性右束支阻滞合并左中隔支阻滞。

【心电图特征及诊断】

P波：时间＞115ms（122ms）。QRS波群：时间＞120ms（170ms），心电轴163°，Ⅰ、aVL导联呈rS型，S波宽钝，Ⅱ导联呈rs型，S波宽钝，Ⅲ、aVR导联呈QR型，R波宽钝，aVF导联呈rsr′型，r′波宽钝，V₁导联呈R型，V₂~V₆导联呈RS型，S波宽钝。

心电图诊断：（1）房间束传导阻滞；（2）完全性右束支阻滞伴心电轴右偏。

【解析】

房间束传导阻滞的特征：本例因存在多束支阻滞，考虑心脏传导系统存在传导障碍。P波时间＞115ms（122ms），考虑房间束传导阻滞的可能性大。

左前分支阻滞、左中隔支阻滞及完全性右束支阻滞的特征：额面QRS环位于左上象限的面积＜总面积的50%（38%），左上象限的面积未达到左前分支阻滞的诊断标准。横面QRS环位于左前象限的面积40%，左前象限的面积亦未达到左中隔支阻滞的诊断标准，考虑以上原因，应与完全性右束支阻滞位于右前下的终末部附加环振幅增大有关。QRS环终末向量向右前下增大，致QRS环向左前上的向量减小，这是由于右束支分布在右心室，而左后分支分布在左心室的右后下部，如果右束支、左前分支及左中隔支同时发生阻滞，激动由房室束下传时，只能通过左后分支传导，而右束支、左前分支及左中隔支所支配的心肌除极时失去了对侧拮抗的向量，使心室除极向右的向量增大而向左的向量减少。束支或分支传导阻滞时，左右心室为顺序激动而不是同时激动，导致向量（或电轴）向传导障碍的方向偏移。例如：左束支阻滞时偏向左后方，右束支阻滞时偏向右前方，左前分支阻滞时偏向左上方，左后分支阻滞时偏向右下方。由于是顺序激动，环的总时限一般较正常传导的时间延长。

多束支阻滞在临床上并不少见，在多数情况下，多束支阻滞在心电向量图上的表现可同时存在。多束支阻滞时，某一束支阻滞图形并不能完全掩盖另一束支阻滞图形，因多束支阻滞的向量可互相拮抗，可使某一束支阻滞图形的特征表现不够典型，给诊断带来一定困难。部分多束支阻滞在心电向量图上的诊断绝不是简单的诊断标准相加，其所引起QRS环的瞬间综合向量的变化较为复杂。在此种情况下，多束支阻滞的准确判别比较困难，易引起漏判和误判，应引起临床医师的重视。

心电图上心电轴右偏，考虑与额面QRS环终末向右下向量增大有关，结合心电向量图考虑心电轴为假性右偏，肢体导联图形既不符合左后分支阻滞的图形改变，也不符合左前分支阻滞的图形改变。V₁导联呈R型，不是经典的完全性右束支阻滞图形（rRS′型），一般在完全性右束支阻滞时，如果V₁导联呈R型时，临床医师应建议做心电向量图检查，以明确是否存在左中隔支阻滞。本例说明心电向量图在诊断和鉴别诊断多束支阻滞中较心电图优势明显，心电图医师应熟悉多束支阻滞的心电向量图特征，增强识别和鉴别能力，避免误诊和漏诊。

（潘 月 潘 登 赵 森）

37 左前分支阻滞、左中隔支阻滞、完全性右束支阻滞

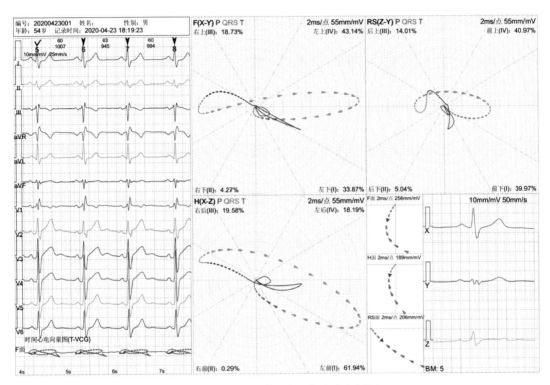

图37-1　十二导联心电图与心电向量图

【临床资料】

患者，男性，54岁。因"心慌、心前区不适1周"就诊。心脏彩超示：心脏结构未见异常。冠脉造影示：左前降支（LAD）近段弥漫性狭窄约70%。

临床诊断：冠心病。

【心电向量图特征及诊断】

额面：QRS环起始向量位于右下方，环体呈"8"字形运行，主环体呈逆钟向运行，左上面积43%，最大向量位于左上方-3°，振幅1.01mV，终末向量位于右下方172°，振幅0.52mV，终末部传导延缓。T环最大向量位于左下方27°，振幅0.49mV。

横面：QRS环起始向量位于右前方，环体呈逆钟向运行，最大向量位于左前方22°，振幅1.08mV，左前面积62%，终末向量位于右后方<-150°（-161°），振幅0.55mV，终末部传导延缓（50ms）。T环最大向量位于左前方5°，振幅0.44mV。

右侧面：QRS环起始向量位于前下方，环体呈逆钟向运行，最大向量位于前下方

6°，振幅0.46mV，终末部传导延缓。T环最大向量位于前下方79°，振幅0.22mV。

P环时间＞115ms（122ms），QRS环时间＞120ms（130ms）。

心电向量图诊断：（1）房间束传导阻滞；（2）左前分支阻滞；（3）左中隔支阻滞；（4）完全性右束支阻滞。

【心电图特征及诊断】

P波时间＞115ms（122ms）。QRS波群：时间＞120ms（130ms），心电轴-17°，Ⅰ、aVL导联呈qRs型，Ⅱ导联呈rs型，aVF导联呈rsr′s′型，V$_1$、Ⅲ导联呈rsr′型，V$_2$、V$_3$导联呈Rs型，S波宽钝，Ⅰ、aVL、V$_5$、V$_6$导联S波宽钝。

心电图诊断：（1）房间束传导阻滞；（2）完全性右束支阻滞。

【解析】

房间束传导阻滞的特征：患者存在三束支阻滞，考虑心脏传导系统存在传导障碍。P波时间＞115ms（122ms），考虑房间束传导阻滞的可能性大。

左前分支阻滞合并左中隔支阻滞的特征：额面QRS环起始向量位于右下方，主环体呈逆钟向运行，左上面积43%，最大向量位于左上方＜10°（-3°），符合左前分支阻滞的心电向量图特征。在心电图上，心电轴-17°，Ⅱ导联呈rs型，左前分支阻滞的特征不明显。横面QRS环起始向量位于右前方，振幅较小，环体呈逆钟向运行，左前面积62%，最大向量位于左前方22°，符合左中隔支阻滞的心电向量图特征。在心电图上，左中隔支阻滞的特征不明显。以上说明心电向量图在诊断左前分支阻滞合并左中隔支阻滞时优于心电图，心电图在诊断左前分支阻滞或左中隔支阻滞时敏感性差。

完全性右束支阻滞的特征：横面QRS环起始向量位于右前方，环体呈逆钟向运行，最大向量位于左前方22°，QRS环时间＞120ms（130ms）。本例终末部虽然在右前方无缓慢扭曲的附加环，但是终末向量位于右后方＜-150°（-161°），终末部传导延缓（50ms），符合完全性右束支阻滞的心电向量图特征。

（潘　登　潘　月　赵　森）

38 左前分支阻滞、左中隔支阻滞、完全性右束支阻滞

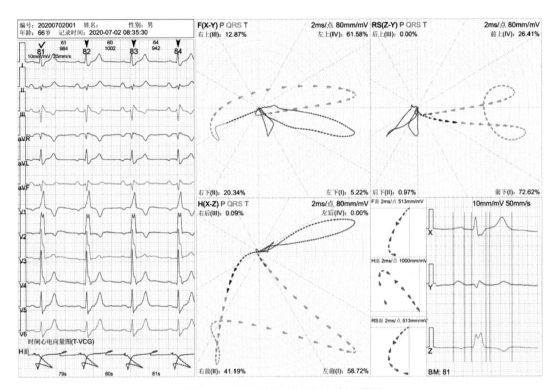

图38-1 十二导联心电图与心电向量图

【临床资料】

患者，男性，66岁。因"心慌、胸闷、心前区不适半年余，加重1个月"就诊。心脏彩超示：心脏结构未见异常。冠脉造影示：冠状动脉未见明显狭窄及闭塞。

临床诊断：冠心病。

【心电向量图特征及诊断】

额面：QRS环起始向量位于右下方，环体呈逆钟向运行并向左上方展开，左上面积＞总面积的50%（62%），最大向量位于左上方＜10°（-8°），振幅0.64mV，终末向量位于右下方144°，振幅0.35mV，终末部传导延缓。T环最大向量位于左下方15°，振幅0.65mV。

横面：QRS环起始向量位于右后方，环体呈扭曲"8"字运行，离心支呈逆钟向运行，归心支呈顺钟向运行，最大向量位于左前方＞45°（46°），振幅0.91mV，左前面积59%，终末部在右前方形成缓慢扭曲的附加环（76ms），环体大部分位于前方。T环最大

向量位于左后方-17°，振幅0.66mV。

右侧面：QRS环起始向量位于后下方，环体呈扭曲形运行，最大向量位于前下方13°，振幅0.75mV，终末部传导延缓。T环位于后下方138°，振幅0.28mV。

P环时间＞115ms（126ms），QRS环时间＞120ms（159ms）。

心电向量图诊断：（1）房间束传导阻滞；（2）左前分支阻滞；（3）左中隔支阻滞；（4）完全性右束支阻滞。

【心电图特征及诊断】

P波：时间＞115ms（126ms）。QRS波群：时间＞120ms（159ms），心电轴73°，Ⅰ、aVL、V_2~V_5导联呈qRs型，Ⅱ、aVF导联呈rsr′型，Ⅲ导联呈rSr′型，V_1导联呈R型，V_5导联呈Rs型，Ⅰ、aVL、V_5、V_6导联S波宽钝。

心电图诊断：（1）房间束传导阻滞；（2）提示左中隔支阻滞；（3）完全性右束支阻滞。

【解析】

房间束传导阻滞的特征： 因存在多束支阻滞，考虑心脏传导系统存在传导障碍。P环时间＞115ms（126ms），考虑房间束传导阻滞的可能性大。

左前分支、左中隔支阻滞合并完全性右束支阻滞的特征：额面QRS环起始向量位于右下方，环体呈逆钟向运行并向左上方展开，左上面积＞总面积的50%（62%），最大向量位于左上方＜10°（-8°），符合左前分支阻滞的心电向量图特征。横面QRS环起始向量位于右后方，环体呈扭曲双"8"字运行，离心支呈逆钟向运行，归心支呈顺钟向运行，最大向量位于左前方＞45°（46°），左前面积59%，终末部在右前方形成缓慢扭曲的附加环（76ms），T环位于左后方-17°，符合完全性右束支阻滞伴左中隔支阻滞的心电向量图特征。心室开始除极时，左束支的3个分支几乎同时激动，左前上分支激动高位前间隔旁区，除极向量指向左、前、上。左后下分支激动从心尖至心底部1/3距离处的后间隔旁区，除极向量指向右、后、下。两者除极向量方向相反，互相抵消，故在一般情况下，QRS环的起始向量方位取决于左中隔支所支配的室间隔左侧面中央区的除极方向，其指向右前方。当左前分支及左中隔支同时阻滞时，起始左、前、上和右前的向量均消失，起始向量的方向将取决于左后分支的除极向量，其位于右、后、下方。投影在V_2（V_1）~V_4导联上的负侧，在V_2（V_1）~V_4导联上可形成q波。故部分左前分支阻滞合并左中隔支阻滞的心电图可出现梗死样图形，本例与此相符。这在临床上易误诊为前间壁心肌梗死，应引起临床医师的注意。

近年来，许多学者发现，异常Q波被作为心肌梗死的诊断指标并非都是完全可靠的。临床及病理资料证明，在V_1~V_4导联出现异常Q波的病例中，实际上1/3的患者并无前间壁或前壁心肌梗死。左前分支阻滞合并左中隔支阻滞时起始向量位于后方者，应与前间壁心肌梗死进行鉴别。前间壁心肌梗死时，横面QRS环起始部常出现蚀缺，最大向量多向左后方偏移。在V_1~V_4导联上出现异常Q波时，建议做1份心电向量图及其他相关的辅助检查，加以鉴别是完全必要的。

在心电图上，心电轴73°，左前分支阻滞的心电图特征不明显，说明心电图在诊断左前分支阻滞时敏感差。

酷似完全性右束支阻滞合并右心室肥大的心电向量图特征：横面QRS环起始向量位于右后方，环体呈扭曲"8"字运行，离心支呈逆钟向运行，归心支呈顺钟向运行，最大向量位于左前方>45°（46°），振幅0.91mV，左前面积59%，终末部在右前方形成缓慢扭曲的附加环（76ms），环体大部分位于前方，QRS环时间159ms。酷似完全性右束支阻滞合并右心室肥大的心电向量图特征，但心脏彩超不支持右心室肥大的存在。因其存在完全性右束支阻滞合并左前分支阻滞，故考虑左中隔支阻滞的可能性大，而非B型右心室肥大。

（潘 登 潘 月 赵 森）

39 左中隔支阻滞合并左前分支阻滞

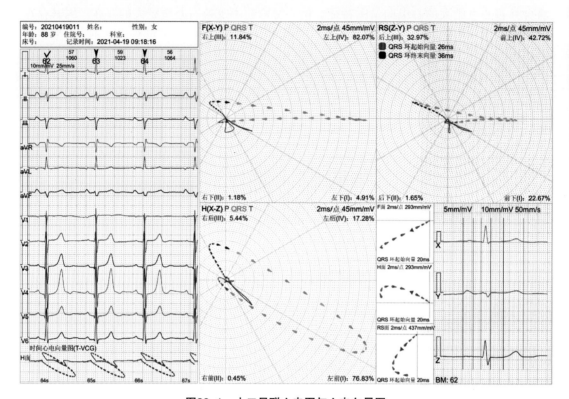

图39-1 十二导联心电图与心电向量图

【临床资料】

患者，女性，88岁。因"心悸、胸闷1月余"就诊。血压175/105mmHg。胸部后前立位摄片示：双肺及心膈未见异常。心脏彩超示：心脏结构未见明显异常。冠状动脉造影示：冠状动脉未见明显狭窄和闭塞。

临床诊断：冠心病。

【心电向量图特征及诊断】

额面：QRS环起始向量位于右下方呈逆钟向运行，环体呈逆钟向运行，左上面积＞总面积的50%（82%），最大向量位于左下方＜10°（2°），振幅1.64mV。T环最大向量位于左下方25°，呈线形，振幅0.34mV。

横面：QRS环起始向量位于右后方，环体呈逆钟向运行，最大向量位于左前方26°，振幅1.81mV，左前面积＞总面积的2/3（77%）。终末向量位于右后方-117°，振幅＜0.6mV（0.46mV）。T环最大向量位于左前方43°，呈线形，振幅0.41mV。

右侧面：QRS环起始向量位于后下方呈逆钟向运行，环体呈逆钟向运行，最大向量位于前下方1°，振幅0.82mV。T环最大向量位于前下方27°，呈线型，振幅0.32mV。

空间QRS环最大向量振幅1.81mV。

心电向量图诊断：（1）左前分支阻滞；（2）左中隔支阻滞；（3）提示心肌缺血。

【心电图特征及诊断】

QRS波群：心电轴−25°，Ⅰ、aVL、V₅~V₆导联呈qRs型，Ⅱ、Ⅲ、aVF导联呈rs型，S_Ⅲ>S_Ⅱ，aVR导联呈Qr型，V₁导联呈rs型，V₂~V₄导联呈qRS型，V₂、V₃导联的q波极小，部分导联T波改变。

心电图诊断：（1）提示左前分支阻滞（结合心电向量图诊断）；（2）提示左中隔支阻滞（结合心电向量图诊断）；（3）提示心肌缺血。

【解析】

左中隔支阻滞合并左前分支阻滞的特征：额面QRS环呈逆钟向运行，左上面积>总面积的50%（82%），最大向量位于左下方<10°（2°），符合左前分支阻滞的心电向量图特征。横面QRS环起始向量位于右后方，环体呈逆钟向运行，最大向量位于左前方26°，左前面积>总面积2/3（77%），终末向量位于右后方−117°，振幅<1mV（0.46mV），符合左中隔支阻滞的心电向量图特征。心电向量图上符合左中隔支阻滞合并左前分支阻滞的特征。心电图上，心电轴−25°，Ⅰ、aVL、V₅~V₆导联呈qRs型，Ⅱ、Ⅲ、aVF导联呈rs型，S_Ⅲ>S_Ⅱ，aVR导联呈Qr型，V₁导联呈rs型，V₂~V₄导联呈qRS型。在心电图上，左前分支阻滞和左中隔支阻滞的特征均不明显，说明心电图在诊断左前分支阻滞合并左中隔支阻滞时敏感性差。

左束支分为左中隔支、左前分支及左后分支，正常情况下激动沿三分支几乎同时到达心室，但左中隔支略提前。左前分支激动高位间隔旁区（起始除极向量位于左、前、上方），左后分支激动约从心尖至心底部1/3距离处的后间隔旁区（起始除极向量位于右、后、下方），左中隔支激动室间隔左心室面的中央区（起始除极向量位于右、前、下方），也就是正常人的起始向量方位。左前分支与左后分支除极向量方向相反互相抵消，故正常QRS环的起始向量主要取决于左中隔支的激动，在一般情况下，QRS环的起始向量方位取决于左中隔支所分布的室间隔左侧面中央区的除极方向，它多指向右前方。当左前分支和左中隔支同时阻滞时，起始左前及右前的向量均消失，起始向量的方向将取决于左后分支的除极向量，其起始向量指向右后方。横面QRS环位于右后方的起始向量，投影在V₂（V₁）~V₄导联上的负侧而形成q波。故部分左前分支合并左中隔分支阻滞的心电图可出现梗死样图形改变，本例与此相符。这在临床上易误诊前间壁或前壁心肌梗死，故应引起临床医师的注意。

近年来，许多学者发现，病理性Q波作为心肌梗死的诊断指标并非都是完全可靠的。临床与病理资料证明，在胸导联出现异常Q波的病例中，实际上1/3并无心肌梗死。左前分支合并左中隔分支阻滞时起始向量位于后方者，应与前间壁心肌梗死进行鉴别，前间壁心肌梗死时，额面上QRS环无明显改变，横面上QRS环40ms的向量和最大向量更趋向后方，环体呈逆钟向运行，主环体一般无明显前移。故在V₂（V₁）~V₄导联上出现异常Q波时，建议做心电向量图及其他相关的辅助检查加以鉴别是完全必要的。

心肌缺血的特征：在心电向量图上，3个面的T环形态均呈线形。在心电图上，部分导联T波振幅偏高及部分导联T波双支对称。在心电向量图和心电图上，不能排外心肌缺血的存在。

（潘　登　潘　月　赵　森）

40 完全性右束支阻滞Ⅰ型合并左中隔支阻滞、左前分支阻滞

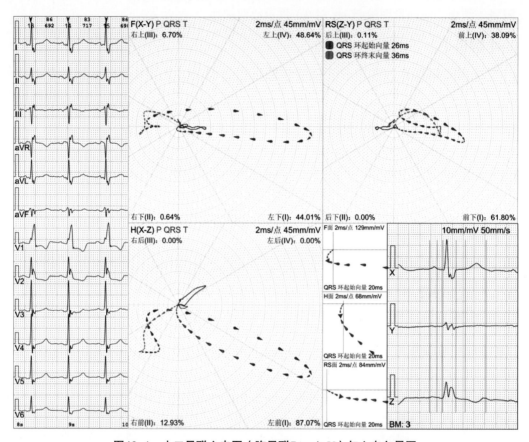

图40-1 十二导联心电图（胸导联5mm/mV）与心电向量图

【临床资料】

患者，女性，71岁。因"反复左膝部肿痛、活动受限2年，加重半月"入骨科住院治疗。否认既往高血压、糖尿病、冠心病、心肌梗死病史。心脏超声检查提示：（1）主动脉瓣反流（轻度）；（2）二尖瓣反流（少量）；（3）左心室舒张功能降低。

临床诊断：左膝关节骨性关节病。

【心电向量图特征及诊断】

额面：QRS环起始向量位于右下方，起始向右运行时间<20ms（12ms），环体呈逆钟向运行并向左上展开，左上面积49%，最大向量位于左下方<10°（4°），振幅1.36mV，终末部扭曲伴传导延缓>35ms。T环呈顺钟向运行，最大向量位于左下方3°，

振幅0.28mV，QRS/T比值＞4（4.79），长/宽比值8.48。

横面：QRS环起始向量位于右前方，起始向右运行时间＜20ms（12ms），环体呈逆钟向运行，最大向量位于左前方27°，振幅1.53mV，左前面积＞总面积的2/3（87%），终末部传导延缓，时间＞35ms，于右前方形成缓慢扭曲的附加环。T环呈顺钟向运行，最大向量位于右后方–34°，振幅0.34mV，QRS/T比值＞4（4.47），长/宽比值4.43。

右侧面：QRS环起始向量位于前下方，环体呈扭曲"8"字形运行，最大向量位于前下方11°，振幅0.74mV，终末部运行缓慢，时间＞35ms。T环呈逆钟向运行，最大向量位于后下方175°，振幅＜0.20mV（0.19mV），QRS/T比值3.84，长/宽比值5.11。

QRS环时间＞120ms（132ms）。

心电向量图诊断：（1）完全性右束支阻滞Ⅰ型；（2）左前分支阻滞；（3）左中隔支阻滞。

【心电图特征及诊断】

QRS波群：心电轴13°，时间＞120ms（132ms），V_1导联呈增宽伴切迹的R型，Ⅰ、Ⅱ、aVL、V_4~V_6导联S波增宽＞40ms（50ms）。ST段：V_1、V_2导联下移0.1~0.15mV。T波：V_1~V_3导联低平、倒置。

心电图诊断：（1）窦性心律；（2）完全性右束支阻滞。

【解析】

完全性右束支传导阻滞Ⅰ型的特征：额面、横面和右侧面QRS环终末部扭曲，泪点密集，传导延缓，时间＞35ms，横面QRS环起始向量位于右前方，环体呈逆钟向运行，终末部运行缓慢，于右前方形成缓慢扭曲的附加环，符合Ⅰ型完全性右束支阻滞的特征。

左中隔支阻滞的特征：横面QRS环起始向量位于右前方，起始向右运行时间＜20ms（12ms），环体呈逆钟向运行，最大向量位于左前方27°，左前面积＞总面积的2/3（87%），结合患者年龄，考虑左中隔支阻滞。在心电图上，V_1导联呈增宽伴切迹的R型，不能完全排除左中隔支阻滞的存在。在心电图呈完全性右束支阻滞，V_1导联呈增宽的R型时，建议心电向量图检查，排除一下左中隔支阻滞的存在是完全有必要的。

左前分支阻滞的特征：额面QRS环起始向量位于右下方，环体呈逆钟向运行并向左上方展开，左上面积49%，未达诊断标准，考虑因右束支阻滞向右面积增大致左前面积相对减少。最大向量位于左下方＜10°（4°），结合患者年龄，考虑左前分支阻滞。

患者心电图上左中隔支阻滞、左前分支阻滞的特征不明显，但心电向量图上符合完全性右束支阻滞Ⅰ型合并左前分支阻滞、左中隔支阻滞的特征，说明心电向量图在诊断室内多支阻滞时敏感性更好，可减少漏诊。

（李　娟）

41 左中隔支阻滞合并左前分支阻滞

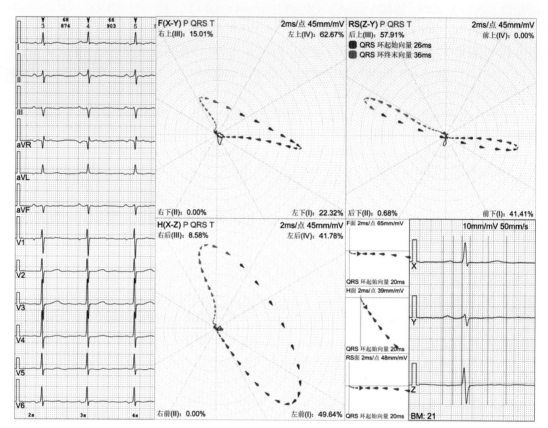

图41-1 十二导联心电图（V₂~V₅导联5mm/mV）与心电向量图

【临床资料】

患者，女性，64岁。因"直肠肿物切除吻合术、回肠造瘘术后7月余"入肛肠科住院治疗。既往有高血压病史8年余，否认冠心病、心肌梗死、糖尿病病史。心脏超声检查提示：左室舒张功能降低。

临床诊断：（1）直肠恶性肿瘤（0期）；（2）回肠造口状态；（3）高血压病2级，高危组。

【心电向量图特征及诊断】

额面： QRS环起始向量位于左下方，环体呈逆钟向运行并向左上方展开，左上面积＞总面积的50%（63%），最大向量位于左下方＜10°（9°），振幅0.9mV。T环呈顺钟向运行，最大向量位于左下方17°，振幅＜0.25mV（0.07mV），QRS/T比值＞4（13.74），长/宽比值＜2.5（1.56）。

横面： QRS环起始向量位于左前方，环体呈逆钟向运行，最大向量位于左前方

>30°（41°），振幅1.11mV，左前面积50%。T环呈顺钟向运行，最大向量位于左前方13°，振幅<0.25mV（0.06mV），QRS/T比值>4（17.34），长/宽比值<2.5（2.35）。

右侧面：QRS环起始向量位于前下方，环体呈顺钟向运行，最大向量位于后上方-156°，振幅0.93mV。T环呈逆钟向运行，最大向量位于前下方56°，振幅<0.20mV（0.03mV），QRS/T比值>4（28.28），长/宽比值<2.5（1.0）。

空间QRS环最大向量振幅1.12mV。

心电向量图诊断：（1）左中隔支阻滞；（2）左前分支阻滞；（3）心肌缺血。

【心电图特征及诊断】

QRS波群：心电轴-36°，$S_{III}>S_{II}$，V_2、V_3导联呈Rs型，R/S≥1。T波：I、aVL、V_4~V_6导联低平。

心电图诊断：（1）窦性心律；（2）心电轴左偏；（3）逆钟向转位；（4）T波低平。

【解析】

左中隔支阻滞的特征：横面QRS环起始向量位于左前方，环体呈逆钟向运行，最大向量位于左前方>30°（41°），左前面积50%，结合患者年龄及高血压病史，考虑左中隔支阻滞。

左前分支阻滞的特征：额面QRS环起始向量位于左下方，环体呈逆钟向运行并向左上方展开，左上面积>50%（63%），最大向量位于左下方<10°（9°），符合左前分支阻滞的特征。

T向量环异常的特征：3个面T环与QRS环运行方向相反，3个面的T环短小均未展开，最大向量振幅均降低，QRS/T比值>4，长/宽比值<2.5，结合临床，提示心肌缺血。

（李　娟）

42 间歇性完全性右束支阻滞、左前分支阻滞合并左中隔支阻滞

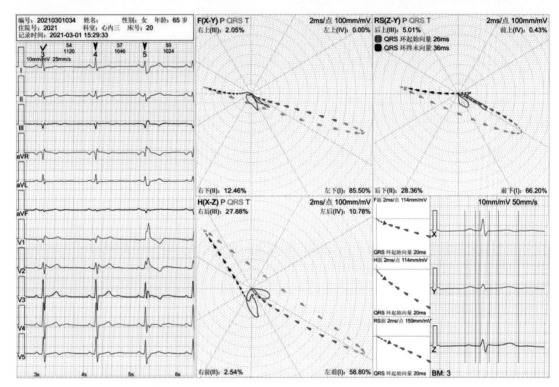

图42-1 十二导联心电图与心电向量图（不完全性右束支阻滞、心肌缺血）

【临床资料】

患者，女性，65岁。因"心慌、胸闷1月余"就诊。心脏彩超示：心脏结构未见异常。冠脉造影示：冠状动脉未见明显狭窄及闭塞。

临床诊断：冠心病。

【心电向量图特征及诊断】

图42-1示：

额面：QRS环起始向量位于左下方，环体呈顺钟向运行，最大向量位于左下方19°，振幅0.64mV。T环最大向量位于左下方75°，振幅<0.25mV（0.09mV）。

横面：QRS环起始向量位于左前方，环体呈逆钟向运行，最大向量位于左前方29°，振幅0.7mV，左前面积59%，终末向量位于右后方-129°，运行缓慢，时间>35ms（40ms），振幅<0.6mV（0.4mV），终末部在右前方形成一个较小的附加环。T环最大向量位于左前方81°，振幅<0.25mV（0.14mV）。

右侧面：QRS环起始向量位于前下方，最大向量位于前下方31°，环体呈顺钟向运行，振幅0.41mV。T环位于前下方31°，振幅＜0.20mV（0.16mV）。

QRS环时间110ms。

心电向量图诊断：（1）左中隔支阻滞；（2）不完全性右束支阻滞；（3）心肌缺血。

【心电图特征及诊断】

QRS波群：心电轴-3°，Ⅰ、Ⅱ、aVL、aVF导联呈rs型，Ⅲ、aVR导联呈qr型，V₁导联呈qr型，V₂导联呈rsr′型，V₃、V₄导联呈RS型，V₅导联呈Rs型。T波：肢导联及V₅导联低平。

QRS波时间＜120ms（110ms）。

心电图诊断：（1）不完全性右束支阻滞；（2）心肌缺血。

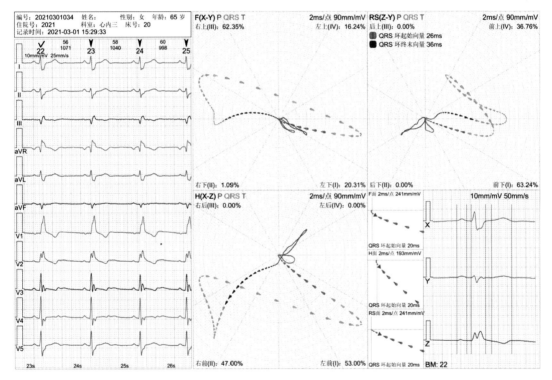

图42-2　十二导联心电图及心电向量图（间歇性完全性右束支阻滞、左前分支阻滞合并左中隔支阻滞）

【心电向量图特征及诊断】

图42-2示：

额面：QRS环起始向量位于左下方，环体呈逆钟向运行，位于左上象限的面积16%，最大向量（终末向量）位于右上方-153°，振幅0.52mV，R向量位于左下方11°，振幅0.56mV，终末部传导延缓。T环最大向量位于左下方29°，振幅＜0.25mV（0.19mV）。

横面：QRS环起始向量位于左前方，环体呈"8"字形运行，主环体呈顺钟向运行，最大向量位于左前方＞30°（39°），振幅0.63mV，位于左前象限的面积53%，终末部在右前方形成缓慢扭曲的附加环（94ms）。T环最大向量位于左后方–37°，振幅0.62mV。

右侧面：QRS环起始向量位于前下方，最大向量位于前下方0°，呈扭曲"8"字形运行，振幅0.48mV。T环最大向量位于后下方147°，振幅<0.20mV（0.17mV）。

QRS环时间>120ms（154ms）。

心电向量图诊断：（1）左前分支阻滞；（2）左中隔支阻滞；（3）完全性右束支阻滞；（4）间歇性三分支阻滞（完全性右束支阻滞伴左前分支阻滞及左中隔支阻滞）。

【心电图特征与诊断】

QRS波群：心电轴–153°，Ⅰ、Ⅱ、aVL、aVF导联呈rs型，S波宽钝，Ⅲ、aVR导联呈qr型，r波宽钝，V_1导联呈qR型，V_2导联呈M型，V_3导联呈Rsr's'型，V_4、V_5导联呈Rs型。

QRS波时间>120ms（154ms）。

心电图诊断：间歇性右束支阻滞伴左前分支阻滞及左中隔支阻滞（结合心电向量图诊断）。

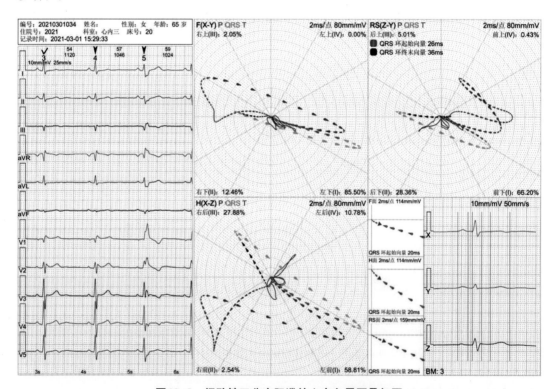

图42-3 间歇性三分支阻滞的心电向量图叠加图

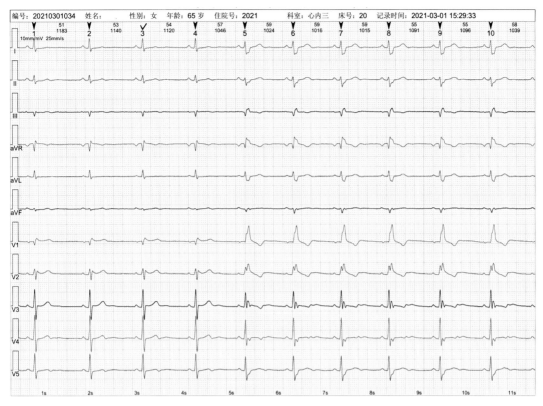

图42-4 间歇性三分支阻滞的心电图（结合心电向量图诊断）

【解析】

左中隔支阻滞合并不完全性右束支阻滞的特征（图42-1）：横面QRS环起始向量位于左前方，环体呈逆钟向运行，最大向量位于左前方29°，振幅0.7mV，左前面积59%，终末向量位于右后方-129°，运行缓慢，时间>35ms（40ms），振幅<0.6mV（0.4mV），终末部在右前方形成一个较小的附加环，QRS波时间<120ms（110ms），符合左中隔支阻滞合并不完全性右束支阻滞的心电向量图特征。

左前分支阻滞、左中隔支阻滞及完全性右束支阻滞的特征（图42-2）：额面QRS环起始向量位于左下方，环体呈逆钟向运行，位于左上面积16%，最大向量（终末向量）位于右上方-153°，振幅0.52mV，R向量位于左下方11°，振幅0.56mV，终末部传导延缓，符合左前分支阻滞的心电向量图特征。横面QRS环起始向量位于左前方，环体呈"8"字形运行，主环体呈顺钟向运行，最大向量位于左前方>30°（39°），振幅0.63mV，左前面积53%，终末部在右前方形成缓慢扭曲的附加环（94ms）；T环位于左后方-37°，振幅0.62mV。符合完全性右束支阻滞伴左中隔支阻滞的心电向量图特征。

图42-1额面QRS环起始向量位于左下方，环体呈顺钟向运行，最大向量位于左下方19°，位于左上面积为0。图42-2额面QRS环起始向量位于左下方，环体呈逆钟向运行，位于左上面积16%，R向量位于左下方11°，较图42-1上移8°。图42-2符合左前分支阻滞的心电向量图特征。在心电图上，图42-1（窄QRS波群）心电轴-3°，图42-2（宽QRS波群）心电轴-153°，符合间歇性左前分支阻滞的心电图特征。

　　心肌缺血的特征：图42-3开启了立体心电图仪的叠加功能，图中共有2个心搏的环体（包括P环、QRS环、T环）叠加。彩色环体（不完全性右束支阻滞）：横面T环位于左前方＞60°（81°），振幅＜0.25mV（0.14mV）。红色环体（完全性右束支阻滞）：横面T环位于左后方−37°，振幅0.62mV。红色环体和彩色环体的T环的形态、大小及方位均明显不同，说明在完全性右束支阻滞时，在心电向量图和心电图上均可掩盖心肌缺血的表现。

　　间歇性三分支阻滞的特征（图42-4）：窦性心律，RR间期均齐，PR间期均为154ms，不完全性右束支阻滞与完全性右束支阻滞间歇出现，考虑间歇性三分支阻滞（完全性右束支阻滞伴左前分支阻滞及左中隔支阻滞）。

　　酷似完全性右束支阻滞合并右心室肥大的心电向量图特征：图42-3开启了立体心电图仪的叠加功能，图中共有2个心搏的环体（包括P环、QRS环、T环）叠加，红色QRS环为完全性右束支阻滞，横面QRS环呈顺钟向运行，环体大部分位于前方，QRS环时间154ms，酷似完全性右束支阻滞合并右心室肥大的心电向量图特征，但完全性右束支阻滞消失后无右心室肥大的特征（彩色环体），心脏彩超也不支持右心室肥大。横面QRS环主环体呈顺钟向运行，最大向量位于左前方＞30°（39°），左前面积53%。因其存在完全性右束支阻滞合并左前分支阻滞，故考虑左中隔支阻滞的可能性大，而非B型右心室肥大。

（潘　登　潘　月　赵　森）

43　完全性右束支阻滞Ⅰ型、左前分支阻滞

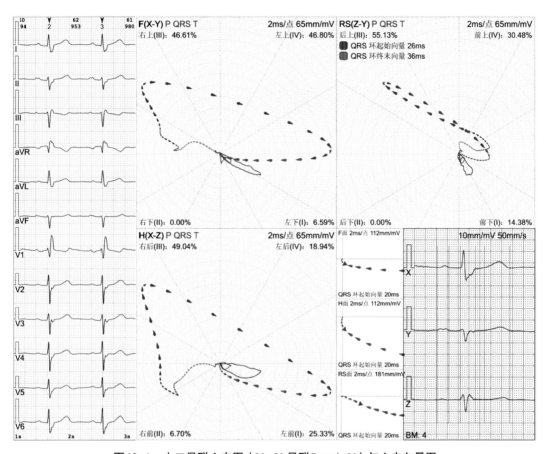

图43-1　十二导联心电图（V₂~V₅导联5mm/mV）与心电向量图

【临床资料】

患者，女性，78岁。因"血糖升高40余年"入院。既往有高血压病史5年余。心脏超声：心脏结构未见异常，左心室舒张功能减低。

临床诊断：（1）2型糖尿病；（2）高血压病。

【心电向量图特征及诊断】

额面： QRS环起始向量位于左下方，环体呈逆钟向运行，最大向量位于左上方-2°，振幅0.77mV，左上面积47%，终末部位于右上方传导延缓，时间＞35ms。T环呈顺钟向运行，最大向量位于左下方27°，振幅0.31mV。

横面： QRS环起始向量位于左前方，环体呈逆钟向运行，最大向量位于左前方14°，振幅0.79mV，终末部在右前方形成运行缓慢扭曲的附加环，时间＞35ms。T环呈顺钟向运行，最大向量位于左前方10°，振幅0.28mV。

右侧面：QRS环起始向量位于前下方，环体呈"8"字形运行，最大向量位于后上方-138°，振幅0.72mV，终末部传导延缓，时间>35ms。

QRS环运行时间>120ms（140ms）。空间QRS环最大向量振幅0.89mV。

心电向量图诊断：（1）完全性右束支阻滞Ⅰ型；（2）左前分支阻滞；（3）T环异常。

【心电图特征及诊断】

QRS波群：心电轴-102°，QRS波时间>120ms（140ms），V_1导联呈rsR′型，Ⅰ、aVL、V_5、V_6导联呈qRs型、rs型和RS型，S波增宽，Ⅱ、Ⅲ、aVF呈rSr′型，$S_Ⅲ > S_Ⅱ$。

心电图诊断：（1）窦性心律；（2）完全性右束支阻滞；（3）左前分支阻滞。

【解析】

完全性右束支阻滞Ⅰ型的特征： QRS环运行时间延长，>120ms（140ms），QRS环前60ms向量的运行方向和方位均正常，3个面QRS环终末部运行缓慢，时间>35ms，横面QRS环呈逆钟向运行，终末部在右前方形成运行缓慢扭曲的附加环，符合Ⅰ型完全性右束支阻滞的心电向量图特征。心电图QRS波时间>120ms（140ms），V_1导联呈rsR′型，Ⅰ、aVL、V_5、V_6导联呈qRs型、rs型和RS型，S波增宽，符合完全性右束支阻滞的心电图特征。

左前分支阻滞的特征： 额面QRS环呈逆钟向运行，最大向量角度<10°（-2°），环体向左上象限展开，符合左前分支阻滞的心电向量图特征。心电向量图左上面积47%，未达到诊断标准（50%），考虑与合并右束支阻滞使40ms以后的除极向量向右偏移，致左上面积相对减少有关，体现了心电向量各方向之间的相互影响。心电图上心电轴-102°，Ⅱ、Ⅲ、aVF导联呈rSr′型，$S_Ⅲ > S_Ⅱ$，符合左前分支阻滞的心电图特征，结合临床资料及心电图改变，支持左前分支阻滞的诊断。

右束支与左前分支解剖位置相近，均位于室间隔中部，共同接受左冠状动脉前降支供血，容易同时受损发生阻滞。

（龙佑玲　苏　勇）

44　完全性右束支阻滞Ⅰ型合并左前分支阻滞及左中隔支阻滞

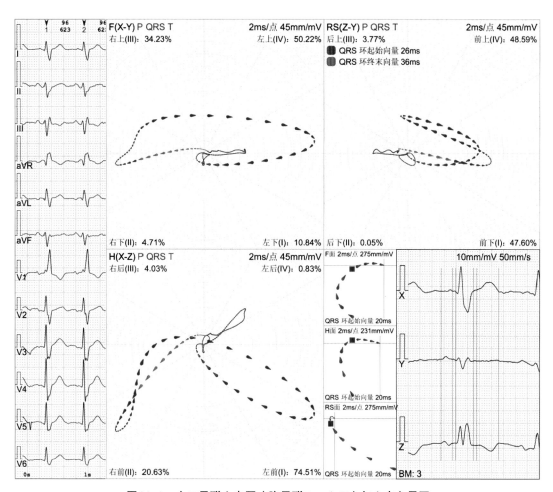

图44-1　十二导联心电图（胸导联5mm/mV）与心电向量图

【临床资料】

患者，男性，66岁。因"反复咳嗽、咳痰3年，再发2个月，加重伴胸痛4天"入院。既往有高血压病史4年。胸部CT：（1）慢性支气管炎、肺气肿征象；（2）左上肺高密度肿块伴多发淋巴结肿大，考虑恶性肿瘤。心脏超声：（1）三尖瓣关闭不全并轻度反流；（2）中度肺动脉高压；（3）左心室舒张功能降低。

临床诊断：（1）慢性支气管炎，肺气肿；（2）肺癌可能；（3）高血压病。

【心电向量图特征及诊断】

额面：QRS环起始向量位于右下方呈逆钟向运行，环体呈逆钟向运行，最大向量位于左上方＜10°（–6°），振幅1.02mV，左上面积＞总面积的50%（50.22%），终末部位于右下方，运行缓慢，时间＞35ms。T环呈顺钟向运行，最大向量位于左上方–2°，振幅0.38mV。

横面：QRS环起始于右后方急转右前方呈逆钟向运行，环体呈逆钟向运行，环体前移，最大向量位于左前方＞30°（32°），振幅1.19mV，左前面积＞总面积的2/3（75%），终末部运行缓慢，时间＞35ms，于右前方形成附加环。T环呈"8"字形运行，最大向量位于左后方–40°，振幅0.50mV。

右侧面：QRS环起始于后上方呈逆钟向运行，环体呈"8"字形运行，最大向量位于前下方5°，振幅0.78mV，终末部运行缓慢，时间＞35ms。T环呈逆钟向运行，最大向量位于正后方180°，振幅0.32mV。

QRS环运行时间＞120ms（150ms），空间QRS环最大向量振幅1.2mV。

心电向量图诊断：（1）完全性右束支阻滞Ⅰ型；（2）左前分支阻滞；（3）左中隔支阻滞。

【心电图特征及诊断】

QRS波群：心电轴–125°，Ⅰ、aVL导联呈qrs型，Ⅱ、Ⅲ、aVF导联呈rs、rsr′型，$S_Ⅲ$＞$S_Ⅱ$，V_1导联呈增宽切迹的R型，V_2导联呈RS型，V_5、V_6导联呈qRs型，s波增宽，R_{V_2}＞R_{V_6}，QRS波时间＞120ms（150ms）。

心电图诊断：（1）窦性心律；（2）完全性右束支阻滞；（3）左前分支阻滞；（4）左中隔支阻滞（结合心电向量图诊断）。

【解析】

完全性右束支阻滞Ⅰ型的特征：QRS环运行时间延长＞120ms（150ms），3个面的QRS环终末部运行缓慢，时间＞35ms，横面QRS环呈逆钟向运行，终末部于右前方形成附加环，符合完全性右束支阻滞Ⅰ型的心电向量图特征。心电图V_1导联呈增宽切迹的R型，V_5、V_6导联S波增宽，符合完全性右束支阻滞的心电图特征。

左前分支阻滞的特征：额面QRS环呈逆钟向运行，最大向量位于左上方＜10°（–6°），左上面积＞总面积的50%（50.22%），符合左前分支阻滞的心电向量图特征。在心电图上，心电轴–125°，Ⅰ、aVL呈qrs型，Ⅱ、Ⅲ、aVF呈rs、rsr′型，$S_Ⅲ$＞$S_Ⅱ$，符合左前分支阻滞的心电图特征。

左中隔支阻滞的特征：横面QRS环呈逆钟向运行，环体向前移位，最大向量角度位于左前方＞30°（32°），左前面积＞总面积的2/3（75%），符合左中隔支阻滞的心电向量图特征。在心电图上，左中隔支阻滞的特征不明显，说明心电向量图对左中隔支阻滞的诊断优于心电图。

心脏传导组织自希氏束以下分为左右束支。右束支沿右侧室间隔心内膜下向心尖部延伸分成细支，形成浦肯野氏纤维。左束支分为沿室间隔左侧面向前向上展开的左前分支和向后向下延展的左后分支，以及分布于室间隔中下部的左中隔支。

　　右束支阻滞主要影响60ms后的除极向量，表现为终末向量传导延缓，于右前方形成附加环。左前分支阻滞时，因其分布区域的左心室前壁和高侧壁心肌除极延迟，使QRS环向左上方偏移，致左上面积＞50%。左中隔支阻滞时，室间隔中部除极延迟，与左心室心尖部和前壁同时除极，致使QRS环体前移。本例同时出现终末向量运行缓慢、额面环体向左上偏移、横面环体向前移位的特征，结合影像学检查排外右心室肥大后，支持完全性右束支阻滞合并左前分支阻滞及左中隔支阻滞的诊断。慢性阻塞性肺气肿、高血压病为其室内三支阻滞的病理生理基础。

　　本例横面起始向量位于右后方，应与前间壁心肌梗死所致的起始向量改变相鉴别。正常情况下因左前分支（左前上）与左后分支（右后下）的除极向量方向相反，QRS环起始向量的位置取决于左中隔支支配心肌的除极方向，位于右前偏上或偏下。当左前分支和左中隔支均发生阻滞时，QRS环起始向量为左后分支支配区域的心肌除极向量，位于右后下。该患者既往无冠心病病史，结合临床考虑，其起始向量位于右后方与左前分支阻滞合并左中隔支阻滞有关。

（龙佑玲　苏　勇　刘　明）

45 完全性右束支阻滞合并左前分支阻滞、左中隔支阻滞

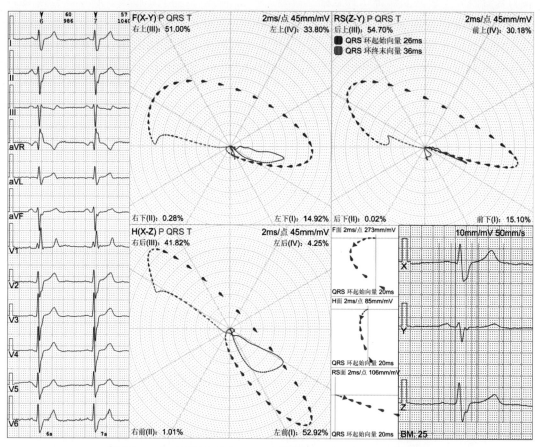

图45-1 十二导联心电图（V₂~V₅导联5mm/mV）与心电向量图

【临床资料】

患者，男性，52岁。因"左下肢疼痛10余天"入院。既往有高血压病史、高脂血症病史。入院血压149/98mmHg。心脏超声：三尖瓣、主动脉瓣轻度反流，左心室舒张功能降低。

临床诊断：（1）腰椎间盘突出症；（2）高血压病；（3）高脂血症。

【心电向量图特征及诊断】

额面： QRS环起始向量位于右下方呈逆钟向运行，环体呈逆钟向运行，展开于左上方，左上面积33.8%，QRS环R向量角度<10°（5°），最大向量（终末向量）位于右上方-148°，振幅0.88mV，终末部运行缓慢，时间>35ms。T环呈顺钟向运行，最大向量位

于左下方12°，振幅0.55mV。

横面： QRS环起始向量位于右前方呈逆钟向运行，起始向右运行时间＜20ms（10ms），环体呈逆钟向运行，形态狭长向前移位，最大向量角度＞45°（49°），振幅1.21mV，左前面积53.93%，终末向量角度位于右后–150°之前方（–156°），终末部运行缓慢，时间＞35ms。T环呈顺钟向运行，最大向量位于左前方33°，振幅0.63mV。

右侧面： QRS环起始向量位于前下方，环体呈逆钟向运行，最大向量位于前下方10°，振幅0.94mV，终末部运行缓慢，时间＞35ms。T环呈逆钟向运行，最大向量位于前下方20°，振幅0.44mV。

QRS环运行时间＞120ms（149ms），空间QRS环最大向量振幅1.22mV。

心电向量图诊断：（1）完全性右束支阻滞Ⅰ型；（2）左中隔支阻滞；（3）提示左前分支阻滞。

【心电图特征及诊断】

QRS波群：时间＞120ms（149ms），心电轴–116°，Ⅰ导联呈rs型，aVL导联呈qrs型，r_{aVL}＞r_I，Ⅱ、Ⅲ导联呈rS和rSr′型，$S_Ⅲ$＞$S_Ⅱ$，S波增宽切迹，V_1导联呈rsR′型，V_5、V_6导联呈RS型，S波增宽。

心电图诊断：（1）窦性心律；（2）完全性右束支阻滞；（3）提示左前分支阻滞。

【解析】

完全性右束支阻滞的特征： QRS环运行时间延长＞120ms（149ms），3个面QRS环终末部泪点密集，运行缓慢，时间＞35ms，横面QRS环呈逆钟向运行，符合完全性右束支阻滞Ⅰ型的心电向量图特征。心电图QRS波时间＞120ms（149ms），V_1导联呈rsR′型，V_5、V_6导联呈RS型，S波增宽，符合完全性右束支阻滞的心电图特征。

左中隔支阻滞的特征： 横面QRS环起始向右运行时间减少，＜20ms（10ms），环体呈逆钟向运行，形态狭长向前移位，最大向量角度＞45°（49°），向前面积53.93%，符合左中隔支阻滞的心电向量图特征。心电图左中隔支阻滞的特征不明显。以上说明心电向量图对左中隔支阻滞诊断优于心电图。

左前分支阻滞的特征： 额面QRS环呈逆钟向运行，QRS环R向量角度＜10°（5°），符合左前分支阻滞的心电向量图特征。左上面积＜50%（34%），未达诊断标准，考虑因完全性右束支阻滞向右面积增大致左上面积相对减少之缘故。心电图QRS波电轴–116°，Ⅰ导联呈rs型，aVL导联呈qrs型，r_{aVL}＞r_I，Ⅱ、Ⅲ导联呈rS和rSr′型，$S_Ⅲ$＞$S_Ⅱ$，不太符合左前分支阻滞的心电图特征。结合临床及心电向量图，不能排除左前分支阻滞的存在。

左束支分为左前分支、左后分支和左中隔支。左前分支与左后分支所支配室间隔的除极方向（分别为左前上和右后下）相反，正常情况下QRS环起始向量的方位取决于左中隔支所支配的室间隔中央区的心室肌除极方向，通常位于右前偏下。当左中隔支与左前分支阻滞时，室间隔除极向量的方位与左后分支支配区域的室间隔除极方向相关，通常指向右后下，本例左中隔支阻滞合并左前分支阻滞，起始向量位于右前下方，是否与左前分支不完全性阻滞有关或其他原因，有待进一步探讨。

（龙佑玲　苏　勇　刘　明）

46 房间束传导阻滞、左前分支阻滞

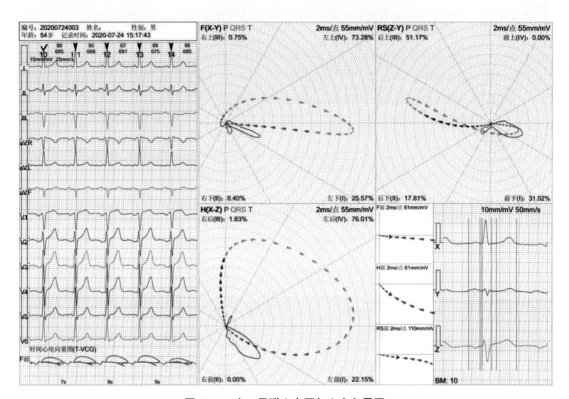

图46-1 十二导联心电图与心电向量图

【临床资料】

患者，男性，54岁。因"胸闷、阵发性心悸1月余"就诊。胸部后前立位摄片示：双肺及心膈未见异常。心脏彩超示：心脏结构未见异常。冠脉造影示：冠状动脉未见明显狭窄。多家医院心电图诊断提示陈旧性下壁心肌梗死，建议查心电向量图进一步明确诊断。

临床诊断：冠心病。

【心电向量图特征及诊断】

额面：QRS环起始向量位于左下方，环体呈逆钟向运行并向左上方展开，左上面积＞总面积的50%（73%），最大向量位于左下方＜10°（4°），振幅1.22mV。T环最大向量位于左下方20°，振幅0.35mV。

横面：QRS环起始向量位于左前方，环体呈逆钟向运行，最大向量位于左后方–6°，振幅1.22mV。T环最大向量位于左前方42°，振幅0.44mV。

右侧面：QRS环起始向量位于前下方，环体呈"8"字形运行，最大向量位于后上方164°，振幅0.83mV。T环最大向量位于前下方19°，振幅0.32mV。

P环时间＞115ms（120ms）。

心电向量图诊断：（1）房间束传导阻滞；（2）左前分支阻滞。

【心电图特征及诊断】

P波：时间＞115ms（120ms）。QRS波群：心电轴＞−30°（−25°），Ⅰ、aVL导联呈R型，Ⅱ导联呈rs型，Ⅲ、aVF导联呈QS型，aVR导联呈Qr型，V_1导联呈rS型，V_2~V_4导联呈RS型，V_5、V_6导联呈qRs型。

心电图诊断：（1）房间束传导阻滞；（2）心电轴左偏（−25°）。

【解析】

房间束传导阻滞的特征：患者存在左前分支阻滞，考虑心脏传导系统存在传导障碍。P环时间＞115ms（120ms），考虑房间束传导阻滞的可能性大。

左前分支阻滞的特征：额面QRS环起始向量位于左下方，环体呈逆钟向运行并向左上方展开，左上面积＞总面积的50%（73%），最大向量位于左下方＜10°（4°），符合左前分支阻滞的心电向量图特征。在心电图上，Ⅰ、aVL导联呈R型，Ⅱ导联呈rs型，Ⅲ、aVF导联呈QS型，aVR导联呈Qr型，心电轴−25°，左前分支阻滞的特征不明显，Ⅲ、aVF导联呈下壁心肌梗死样改变。临床、心脏彩超、冠脉造影及心电向量图均不支持下壁心肌梗死的诊断。以上说明心电向量图在诊断和鉴别诊断左前分支阻滞及下壁心肌梗死时优势明显。

左前分支阻滞心电图诊断存在一个争议是Ⅰ、aVL导联呈qR型，它的q波是否必须具备，从心电向量图的图形来看，此问题是很容易解决的，即不需具备。因为，部分左前分支阻滞的心电向量图起始向量位于正下方（90°）或左下方，该两个导联就有可能不出现q波，本例Ⅰ、aVL导联即无q波出现。因此，在诊断左前分支阻滞时，心电向量图是一个较好的工具。

（潘　月　潘登赵森）

47 不完全性右束支阻滞合并左前分支阻滞

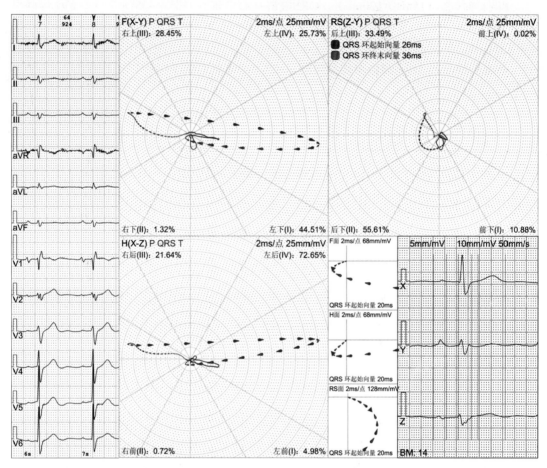

图47-1 十二导联心电图（Ⅱ、Ⅲ、aVF、aVL、V₂~V₆导联5mm/mV）与心电向量图

【临床资料】

患者，男性，90岁。因"左膝疼痛，活动受限3小时"入院。既往有高血压病史11年。心脏超声：（1）左心房稍大；（2）三尖瓣、主动脉瓣口轻度反流；（3）肺动脉高压（轻度）；（4）左心室舒张功能降低。

临床诊断：（1）左髌骨粉碎性骨折；（2）高血压病。

【心电向量图特征及诊断】

额面：P环最大向量位于左下方＞75°（77°），振幅＞0.2mV（0.26mV）。QRS环起始向量位于右下方，环体呈逆钟向运行，最大向量角度＜10°（4°），振幅＞2.0mV（2.21mV），左上面积26%，终末部运行缓慢，时间＞35ms。T环呈逆钟向运行，最大向量位于左下方7°，振幅0.48mV。

横面：P环最大向量位于左后方–17°，振幅＞0.1mV（0.11mV），最大向前向量振幅＞0.06mV（0.07mV），最大向后向量振幅＞0.05mV（0.06mV）。QRS环起始向量位于右前方，环体呈逆钟向运行，最大向量位于左后方–8°，振幅＞2.0mV（2.23mV），终末部扭曲运行缓慢，时间＞35ms，终末向量角度位于右后–150°之前方（–166°）。T环呈逆钟向运行，最大向量位于左前方19°，振幅0.51mV。

右侧面：P环最大向量位于前下方83°，振幅＞0.18mV（0.25mV），最大向前向量振幅＞0.06mV（0.07mV），最大向后向量振幅＞0.05mV（0.06mV）。QRS环起始向量位于前下方，环体呈顺钟向运行，最大向量位于后上方–125°，振幅0.44mV，终末部运行缓慢，时间＞35ms。T环呈顺钟向运行，最大向量位于前下方21°，振幅＜0.20mV（0.17mV）。

P环运行时间＞115ms（125ms），QRS环运行时间117ms，空间QRS环最大向量振幅＞2.0mV（2.23mV）。

心电向量图诊断：（1）不完全性右束支阻滞；（2）提示左前分支阻滞；（3）左心室高电压；（4）双心房异常。

【心电图特征及诊断】

P波：时间＞110ms（115ms），$PtfV_1$值＜–0.04mm·s（–0.05mm·s）。QRS波群：时间＜120ms（117ms），心电轴–47°，Ⅰ、aVL导联呈qr和qrs型，Ⅱ、Ⅲ、aVF导联呈rs和rsr′型，$S_Ⅲ＞S_Ⅱ$，V_1导联呈rsr′型，r′＞r，r′波时间＞40ms（50ms），V_5、V_6导联呈RS型，S波时间＞40ms（50ms）。

心电图诊断：（1）窦性心律；（2）不完全性右束支阻滞；（3）左前分支阻滞；（4）左心房异常。

【解析】

不完全性右束支阻滞的特征：额面、横面和右侧面的QRS环终末部泪点密集、扭曲，运行缓慢，时间＞35ms，横面终末向量角度位于右后–150°之前方（–166°），QRS环运行时间＜120ms（117ms）。心电图V_1导联呈rsr′型，r′＞r，r′波时间＞40ms（50ms），V_5、V_6导联呈RS型，S波时间＞40ms（50ms）。以上符合不完全性右束支阻滞的特征。

左前分支阻滞的特征：QRS环起始向量位于左下方，环体呈逆钟向运行，最大向量角度＜10°（4°），符合左前分支阻滞的特征。左上面积（26%）未达诊断标准（50%），考虑因不完全性右束支阻滞向右面积增大，使左上面积相对减少，结合临床及心电图，不排除左前分支阻滞。

右束支与左前分支均由左前降支的室间隔动脉供血，临床上常同时发生完全性与不完全性阻滞。心电图与心电向量图上可同时表现右束支阻滞与左前分支阻滞的特征，心电向量图上右束支阻滞合并左前分支阻滞的变化特点较为直观，3个面QRS环终末向量扭曲、运行缓慢为右束支阻滞特征，额面QRS环体向左上偏移，最大向量角度＜10°，左上面积增大（＞50%），为左前分支阻滞的特征。在诊断不完全性右束支阻滞时，应注意与终末部异常相鉴别，二者均表现为终末部泪点密集，前者传导延缓的终末向量位于横面–150°之前方，后者位于–150°之后方。在诊断左前分支阻滞时，部分病例因右束支阻滞向右面积增大，使左上面积相对减少，若其他条件达到，结合临床仍应考虑左前分支阻滞。

左心室高电压的特征： 额面和横面的最大向量振幅均＞2.0mV（2.21mV和2.23mV），空间QRS环最大向量振幅＞2.0mV（2.23mV），符合左心室高电压的特征。

双心房异常的特征： P环较正常更偏垂位，额面最大向量角度＞75°（77°），最大向前向量振幅＞0.06mV（0.07mV），额面、横面和右侧面的最大向量振幅均分别＞0.2mV（0.26mV）、0.1mV（0.11mV）和0.18mV（0.25mV），为右心房异常的特征。P环运行时间延长＞115ms（125ms），横面最大向量振幅＞0.1mV（0.11mV），最大向后向量振幅＞0.05mV（0.06mV），为左心房异常的特征，结合心脏超声，考虑为左心房扩大。

（龙佑玲 苏 勇 刘 明）

48 不完全性右束支阻滞合并间歇性左中隔支阻滞

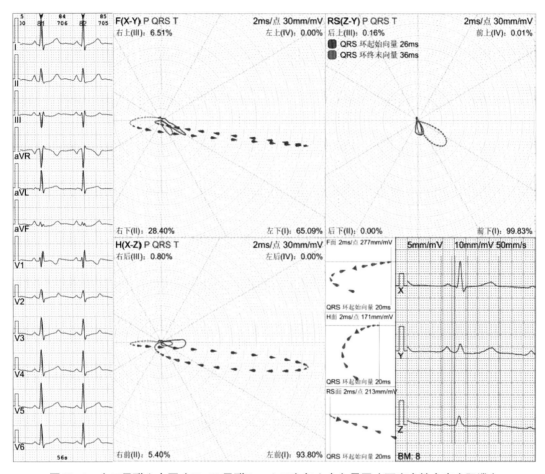

图48-1 十二导联心电图（V_2~V_6导联5mm/mV）与心电向量图（不完全性右束支阻滞）

【临床资料】

患者，男性，78岁。冠心病常规复诊。既往有冠心病史2年，高血压病史10年，慢性支气管炎、肺气肿病史4年。胸部CT：双肺慢性支气管炎、肺气肿征象，升主动脉管腔扩张，主动脉管壁散在钙化，左冠状动脉支架术后，左心室外形稍大。冠脉造影：LAD近段分叉病变，狭窄90%，远段轻度心肌桥，LCX未见明显异常，RCA远段狭窄30%。于LAD病变处植入Firebird 4mm×18mm支架1枚。

临床诊断：（1）冠心病，心功能Ⅱ级（NYHA分级）；（2）高血压病；（3）慢性支气管炎，阻塞性肺气肿。

【心电向量图特征及诊断】

图48-1示：

额面：P环最大向量位于左下方53°，振幅＞0.2mV（0.25mV）。QRS环起始向量位于右下方呈逆钟向运行，环体呈顺钟向运行，最大向量位于左下方10°，振幅＞2.0mV（2.11mV），终末部泪点密集，传导延缓，时间＞35ms。T环呈顺钟向运行，最大向量位于左下方30°，振幅0.40mV，长/宽比值5.29，QRS/T比值＞4（6.39）。

横面：P环最大向量位于左前方7°，振幅＞0.1mV（0.16mV）。QRS环起始向量位于右前方，起始向右运行时间20ms，环体呈逆钟向运行，最大向量位于左前方11°，振幅＞2.0mV（2.10mV），左前面积94%，终末向量位于右前方（173°），终末部泪点密集，传导延缓，时间＞35ms。T环呈顺钟向运行，最大向量位于左前方2°，振幅0.35mV，长/宽比值2.91，QRS/T比值＞4（6.09）。

右侧面：P环最大向量位于前下方79°，振幅＞0.18mV（0.20mV）。QRS环起始向量位于前下方，环体呈顺钟向运行，最大向量位于前下方41°，振幅0.51mV，终末部泪点密集，传导延缓，时间＞35ms。T环呈逆钟向运行，最大向量位于前下方76°，振幅0.21mV，长/宽比值＜2.5（1.78），QRS/T比值2.46。

QRS环运行时间108ms，空间QRS环最大向量振幅＞2.0mV（2.13mV）。

心电向量图诊断：（1）右心房异常；（2）不完全性右束支阻滞；（3）左心室肥大伴T环异常（结合影像学诊断）。

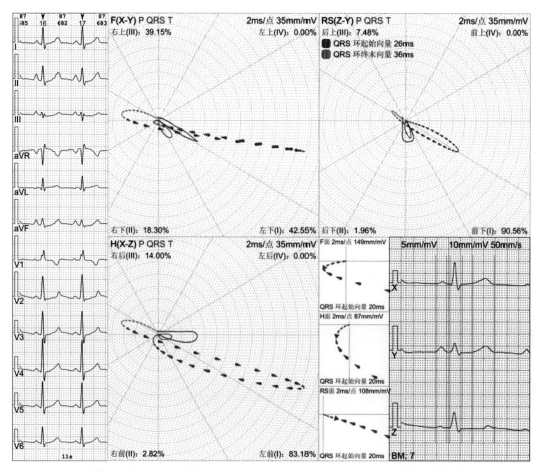

图48-2　十二导联心电图（V₃~V₆导联5mm/mV）与心电向量图（不完全性右束支阻滞伴左中隔支阻滞）

图48-2示：

额面： P环最大向量位于左下方52°，振幅＞0.20mV（0.25mV）。QRS环起始向量位于右下方呈逆钟向运行，环体呈顺钟向运行，最大向量位于左下方12°，振幅1.83mV，终末部泪点密集，运行缓慢，时间＞35ms。T环呈顺钟向运行，最大向量位于左下方27°，振幅0.54mV，长/宽比值8.25，QRS/T比值3.37。

横面： P环最大向量位于左前方11°，振幅＞0.1mV（0.17mV）。QRS环起始向量位于右前方，起始向右运行时间15ms，环体呈逆钟向运行，最大向量位于左前方21°，振幅1.90mV，左前面积83%，终末向量位于右后-150°之前方（-162°），终末部泪点密集，传导延缓，时间＞35ms。T环呈"U"字形，长/宽比值3.69，环体呈顺钟向运行，最大向量位于左前方2°，振幅0.48mV，QRS/T比值3.94。

右侧面： P环最大向量位于前下方，振幅＞0.18mV（0.21mV）。QRS环起始向量位于前下方，环体呈顺钟向运行，最大向量位于前下方29°，终末部泪点密集，运行缓慢，时间＞35ms。T环呈"U"字形，长/宽比值＜2.5（2.02），环体呈逆钟向运行，最大向量位于前下方80°，振幅0.25mV，QRS/T比值2.91。

QRS环运行时间108ms，空间QRS环最大向量振幅1.93mV。

心电向量图诊断： （1）右心房异常；（2）不完全性右束支阻滞合并左中隔支阻滞；（3）左心室肥大伴T环异常（结合影像学诊断）。

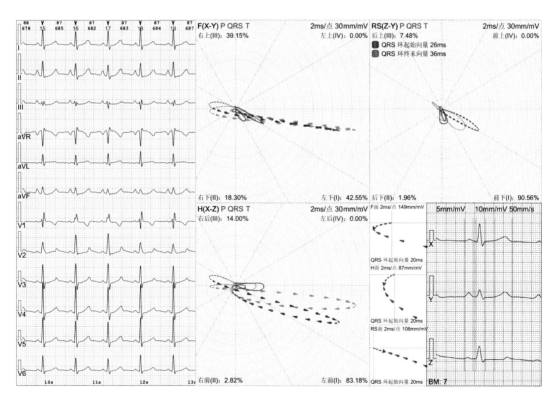

图48-3　十二导联心电图（V₃~V₆导联5mm/mV）和心搏叠加心电向量图

与图48-1相比，图48-2的QRS环有以下变化（图48-3），横面表现最为明显：（1）起始向量仍位于右前方，但起始向右运行时间（15ms）较图48-1（20ms）减少5ms；（2）横面QRS环最大向量角度（21°）较图48-1（11°）前移10°；（3）终末向量角度由右前方（173°）变为右后方（-162°）。

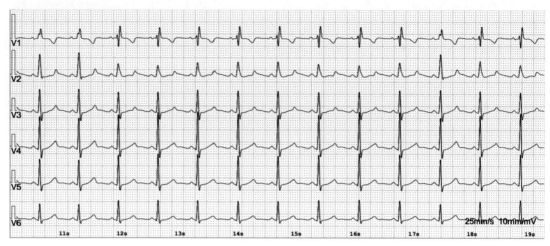

图48-4 V₁~V₆（V₃~V₆导联5mm/mV）长导联心电图

【心电图特征及诊断】

QRS波群：时间＜120ms（108ms），V₁导联呈rsr′型，r′＞r，V₂导联呈R型，间歇见V₁、V₂导联呈R型和Rs型，R_{V_2}＞R_{V_6}（图48-4）。

心电图诊断：（1）窦性心律；（2）不完全性右束支阻滞；（3）间歇性左中隔支阻滞。

【解析】

不完全性右束支阻滞的特征：QRS环终末部泪点密集，运行缓慢，时间＞35ms，横面终末向量位于-150°之前方，QRS环运行时间＜120ms（108ms），符合不完全性右束支阻滞的心电向量图特征。心电图V₁导联呈rsr′型，r′＞r，QRS波时间＜120ms（108ms），符合不完全性右束支阻滞的心电图特征。

左中隔支阻滞的特征：心电图间歇出现V₁、V₂导联呈R型和Rs型，R波振幅增高，R_{V_2}＞R_{V_6}，符合间歇性左中隔支阻滞的心电图特征。图48-2与图48-1的心电向量图比较，横面QRS环起始向右运行时间减少5ms，环体更加前移（最大向量角度前移10°），结合临床及心电图，考虑间歇性左中隔支阻滞。

1973年在美国的芝加哥心脏病学术会议上，专家们对心脏的"四分支传导系统（右束支、左束支的前、中、后分支）"达成共识。现今越来越多的证据支持左中隔支的存在。左中隔支由左前降支的间隔支供血，前降支近段病变为左中隔支阻滞的重要病因。本例左前降支近段分叉病变，狭窄90%，具有左中隔支阻滞的病理基础。心电图及心电向量图特征均支持左中隔支阻滞的诊断。

图48-1显示不完全性右束支阻滞程度较重，表现为终末向量位于右前方173°。该终末向量投影于V₁、V₂导联轴正侧，形成终末r′波，呈明显的右束支阻滞图形。图48-2显示伴左中隔支阻滞时，不完全性右束支阻滞程度减轻，表现为终末向量位于右后方-162°，

即较图48-1向后偏移，同时QRS环体更加前移，QRS环最大向量与V_1、V_2导联轴正侧的夹角变小，投影于导联轴正侧，形成振幅更高的R波，在心电图上呈增宽切迹的R型和Rs型。分析右束支阻滞程度变化的原因，认为当合并左中隔支阻滞时，左心室激动较前延迟，与原先延迟激动的右心室除极时间差变小，此时左右心室的除极更加趋向于同步，使不完全性右束支阻滞的程度相对减轻。实质上我们所看到的不完全性右束支阻滞程度的变化，可能是因为合并左中隔支阻滞缩短了左右心室除极的时间差所致，当然也不排除为右束支本身的阻滞程度变化。

右心房异常的特征：3个面的P波振幅分别>0.2mV、0.1mV、0.18mV，符合右心房异常的心电向量图特征。

左心室肥大伴T波异常的特征：额面、横面的QRS环振幅和空间QRS环最大向量振幅均分别>2.0mV，T环呈"U"字形，QRS/T比值>4，结合影像学结果，支持左心室肥大伴T环异常的诊断。

（龙佑玲　苏　勇　刘　明）

49 左前分支阻滞、左中隔支阻滞、早期复极

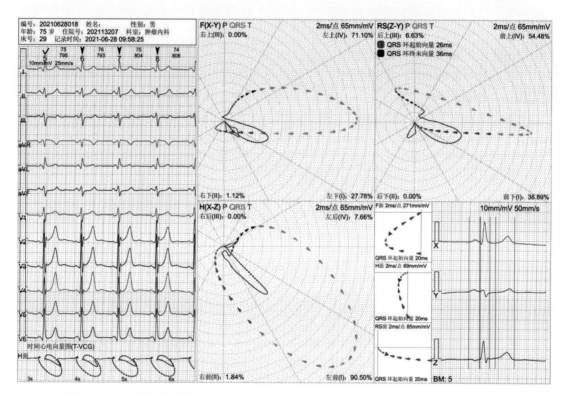

图49-1 十二导联心电图与心电向量图（短PR间期、左前分支阻滞、左中隔支阻滞）

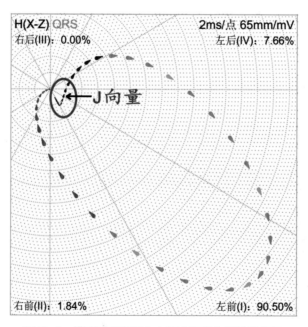

图49-2 横面QRS环示左中隔支阻滞合并早期复极

【临床资料】

患者，男性，75岁。因"近3个月来心慌、气短，活动后加重"就诊。胃癌术后复查立体心电图。心脏彩超示：心脏结构未见异常。

临床诊断：（1）冠心病；（2）胃癌（术后）。

【心电向量图特征及诊断】

额面： QRS环起始向量位于右下方，环体呈逆钟向运行并向左上方呈扇形展开，左上面积＞总面积的50%（71%），最大向量角＜10°（-1°），振幅1.07mV，ST向量0.06mV。T环最大向量位于左下方21°，振幅0.37mV。

横面： QRS环起始向量位于右前方，环体呈逆钟向运行，最大向量位于左前方＞30°（41°），振幅1.34mV，左前面积＞总面积的2/3（91%），终末部可见一个位于左前方的较明显的扭曲，J点位于左前方60°，ST向量0.04mV。T环最大向量位于左前方47°，振幅0.51mV。

右侧面： QRS环起始向量位于前下方，环体呈逆钟向运行，最大向量位于前下方5°，振幅1.01mV，终末部可见一个明显扭曲，J点位于前上方-53°，ST向量0.06mV。T环最大向量位于前下方16°，振幅0.39mV。

PR间期＜120ms（118ms）。

心电向量图诊断：（1）短PR间期；（2）左前分支阻滞；（3）左中隔支阻滞；（4）早期复极。

【心电图特征及诊断】

PR间期＜120ms（118ms）。QRS波群：心电轴-18°，Ⅰ、aVL、V_5、V_6导联呈qR型，$R_{aVL}=R_I$，Ⅱ、Ⅲ、V_1导联呈rs型，aVF导联呈rS型，$S_Ⅲ＞S_Ⅱ$，aVR导联呈qr型，V_2~V_4导联呈Rs型，终末部可见J波，$R_{V_2}＜R_{V_6}$。

心电图诊断：（1）短PR间期；（2）左中隔支阻滞；（3）早期复极。

【解析】

左前分支阻滞的特征： 额面QRS环起始向量位于右下方，环体呈逆钟向运行并向左上方呈扇形展开，左上面积＞总面积的50%（71%），最大向量角度＜10°（-1°），符合左前分支阻滞的心电向量图特征。在心电图上，心电轴-18°，左前分支阻滞的特征不明显。以上说明心电向量图在诊断左前分支阻滞时优势明显。

左中隔支阻滞的特征： 横面QRS环起始向量位于右前方，环体呈逆钟向运行，最大向量位于左前方＞30°（41°），左前面积＞总面积的2/3（91%），符合左中隔支阻滞的心电向量图特征。在心电图上，V_1导联呈rs型，V_2~V_4导联呈Rs型，终末部可见J波，$R_{V_2}＜R_{V_6}$，左中隔支阻滞的表现不典型。以上说明心电图在诊断左中隔支阻滞时敏感性低，也说明了心电向量图在诊断左中隔支阻滞时优于心电图。

早期复极的特征： 横面QRS环终末部可见一个位于左前方较明显的扭曲，J点位于左前方60°，ST向量0.04mV，右侧面QRS环终末部可见一个明显扭曲，J点位于前上方-53°，ST向量0.06mV，符合早期复极的心电向量图特征。在心电图上，V_2~V_4导联呈Rs型，终末部可见J波，符合早期复极的心电图特征。

（潘　登　潘　月　赵　森）

50 伪装性束支阻滞图形分析

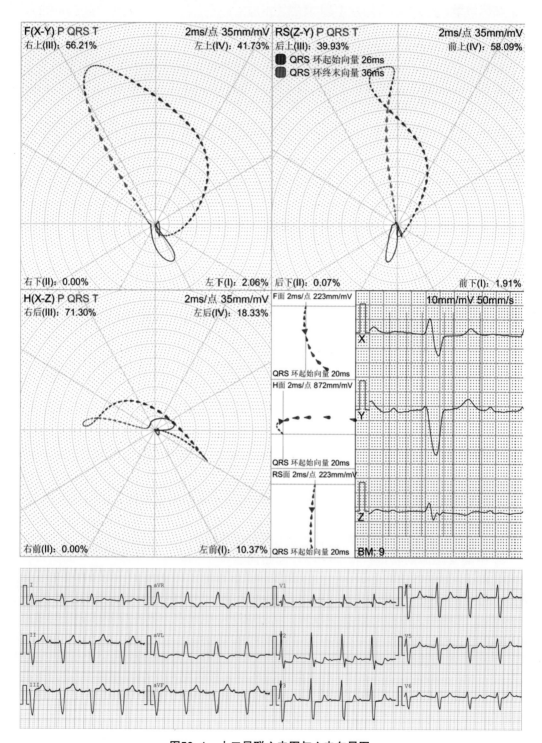

图50-1　十二导联心电图与心电向量图

【临床资料】

患者，男性，80岁。因"反复腰部及双侧臀部疼痛2年，加重半年"入院。既往有冠心病，心肌梗死病史。冠状动脉造影：（1）RAC发育粗大，未见明显狭窄；（2）LM正常；（3）LAD近段90%狭窄，狭窄处见斑块破裂影；（4）LCX中段狭窄30%~40%。对LAD行PCI术，植入支架1枚。心脏超声：（1）左心房、左心室增大；（2）室间隔增厚，左心室后壁运动稍减弱；（3）主动脉硬化；（4）左心室舒张功能减低。

临床诊断：（1）腰椎退行性变；（2）冠心病，心肌梗死支架植入术后。

【心电向量图特征及诊断】

额面：P环最大向量位于左下方72°，振幅0.13mV。QRS环起始向量位于左下方，环体呈逆钟向运行，于左上方展开，左上面积41.7%，最大向量（终末向量）位于右上方-114°，振幅1.69mV，环体中部及终末部泪点密集，终末向量位于右上方。T环呈"U"字形，长/宽比值2.73，环体呈逆钟向运行，最大向量位于左下方64°，振幅0.41mV，QRS/T比值>4（4.15），QRS-T夹角>40°（177°）。

横面：P环最大向量位于左前方50°，振幅0.06mV。QRS环起始向量位于右后方急转左后方→左前方，呈顺钟向运行，离心支呈顺钟向运行并可见一个较大的凹面向前的蚀缺，归心支呈逆钟向运行，最大向量（终末向量）位于右后方-175°，振幅0.75mV，环体中部及终末部泪点密集。T环长/宽比值<2.5（1.51），环体呈顺钟向运行，最大向量位于左后方-17°，振幅<0.25mV（0.21mV），QRS/T比值3.57，QRS-T夹角>60°（158°）。

右侧面：P环最大向量位于前下方69°，振幅0.13mV。QRS环起始向量位于后下方，环体呈逆顺"8"字形运行，最大向量位于后上方-93°，振幅1.57mV，环体中部及终末部泪点密集。T环呈逆钟向运行，最大向量位于后下方105°，振幅0.38mV，长/宽比值3.80，QRS/T比值>4（4.12），QRS-T夹角>120°（161°）。

P环运行时间>115ms（122ms），QRS环运行时间>120ms（158ms），空间QRS环最大向量振幅1.69mV。

心电向量图诊断：（1）伪装性束支阻滞；（2）陈旧性前间壁心肌梗死；（3）T环异常，提示前壁心肌缺血；（4）左心房扩大。

【心电图特征及诊断】

PR间期246ms。QRS波群：时间158ms，心电轴-87°，左心室室壁激动时间>60ms（80ms），Ⅰ导联呈Rs型，s波较小，aVL导联呈qR型，q波较小，Ⅱ、Ⅲ、aVF导联呈rS型，$S_{Ⅲ}$>$S_{Ⅱ}$，V_1导联呈qR型，q波切迹，V_2导联呈qRsr′型，V_3~V_6导联呈RS型和rS型。

心电图诊断：（1）窦性心律；（2）Ⅰ°房室阻滞；（3）伪装性束支阻滞；（4）陈旧性前间壁心肌梗死。

【解析】

伪装性束支阻滞的特征分析：（1）QRS环运行时间>120ms（158ms）；（2）额面QRS环呈逆钟向运行，最大向量角度<10°（-114°），左上面积41.73%，为左前分支阻滞的特征；（3）QRS环终末部泪点密集，横面QRS环终末向量位于-150°之前方

（－175°），为右束支阻滞的特征；（4）QRS环中部泪点密集，提示左束支纤维传导障碍。以上特征符合弥漫性双侧束支水平阻滞的心电学改变，与于小林等学者总结的伪装性束支阻滞的心电向量图特征相符。心电图中，QRS波时间延长，＞120ms（158ms），左室室壁激动时间＞60ms（80ms），Ⅰ导联呈Rs型，s波较小，aVL导联呈qR型，q波较小；心电轴左偏－87°，Ⅱ、Ⅲ、aVF导联呈rS型，$S_Ⅲ>S_Ⅱ$；V_1导联呈qR型，V_2导联呈qRsr′型，符合肢体导联型伪装性束支阻滞的心电图特征。

受右束支和左前分支解剖结构和解剖位置的影响，在临床上二者同时发生阻滞的情况并不少见，单纯的右束支阻滞合并左前分支阻滞的临床意义不大，患者预后也较好。而伪装性束支阻滞（Masquerading bundle branch block，MBBB）无论其病理生理基础还是临床预后，均与单纯的右束支阻滞合并左前分支阻滞相差甚远。MBBB于1954年由Richman和Wolf首次提出，为严重器质性心脏病累及心室传导系统的表现，实质上存在左右束支水平的严重损伤，预后较差，部分患者常进展为高度或完全性房室阻滞。可以是右束支阻滞与左前分支阻滞、室内传导延缓、左心室肥大、前壁心肌梗死等多种因素的共同组合，多种因素的共同影响使束支阻滞变得不典型，宛如被化妆。本例患者的临床检查结果、临床诊断及心电学改变均符合MBBB。

心电向量图中QRS环中段泪点密集是部分左束支纤维传导障碍的特征性表现形式之一，与心电图的类本位曲折时间异常相比较更容易判别。单纯的右束支阻滞伴左前分支阻滞，泪点密集部位仅限QRS环的终末部，如果在此基础上出现QRS环中部的泪点密集，则提示为有重要临床意义的MBBB。

有学者认为MBBB是一个模糊的、有争议的心电学诊断术语，建议改用部分性双侧束支阻滞或特殊的双侧束支阻滞更符合其本质，若冠以弥漫性双侧束支阻滞则更符合其病理生理所提示的双侧束支弥漫性损害的本质。本文通过对MBBB的心电向量图及心电图特征进行分析，试图从心电学角度对其发生机制、病理生理，以及预后进行分析探讨，并希望利用心电向量图对心电活动的直观表达方式，对MBBB进行早期诊断。

陈旧性前间壁心肌梗死的特征： 横面QRS环起始向量位于右后方急转左后方→左前方呈顺钟向运行，离心支呈顺钟向运行并可见一个较大的凹面向前的蚀缺，符合前间壁心肌梗死的心电向量图特征。心电图V_1导联呈qR型，q波切迹，V_2导联呈qRsr′型，符合前间壁心肌梗死的心电图特征。结合冠脉造影结果，支持陈旧性前间壁心肌梗死的诊断。有报道认为MBBB的发病机制与室间隔梗死密切相关。

前壁心肌缺血的特征： T环位于左后下方，3个面的QRS–T夹角分别＞40°、60°和120°（177°、158°和161°），横面T环类圆形，长/宽比值＜2.5（1.51），振幅＜0.25mV（0.21mV）。符合前壁心肌缺血的特征。

左心房扩大的特征： P环运行时间＞115ms（122ms），结合心脏超声结果，支持左心房扩大的诊断。

（龙佑玲　苏　勇）

51　陈旧性下壁心肌梗死

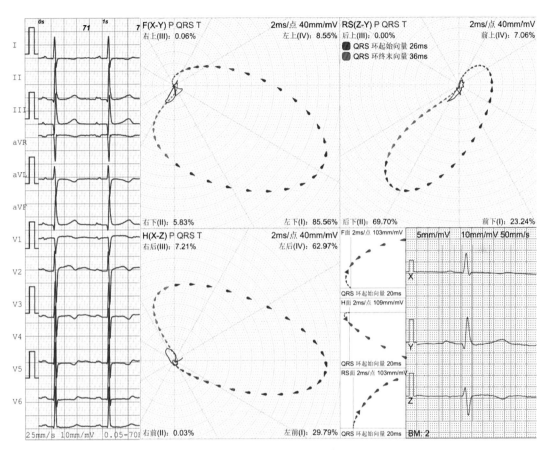

图51-1　十二导联心电图与心电向量图

【临床资料】

患者，女性，59岁。因"胸闷1周就诊"。既往有高血压病、冠心病、心肌梗死病史。心脏超声：室间隔及左心室后壁增厚，左心室舒张功能降低。冠脉造影：RAC近段楔形斑块，99%狭窄，远段99%狭窄，LM未见明显狭窄，LCX管壁不规则，远段50%~80%弥漫性狭窄。对RAC行PCI术。

临床诊断：（1）冠心病，陈旧性心肌梗死；（2）高血压病3级（极高危）。

【心电向量图特征及诊断】

额面： QRS环起始向量位于右上方，呈顺钟向运行，起始向上向量振幅≥0.2mV（0.23mV），起始向上运行时间>25ms（30ms），起始向上向左向量振幅≥0.3mV（1.16mV），环体呈顺钟向运行，最大向量位于左下方27°，振幅1.89mV。T环呈逆钟向运行，最大向量位于右下方116°，振幅<0.25mV（0.20mV），QRS/T比值>4

（9.36），长/宽比值2.64，QRS-T夹角＞40°（89°）。

横面：QRS环起始向量位于右前方呈逆钟向运行，环体呈逆钟向运行，最大向量位于左前方3°，振幅1.71mV。T环呈顺钟向运行，最大向量位于右后方-124°，振幅＜0.25mV（0.16mV），QRS/T比值＞4（10.92），长/宽比值＜2.5（1.76），QRS-T夹角＞60°（-126°）。

右侧面：QRS环起始向量位于前上方呈顺钟向运行，起始向上向量振幅≥0.2mV（0.23mV），起始向上运行时间＞25ms（30ms），环体呈顺钟向运行，最大向量位于后下方124°，振幅1.35mV。T环呈顺钟向运行，最大向量位于后下方124°，振幅0.23mV，QRS/T比值＞4（5.96），长/宽比值3.94，QRS-T夹角2°。

心电向量图诊断：（1）陈旧性下壁心肌梗死；（2）T环异常，提示心肌缺血。

【心电图特征及诊断】

QRS波群：Ⅱ、Ⅲ、aVF导联呈qR型，q波时间20~40ms，$q_Ⅲ>1/4R_Ⅲ$。T波：Ⅰ、aVL、V_3~V_6导联呈倒置、双向、低平。

心电图诊断：（1）窦性心律；（2）下壁导联异常q波，提示陈旧性下壁心肌梗死（结合心电向量图及冠脉造影诊断）；（3）T波改变，提示心肌缺血。

【解析】

陈旧性下壁心肌梗死的特征：额面和右侧面起始向量呈顺钟向运行，起始向上向量振幅≥0.2mV（0.23mV），向上运行时间＞25ms（30ms），起始向上向左向量振幅≥0.3mV（1.16mV），结合临床及冠脉造影结果，支持陈旧性下壁心肌梗死的诊断。心电图下壁导联呈qR型，Ⅲ导联q波时限40ms，振幅＞$1/4R_Ⅲ$，下壁心肌梗死特征不明显。以上体现了心电向量图对不典型心肌梗死的诊断优势。

心肌缺血的特征：额面、横面的T环振幅均分别＜0.25mV（0.20mV、0.16mV），3个面QRS/T比值均＞4（9.36、10.92和5.96），额面和横面的QRS-T夹角分别＞40°（89°）和60°（-126°），横面T环长/宽比值＜2.5（1.76），额面和横面T环运行方向与QRS环相反，以上均为T环异常的指标，结合临床考虑心肌缺血。

心肌梗死时，因心肌坏死致相应部位心肌除极能力减弱或消失，使QRS环起始向量向对侧偏移，在心电向量图上可直观显示图形变化特征。心电图为平面心电向量图向心电导联轴第二次投影所形成，因投影角度的影响可使心肌梗死图形在心电图上表现不明显。在心电学诊断中，结合心电向量图可提高诊断准确率。

（龙佑玲　苏　勇　刘　明）

52 陈旧性下壁心肌梗死

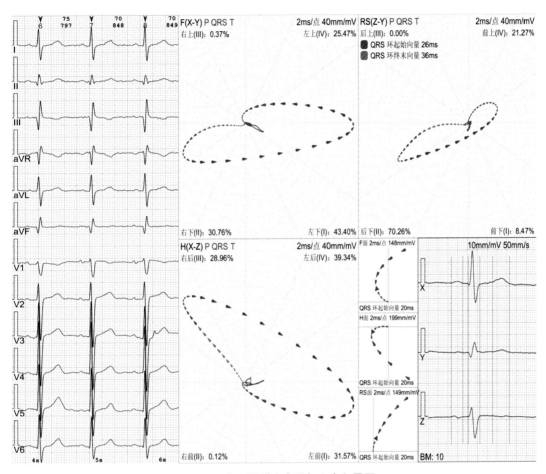

图52-1 十二导联心电图与心电向量图

【临床资料】

患者，男性，47岁。因"心悸、乏力1周"就诊。既往有"高血压、冠心病、心肌梗死"病史。胸部正侧位片示：心肺膈未见异常。心脏超声示：（1）左心房、右心房内径增大，升主动脉内径增宽；（2）室间隔增厚；（3）主动脉瓣、二尖瓣、三尖瓣轻度关闭不全；（4）左心室舒张功能降低。冠脉造影示：右冠状动脉近中段长病变，中段狭窄50%。对右冠状动脉行PCI术。

临床诊断：（1）高血压病；（2）冠心病，心肌梗死，右冠状动脉PCI术后。

【心电向量图特征及诊断】

额面： QRS环起始向量位于右上方，环体呈顺钟向运行，起始向上向量振幅≥0.2mV（0.2mV），起始向上向左向量振幅≥0.3mV（1.35mV），起始向上运行时间>25ms

（48ms），最大向量位于左下方<10°（2°），振幅1.36mV，终末向量位于右下方。T环最大向量位于左下方21°，环体呈顺钟向运行，振幅<0.25mV（0.24mV），QRS/T比值>4（5.54）。

横面：QRS环起始向量位于右前方，环体呈逆钟向运行，最大向量位于左前方11°，振幅1.38mV。T环最大向量位于左后方-5°，环体呈"8"字形运行，振幅<0.25mV（0.23mV），QRS/T比值>4（6.02）。

右侧面：QRS环起始向量位于前上方，环体呈顺钟向运行，起始向上向量振幅≥0.2mV（0.20mV），起始向上向量运行时间>25ms（48ms），最大向量位于后下方156°，振幅0.97mV。T环最大向量位于后下方100°，环体呈"8"字形运行，振幅<0.20mV（0.09mV），QRS/T比值>4（10.48）。

心电向量图诊断：（1）陈旧性下壁心肌梗死；（2）T环异常，提示心肌缺血。

【心电图特征及诊断】

QRS波群：Ⅱ、Ⅲ、aVF导联分别呈qrs型、qR型、qr型，q波时间分别为30ms、40ms、40ms，振幅均大于同导联R波的1/4。

心电图诊断：（1）窦性心律；（2）下壁导联异常Q波。

【解析】

陈旧性下壁心肌梗死的特征：额面和右侧面QRS环起始向量呈顺钟向运行，起始向上运行时间>25ms（48ms），起始向上向量振幅≥0.2mV（0.2mV），起始向上向左向量振幅≥0.3mV（1.35mV），额面QRS环最大向量位于左下方<10°（2°）。心电图中，QRS波群在Ⅱ、Ⅲ、aVF导联分别呈qrs型、qR型、qr型，q波时间分别为30ms、40ms、40ms，振幅均大于同导联R波的1/4，结合病史及冠脉造影检查，支持陈旧性下壁心肌梗死的诊断。

T环异常的特征：3个面T环振幅均分别<0.25mV和<0.20mV（额面0.24mV、横面0.23mV、右侧面0.09mV），QRS/T比值均>4（5.54、6.02、10.48），3个面的T环均未展开，结合病史及相关影像学检查，考虑缺血性改变。本例心电图T波未见明显异常。相对于心电图T波异常的诊断标准，心电向量图对T环异常的诊断指标较心电图多，对诊断心肌缺血的敏感性更高。

（熊田珍）

53 陈旧性前间壁心肌梗死、心肌缺血

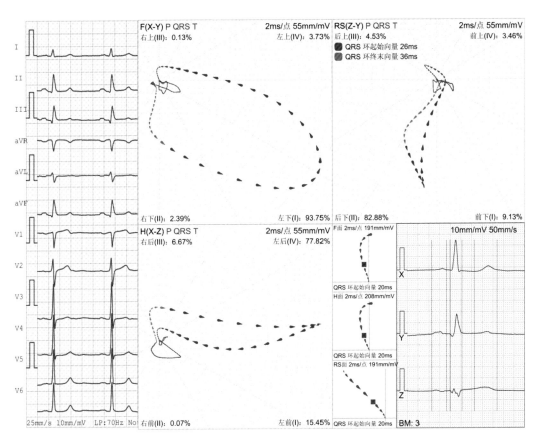

图53-1　十二导联心电图与心电向量图

【临床资料】

患者，男性，76岁。因胸闷就诊，行心电图和心电向量图检查。两个月前因"急性心肌梗死"住院植入"支架"治疗。冠状动脉造影：右冠状动脉次全闭塞，左冠状动脉左主干开口狭窄50%~60%，左前降支100%闭塞，左回旋支狭窄99%。心脏超声示：（1）左心室增大，左心收缩功能降低；（2）轻中度二尖瓣、主动脉瓣反流，轻度三尖瓣反流；（3）主动脉瓣退行性改变。

临床诊断：冠心病，陈旧性心肌梗死。

【心电向量图特征及诊断】

额面：P环最大向量位于左下方71°，振幅0.09mV。QRS环起始向量位于右上方，呈顺钟向运行，起始向上向量振幅0.1mV，起始向上向左向量振幅≥0.3mV（0.5mV），起始向上运行时间>25ms（36ms），环体呈顺钟向运行，最大向量位于左下方30°，振幅1.55mV，终末向量位于右下方。T环呈逆钟向运行，最大向量位于左下方26°，振幅<0.25mV（0.18mV），QRS/T比值>4（6.15），环体呈椭圆形，离心支与归心支呈等速运行。

横面：P环最大向量位于左后方<-25°（-33°），振幅0.07mV，环体呈"8"字形运行。QRS环起始向量位于右后方呈顺钟向运行，形成凹面向前的较大蚀缺，环体呈逆钟向运行，最大向量位于左后方-5°，振幅1.37mV，终末向量位于右后方。T环呈逆钟向运行，最大向量位于左前方38°，振幅<0.25mV（0.20mV），QRS/T比值>4（5.35），环体呈"V"字形，长/宽比值<2.5（1.51）。

右侧面：P环最大向量位于后下方111°，振幅0.09mV，环体呈顺钟向运行。QRS环起始向量位于后上方，呈顺钟向运行，起始向上向量振幅0.1mV，起始向上运行时间>25ms（36ms），环体呈顺钟向运行，最大向量位于后下方97°，振幅0.91mV，终末向量位于后下方。T环狭长，呈顺钟向运行，最大向量位于前下方31°，振幅<0.20mV（0.15mV）。

P环运行时间>115ms（126ms）。

心电向量图诊断：（1）左心房异常；（2）陈旧性前间壁心肌梗死；（3）提示陈旧性下壁心肌梗死；（4）T环呈缺血性改变。

【心电图特征及诊断】

P波：时间>115ms（126ms）。QRS波群：V₁呈QS型。T波：V₃导联低平。

P波：时间>115ms（126ms）。QRS波群：V_1呈QS型。T波：V_3导联低平。
心电图诊断：（1）窦性心律；（2）左心房异常；（3）T波低平改变。

【解析】

左心房异常的特征：P环运行时间>115ms（126ms），最大向量位于左后方<-25°（-33°），心电图中P波时间>115ms（126ms），符合左心房异常的特征。

陈旧性前间壁心肌梗死的特征：横面QRS环起始向量位于右后方呈顺钟向运行，形成凹面向前的较大蚀缺，为典型前间壁心肌梗死的特征，结合冠脉造影左前降支100%闭塞，支持陈旧性前间壁心肌梗死的诊断。心电图中，陈旧性心肌梗死的特征不明显。以上说明心电向量图对陈旧性心肌梗死的诊断优于心电图。

陈旧性下壁心肌梗死的特征：额面QRS环起始向上向左向量振幅≥0.3mV（0.5mV），起始向上运行时间>25ms（36ms），为下壁心肌梗死的特征，起始向上向量振幅<0.2mV（0.1mV），未达诊断标准。结合冠脉造影，右冠状动脉次全闭塞，左回旋支狭窄99%，不排除陈旧性下壁心肌梗死。

正常QRS环起始10~20ms向量多位于右前偏上或偏下，前间壁心肌梗死时该部分心肌坏死丧失除极能力，可导致起始10~20ms向量向后偏移，起始部可见凹面向前的蚀缺。下壁心肌梗死则表现为起始向量向上偏移呈顺钟向运行，起始向上向量振幅≥0.2mV，起始向上向左向量振幅≥0.3mV，起始向上运行时间>25ms等特征。本例符合典型前间壁心肌坏死起始向量向上偏移的特征，不排除下壁心肌梗死。

T环呈缺血性改变的特征：额面、横面和右侧面的T环振幅均分别<0.25mV和<0.20mV（0.18mV、0.20mV、0.15mV），QRS/T比值>4（6.15、5.35、4.47），横面T环的长/宽比值<2.5（1.51），额面离心支与归心支呈等速运行等，均为T环异常的心电向量图指标，结合患者胸闷症状及冠脉造影结果，考虑为心肌缺血。心电图中仅显示V₃导联T波低平。相对于心电图T波异常的诊断标准，心电向量图对T环异常的判断标准较多，对检出心肌缺血的敏感性高于心电图。

（龙佑玲　苏　勇）

54　急性下壁、前壁心肌梗死

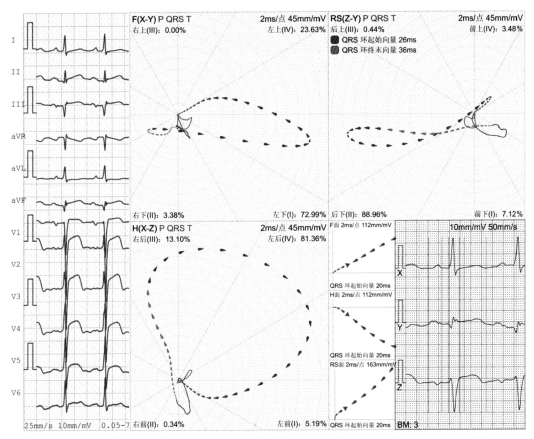

图54-1　十二导联心电图与心电向量图

【临床资料】

患者，男性，79岁。因"反复胸闷半年，左肩胛区疼痛25小时"入院。心脏超声：左房内径正常高限，室间隔基底段局限性增厚，前间隔、下壁间隔、左室前壁中段、尖端及心尖部运动减弱。冠脉造影：左冠优势型，左冠状动脉前降支近端99%长病变，植入支架1枚，左回旋支近段斑块。

临床诊断：（1）冠心病，急性下壁、前壁心肌梗死（Killip Ⅱ级）；（2）2型糖尿病。

【心电向量图特征及诊断】

额面：P环最大向量位于左下方58°，振幅0.16mV。QRS环起始向量位于左上方，呈顺钟向运行，起始向上向量振幅≥0.2mV（0.28mV），向上运行时间>25ms（38ms），向上向左向量振幅≥0.3mV（1.11mV），环体呈顺钟向运行，最大向量位于左下方12°，振幅1.37mV，QRS环不闭合，形成指向右下方99°的ST向量，振幅>0.1mV（0.12mV）。T环呈"8"字形运行，最大向量位于左下方63°，振幅0.26mV，QRS/T比值>4（5.19）。

横面：P环最大向量位于左后方<-25°（-37°），振幅>0.1mV（0.17mV），最大向后向量振幅>0.05mV（0.09mV），最大向后向量/最大向前向量>2（3）。QRS环起始向量位于左前方，环体呈逆钟向运行，最大向量位于左后方-34°，振幅1.5mV，QRS环不闭合，形成指向右前方96°的ST向量，振幅>0.1mV（0.19mV）。T环呈"U"字形，呈逆钟向运行，最大向量位于左前方74°，振幅0.34mV，QRS/T比值>4（4.37）。

右侧面：P环最大向量位于后下方120°，振幅0.15mV，最大向后向量振幅>0.05mV（0.09mV），最大向后向量/最大向前向量>2（3）。QRS环起始向量位于前上方，起始向上向量振幅≥0.2mV（0.28mV），向上运行时间>25ms（38ms），环体呈"8"字形运行，最大向量位于后下方171°，振幅1.31mV，QRS环不闭合，形成指向前下方33°的ST向量，振幅>0.1mV（0.22mV）。T环呈"U"字形，最大向量位于前下方35°，振幅0.39mV，QRS/T比值3.37。

P环运行时间>115ms（124ms），QRS环运行时间110ms，空间QRS环最大向量振幅1.54mV。

心电向量图诊断：（1）左心房异常；（2）急性下壁、前壁心肌梗死。

【心电图特征及诊断】

P波：时间>110ms（120ms），PtfV$_1$值<-0.04mm·s（-0.05mm·s）。QRS波群：Ⅱ、Ⅲ、aVF导联呈qRs、qR型，q波时间>40ms，振幅>同导联R波的1/4，V$_1$导联呈QS型，V$_2$~V$_6$导联呈rS型和Rs型。ST：Ⅱ、Ⅲ、aVF导联上移0.05~0.1mV，V$_1$~V$_5$导联上移0.1~0.4mV，V$_6$导联上移0.05mV，Ⅰ、aVL导联下移0.05mV。

心电图诊断：（1）左心房异常；（2）急性下壁、前壁心肌梗死。

【解析】

急性下壁心肌梗死的特征：额面QRS环起始向量位于左上方，呈顺钟向运行，起始向上向量振幅≥0.2mV（0.28mV），向上运行时间>25ms（38ms），起始向上向左向量振幅≥0.3mV（1.11mV），为下壁心肌坏死起始向量向上偏移的特征。该起始向量投影于下壁导联轴的负侧，形成异常q波。额面ST向量>0.1mV（0.12mV），方向指向右下方（下壁梗死区），投影于下壁导联轴的正侧形成ST段上移，投影于Ⅰ、aVL导联轴的负侧，形成ST段下移的对应性改变，此为心肌损伤的心电向量图和心电图特征。T环形状异常、QRS/T比值增大，为心肌缺血的特征。根据以上缺血、损伤和坏死的心电学特征，结合病史及冠脉造影结果，支持急性下壁心肌梗死的诊断。

急性前壁心肌梗死的特征：横面ST向量>0.1mV（0.19mV），方向指向右前方（前壁缺血损伤区），投影于V$_1$~V$_6$导联轴的正侧形成ST段上移。横面和右侧面的T环呈"U"字形，横面QRS/T比值>4（4.37）。在心电向量图和心电图上仅表现为缺血、损伤的特征，无前壁心肌坏死的特征，与传统前壁心肌梗死的心电向量图诊断标准不符，但结合冠脉造影和心电学特征以及参考《急性ST段抬高型心肌梗死诊断和治疗指南（2019）》，仍应考虑诊断急性前壁心肌梗死。

左心房异常的特征：P环较正常更偏后方，最大向后向量振幅>0.05mV（0.09mV），最大向后向量/最大向前向量>2，运行时间延长>115ms，符合左心房异常的特征。

（龙佑玲　苏　勇　刘　明）

55 急性下后壁心肌梗死、完全性右束支阻滞、左前分支阻滞

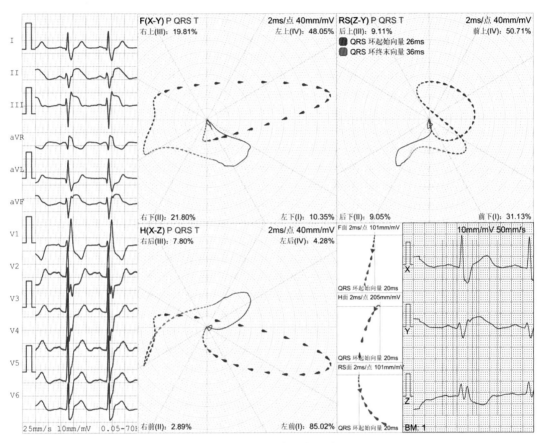

图55-1 十二导联心电图与心电向量图

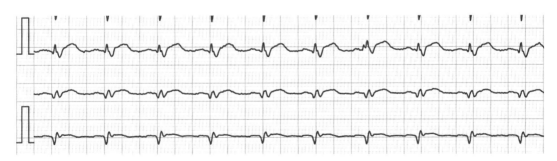

图55-2 后壁导联（V₇~V₉）加长描记心电图

【临床资料】

患者，男性，56岁。因"胸闷、胸痛1天"入院。冠脉造影：右冠脉中段狭窄50%，

左主干正常，前降支狭窄50%，左回旋支近段狭窄30%、远段闭塞，植入支架1枚。

　　临床诊断：急性下后壁心肌梗死。

　　【心电向量图特征及诊断】

　　额面：QRS环起始向量位于右下方，环体呈逆钟向运行，最大向量位于左上方<10°（−11°），振幅1.43mV，左上面积48%，终末部传导延缓，时间>35ms，QRS环不闭合，形成指向左下方的ST向量，振幅>0.1mV（0.45mV）。T环呈逆钟向运行，最大向量位于左下方44°，振幅0.61mV，长/宽比值<2.5（1.7）。

　　横面：QRS环起始向量位于右前方，环体呈逆钟向运行，最大向量位于左前方17°，振幅1.46mV，向前面积>50%（88%），终末部传导延缓，时间>35ms，于右前方形成运行缓慢扭曲的附加环，QRS环不闭合，形成指向左后方的ST向量，振幅>0.1mV（0.26mV）。T环呈顺钟向运行，最大向量位于左后方−39°，振幅0.59mV，长/宽比值<2.5（2.01）。

　　右侧面：QRS环起始向量位于前下方，环体呈逆顺"8"字形运行，最大向量位于前下方41°，振幅0.55mV，向前面积>50%（83%），终末部传导延缓，时间>35ms，QRS环不闭合，形成指向后下方的ST向量，振幅>0.1mV（0.51mV）。T环呈逆钟向运行，最大向量位于后下方126°，振幅0.63mV，长/宽比值3.34。

　　QRS环运行时间>120ms（144ms），空间QRS环最大向量振幅1.48mV。

　　心电向量图诊断：（1）急性下后壁心肌梗死；（2）完全性右束支阻滞；（3）左前分支阻滞。

　　【心电图特征及诊断】

　　QRS波群：时间>120ms（144ms），心电轴−59°，V_1导联呈rsR′型，V_4~V_6、Ⅰ、aVL导联呈Rs、RS、qRs型，S波增宽，Ⅱ、Ⅲ、aVF导联呈rs、rS型，$S_{Ⅲ}$>$S_{Ⅱ}$，V_7~V_9导联呈qrs型，q波时间≥40ms，振幅>同导联R波的1/4。ST段：Ⅱ、Ⅲ、aVF导联弓背上移0.2~0.4mV，V_7~V_9导联上移0.1~0.15mV，V_1~V_3导联下移0.2~0.3mV。

　　心电图诊断：（1）急性下后壁心肌梗死；（2）完全性右束支阻滞；（3）左前分支阻滞。

　　【解析】

　　急性下后壁心肌梗死的特征：3个面的T环呈"U"字形，额面和横面的T环长/宽比值分别<2.5（1.7和2.01），横面T环运行方向异常等，为心肌缺血的特征。3个面的ST向量异常增大，分别>0.1mV（0.45mV、0.26mV、0.51mV），其方向指向缺血损伤区（左后下）。异常增大的ST向量投影于Ⅱ、Ⅲ、aVF导联轴和V_7~V_9导联轴的正侧形成弓背上移的ST段，投影于V_1、V_2导联轴的负侧形成ST段下移的对应性改变，提示下后壁心肌损伤。横面QRS环体前移，向前面积>总面积的50%（83%），投影于V_7~V_9导联轴的负侧形成异常q波，此为后壁心肌坏死的特征，结合临床和冠脉造影结果，支持急性下后壁心肌梗死的诊断。

　　急性冠状动脉闭塞，引起相应供血部位的心肌发生缺血、损伤和坏死。在心电图和心电向量图上可同时出现心肌缺血、损伤和坏死的心电学改变，并具有一定演变规律，为急性心肌梗死的心电学特征。心肌缺血在心电向量图上表现为T环异常；心肌损伤则表现为ST向量增大并指向缺血损伤区；心肌坏死常出现起始向量向坏死心肌的对侧偏移，后壁心肌坏死表现为QRS环体前移。本例符合急性后壁心肌梗死的特征。在心电图和心电向量图上仅表现下壁心肌缺血和心肌损伤的特征，无起始向量向上偏移的下壁心肌坏死改变，与传统的下壁心肌梗死心电向量图诊断标准不符，但结合临床和心电图特征以及参考《急性ST段抬高型心肌梗死诊断和治疗指南（2019）》，仍应考虑诊断为急性下后壁心肌梗死。

完全性右束支阻滞合并左前分支阻滞的特征： QRS环时间延长＞120ms（144ms）。3个面的QRS环终末部运行缓慢，时间＞35ms，横面环体呈逆钟向运行，终末部于右前方形成运行缓慢扭曲的附加环，符合完全性右束支阻滞的心电向量图特征。QRS波时间＞120ms（144ms），V_1导联呈rsR′型，V_4~V_6、Ⅰ、aVL导联呈Rs、RS、qRs型，S波增宽切迹，符合完全性右束支阻滞的心电图特征。

额面环体呈逆钟向运行，最大向量角度＜10°（–11°），为左前分支阻滞的特征，左上面积＜50%（48%），未达到诊断标准，考虑与右束支阻滞环体向右牵拉致左上面积相对减少有关，结合心电图及临床资料，支持左前分支阻滞的诊断。

（龙佑玲　苏　勇　刘　明）

56 下壁及前间壁心肌梗死、左心室肥大伴 ST-T改变

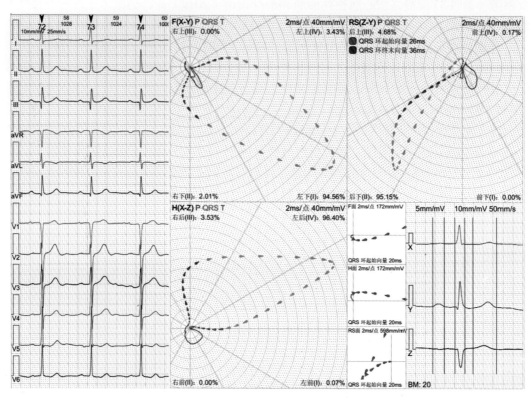

图56-1 下壁及前间壁心肌梗死、左心室肥大伴ST-T改变

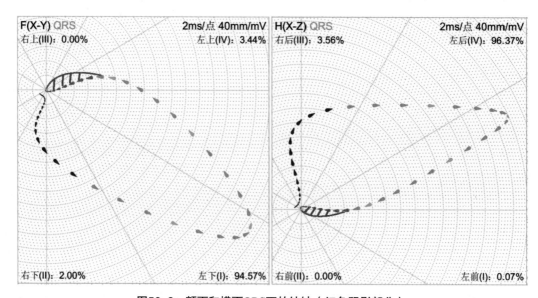

图56-2 额面和横面QRS环的蚀缺（红色阴影部分）

【临床资料】

患者，男性，76岁。因"心前区不适、胸闷1月余"就诊。高血压病史20余年，脑梗死病史15余年，心肌梗死病史10余年。血压170/110mmHg。心脏彩超示：（1）左心房增大；（2）左心室增大；（3）左心室下壁运动异常。冠状动脉造影示：冠脉分布呈右冠优势，右冠状动脉（RCA）全程弥漫性狭窄，最重约45%。左前降支（LCA）近中段闭塞，于闭塞处植入支架1枚。介入开通后显示左前降支沿前壁走行至心尖部后绕行到心底。左回旋支（LCX）全程弥漫性狭窄，最重约50%。

临床诊断：（1）冠心病，陈旧性心肌梗死；（2）高血压病；（3）脑梗死。

【心电向量图特征及诊断】

额面：QRS环起始向量位于左下方急转左上方，先呈逆钟向运行而后呈顺钟向运行，起始向上运行时间>25ms（34ms），起始向上向左向量振幅≥0.3mV（0.86mV），起始部可见一个凹面向上的蚀缺，QRS环最大向量位于左下方34°，环体呈顺钟向运行，振幅>2.0mV（2.19mV）。T环最大向量位于左下方>55°（61°），环体呈"U"形逆钟向运行，振幅0.3mV，QRS/T比值>4（7.36）。ST向量0.07mV。

横面：QRS环起始向量位于右后方急转左后方，呈顺钟向运行，起始部可见一个凹面向前的蚀缺，最大向量位于左后方–24°，环体呈逆钟向运行，振幅2.0mV。T环最大向量位于左前方>60°（73°），环体呈逆钟向运行，振幅<0.25mV（0.19mV），QRS/T比值>4（10.37）。ST向量0.06mV。

右侧面：QRS环最大向量位于后下方125°，环体呈"8"字形运行，振幅1.54mV。T环最大向量位于前下方7°，环体呈"U"形顺钟向运行，振幅0.3mV。QRS/T比值>4（5.22）。

P环时间>110ms（118ms），空间QRS环最大向量振幅>2.0mV（2.34mV）。

心电向量图诊断：（1）左心房肥大；（2）左心室肥大伴ST-T改变；（3）陈旧性下壁及前间壁心肌梗死。

【心电图特征及诊断】

P波：时间>110ms（118ms）。QRS波群：Ⅱ导联呈R型，Ⅲ、aVF导联呈qR型，Ⅲ导联q波振幅>1/4R，aVR、V₁导联呈QS型。T波：Ⅰ、V₅、V₆导联低平，aVL导联倒置。

心电图诊断：（1）左心房肥大；（2）Ⅲ、aVF导联呈qR型，V₁导联呈QS型；（3）心肌缺血。

【解析】

左心房肥大的特征：患者心脏彩超示左心房增大，P环时间>115ms（118ms），考虑左心房肥大。

左心室肥大伴ST-T改变的特征：额面QRS环最大向量位于左下方34°，环体呈顺钟向运行，振幅>2.0mV（2.19mV）。T环位于左下方>55°（61°），环体呈"U"形逆钟向运行，振幅0.3mV。QRS/T比值>4（7.36）。ST向量0.07mV。横面QRS环最大向量位于左后方-24°，环体呈逆钟向运行，振幅2.0mV。T环位于左前方＞60°（73°），环体呈逆钟向运行，振幅＜0.25mV（0.19mV）。QRS/T比值＞4（10.37）。ST向量0.06mV。右侧面QRS环最大向量位于后下方125°，环体呈"8"字形运行，振幅1.54mV。T环位于前下方7°，环体呈"U"形顺钟向运行，振幅0.3mV。QRS/T比值＞4（5.22）。额面、横面的QRS环最大向量振幅、空间QRS环最大向量振幅均＞2.0mV，ST向量位于右前上方。以上符合A型左心室肥大伴ST-T改变的心电向量图特征。患者心脏彩超支持左心室肥大的诊断。

下壁及前间壁心肌梗死的特征：额面QRS环起始向量位于下方急转左上方先呈逆钟向运行而后呈顺钟向运行，起始向上运行时间＞25ms（34ms），起始向上向左向量振幅≥0.3mV（0.86mV），起始部可见一个凹面向上的蚀缺（图56-2）。横面QRS环起始向量位于右后方急转左后方呈顺钟向运行，起始部可见一个凹面向前的蚀缺（图56-2），最大向量位于左后方-24°，环体呈逆钟向运行。以上符合下壁及前间壁心肌梗死的心电向量图特征。

本例心电图不符合左心室肥大、下壁及前间壁心肌梗死表现，说明心电图在诊断左心室肥大、陈旧性下壁及前间壁心肌梗死时，存在着一定的局限性，而心电向量图在诊断部分左心室肥大、陈旧性下壁及前间壁心肌梗死时优于心电图。心电图上，Ⅲ、aVF导联呈qR型，V₁导联呈QS型，如诊断陈旧性下壁及前间壁心肌梗死时，可能会引起较大争议。

本例冠脉造影示左冠状动脉前降支近中段闭塞，介入开通后显示左前降支沿前壁走行至心尖部后绕行到心底（也称长左前降支），支持前间壁及下壁心肌梗死的诊断。本例心电向量图结论与患者临床诊断及冠脉造影结论相符。

（潘 月 潘 登 赵 森）

57　急性广泛前壁心肌梗死

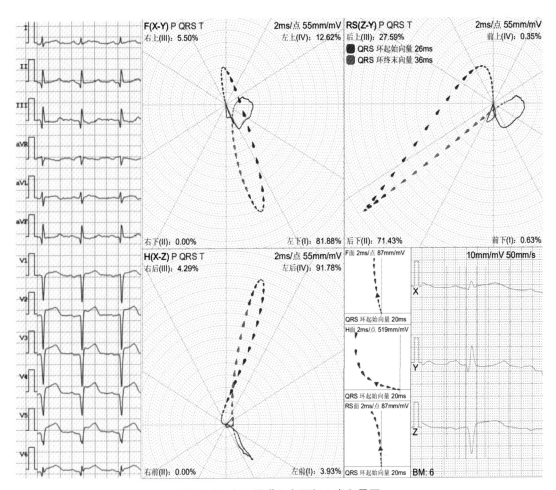

图57-1　十二导联心电图与心电向量图

【临床资料】

患者，女性，62岁。因"胸痛、胸闷7小时"就诊。既往有高血压病史5年。冠状动脉造影示：右冠优势型，右冠中段狭窄约80%，左主干、回旋支未见明显狭窄，前降支近端完全闭塞，TIMI血流0级。超敏肌钙蛋白4.94ng/mL，肌红蛋白783.87ng/mL，cK-MB 145.86ng/mL。

临床诊断：（1）急性广泛前壁心肌梗死；（2）高血压2级，极高危组。

【心电向量图特征及诊断】

额面： QRS环起始向量位于右上方，呈顺钟向运行，起始向上向量振幅≥0.2mV（0.28mV），起始向上运行时间>25ms（34ms），环体呈顺钟向运行，最大向量位于左下方72°，振幅0.83mV。T环呈顺钟向运行，最大向量位于左下方4°，振幅<0.25mV（0.22mV），长/宽比值<2.5（0.97）。ST向量位于左上方-14°，振幅0.1mV。

横面：QRS环起始向量位于右后方，环体呈顺逆"8"字形运行，起始向右运行时间>22ms（26ms），最大向量位于左后方-75°，振幅1.10mV。T环呈逆钟向运行，最大向量位于左前方50°，振幅0.33mV，QRS-T夹角>60°（124°）。ST向量位于左前方56°，振幅>0.1mV（0.17mV）。

右侧面：QRS环起始向量位于后上方，环体呈逆钟向运行，最大向量位于后下方143°，振幅1.32mV。T环呈顺钟向运行，最大向量位于前下方8°，振幅0.26mV。QRS/T比值>4（5.1），长/宽比值<2.5（1）。ST向量位于前上方-9°，振幅>0.1mV（0.15mV）。

心电向量图诊断：（1）急性广泛前壁心肌梗死；（2）提示急性下壁心肌梗死。

【心电图特征及诊断】

QRS波群：V_1~V_5导联呈QS型，V_6导联呈QR型，Ⅱ、Ⅲ、aVF导联呈qR型。ST：V_1~V_6导联上移0.1~0.3mV，Ⅰ、aVL导联上移0.05~0.08mV。

心电图诊断：（1）窦性心律；（2）急性广泛前壁心肌梗死；（3）下壁导联异常Q波，提示下壁心肌梗死。

【解析】

急性广泛前壁心肌梗死的特征：横面起始向前向量消失，起始向量位于右后方，起始向右运行时间>22ms（26ms），QRS环最大向量位于左后方-75°。QRS-T夹角>60°（124°），ST向量位于左前方，振幅>0.1mV（0.17mV），结合临床和冠脉造影，支持急性广泛前壁心肌梗死的诊断。

急性下壁心肌梗死的特征：额面QRS环起始向上向量振幅≥0.2mV（0.28mV），起始向上运行时间>25ms（34ms），T环长/宽比值<2.5（0.97），不排除下壁心肌梗死的存在。

广泛前壁心肌梗死的罪犯血管为左主干或左前降支近端。心肌梗死范围较广，常累及前间隔、前壁和侧壁心肌，累及部位的心肌因除极能力减弱或消失，导致起始向量以及环体向对侧（右后方）移位，投影于心电导联轴形成胸前导联以及高侧壁导联的异常Q波。急性期因损伤电流的形成，可出现指向梗死区（左前方）的ST向量，投影于心电导联轴上形成胸导联及高侧壁导联的ST段上移。

本例患者经冠脉造影明确为左前降支近段完全闭塞。有报道，左前降支发育过长，可形成包绕心尖型左前降支，其发生闭塞时，心肌梗死可累及下壁。该患者额面的起始向量向上移位明显增大，心电图下壁导联可见明显异常Q波，不排除心肌梗死累及下壁。

（梁 印）

58　下壁心肌梗死（累及后侧壁）、下壁心肌缺血

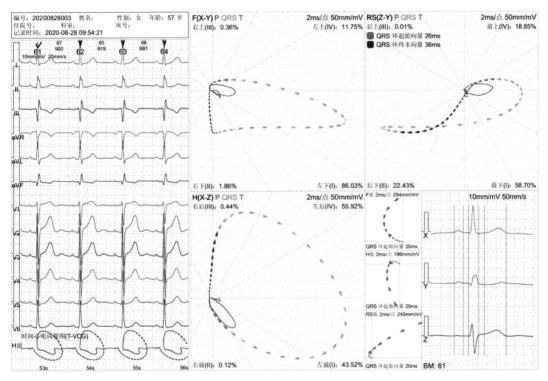

图58-1　十二导联心电图与心电向量图

【临床资料】

患者，女性，57岁。因"阵发性心前区不适1周余，加重半小时"就诊。半小时前劳累后上述症状加重，持续不缓解。心肌肌钙蛋白Ⅰ＞32ng/mL。冠脉造影示：右冠状动脉（RCA）中远段闭塞，于病变部位植入支架1枚。

临床诊断：冠心病，心肌梗死。

【心电向量图特征及诊断】

额面：QRS环起始向量位于右上方，呈顺钟向运行，起始向上运行时间＞25ms（36ms），起始向上向量振幅0.12mV，起始向上向左向量振幅≥0.3mV（0.81mV），起始上向指数＞0.2（0.27），QRS环最大向量位于左下方12°，环体呈顺钟向运行，振幅1.45mV。T环最大向量位于左下方＜25°（2°），环体呈顺钟向运行，振幅＜0.25mV（0.24mV）。ST向量位于右上方，振幅0.03mV。

横面：QRS环起始向量位于右后急转左前方，呈逆钟向运行，前向运行时间50ms，左前面积44%，最大向前向量＞0.5mV（0.62mV），前向指数0.7，QRS环最大向量位于左前方12°，环体呈逆钟向运行，振幅1.44mV。T环最大向量位于左前方52°，呈逆钟向运

行，振幅0.37mV。ST向量位于右前方，振幅0.06mV。

右侧面： QRS环起始向量位于后上急转前上方，呈顺钟向运行，起始向上运行时间＞25ms（36ms），起始向上向量振幅0.12mV，起始上向指数＞0.2（0.27），环体呈扭曲"8"字形运行，最大向量位于后下方157°，振幅0.97mV。T环最大向量位于前上方-6°，呈顺钟向运行，振幅0.3mV。ST向量位于前上方，振幅0.06mV。

心电向量图诊断：（1）下壁心肌梗死（累及后侧壁）；（2）下壁心肌缺血。

【心电图特征及诊断】

QRS波群：Ⅱ、Ⅲ导联呈qR型，aVF导联呈QR型，V₁导联呈rS型，V₂~V₄导联呈qRS型。T波：Ⅱ导联低平，Ⅲ、aVF导联倒置。

心电图诊断：（1）提示下壁心肌梗死；（2）提示下壁心肌缺血。

【解析】

下壁心肌梗死的特征： 额面QRS环起始向量位于右上方呈顺钟向运行，起始向上运行时间＞25ms（36ms），起始向上向量振幅0.12mV，起始向上向左向量振幅≥0.3mV（0.81mV），起始上向指数＞0.2（0.27），QRS环最大向量位于左下方12°，环体呈顺钟向运行。T环最大向量位于左下方＜25°（2°），环体呈顺钟向运行，振幅＜0.25mV（0.24mV），ST向量位于右上方，振幅0.03mV。符合下壁心肌梗死的心电向量图特征。横面QRS环起始向量位于右后急转左前呈逆钟向运行，前向运行时间50ms，前向面积占总面积的44%，最大向前向量＞0.5mV（0.62mV），前向指数0.7，QRS环最大向量位于左前方12°，环体呈逆钟向运行，T环最大向量位于左前方52°呈逆钟向运行，振幅0.37mV，ST向量位于右前方，振幅0.06mV，3个面的T环均呈"U"形，符合急性下壁心肌梗死（累及后侧壁）心电向量图特征。在心电图上，Ⅱ、Ⅲ导联呈qR型，aVF导联呈QR型。Ⅱ导联T波低平，Ⅲ、aVF导联T波倒置。V₁导联呈rS型，V₂~V₄导联呈qRS型。下壁及后壁心肌梗死的表现均不典型，说明心电图诊断下壁心肌梗死时，存在着一定的局限性。结合临床资料急性期可能性大。横面QRS环起始向量位于右后急转左前呈逆钟向运行，V₁导联呈rS型，V₂~V₄导联呈qRS型，不能完全排除左中隔支阻滞的存在。

下壁心肌缺血的特征： 额面T环最大向量位于左下方＜25°（2°），环体呈顺钟向运行，振幅＜0.25mV（0.24mV），ST向量位于右上方，振幅0.03mV。横面T环最大向量位于左前方52°，呈逆钟向运行，振幅0.37mV，ST向量位于右前方，振幅0.06mV。右侧面T环最大向量位于前上方-6°，呈顺钟向运行，振幅0.3mV，ST向量位于前上方，振幅0.06mV，符合下壁心肌缺血的心电向量图特征。在心电图上，Ⅱ导联T波低平，Ⅲ、aVF导联T波倒置，符合下壁心肌缺血的心电图特征。

（潘 月 潘 登 赵 森）

59 陈旧性下壁心肌梗死（累及后侧壁）、心肌缺血

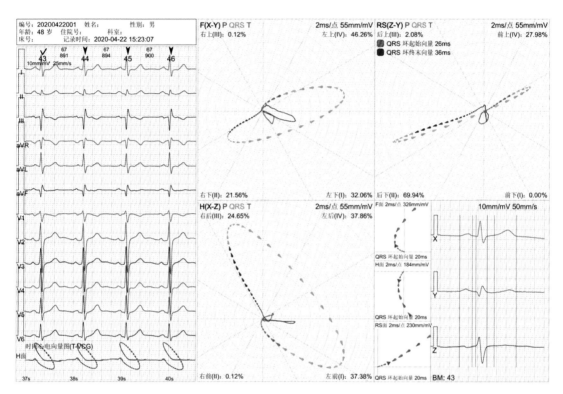

图59-1 十二导联心电图与心电向量图

【临床资料】

患者，男性，48岁。因"阵发性心前区不适半年余，劳累后加重1月"入院。两年前患心肌梗死。冠脉造影示：右冠状动脉（RCA）近中段闭塞，植入支架1枚。

临床诊断：冠心病，陈旧性心肌梗死。

【心电向量图特征及诊断】

额面：QRS环起始向量位于右上方急转左上方，呈顺钟向运行，起始向上运行时间＞25ms（50ms），起始向上向量振幅≥0.2mV（0.23mV），起始上向指数＞0.2（0.7），QRS环最大向量位于左上方–12°，环体呈顺钟向运行，振幅0.79mV。T环最大向量位于左下方＜25°（16°）呈顺钟向运行，环体呈"U"形，振幅0.32mV。

横面：QRS环起始向量位于右前方，呈逆钟向运行，向前运行时间＞40ms（52ms），左前面积37%，最大向前向量0.45mV，QRS环R向量位于左前方＞20°（32°），环体呈逆钟向运行，最大向量（终末向量）位于右后方–108°，振幅0.92mV。T

环最大向量位于左前方＜10°（6°），呈线形，振幅0.31mV。

右侧面：QRS环起始向量位于前上方，呈顺钟向运行，起始向上运行时间＞25ms（50ms），起始向上振幅≥0.2mV（0.23mV），环体呈顺钟向运行，最大向量位于后下方162°，振幅0.92mV。T环最大向量位于前下方76°，呈"8"字形运行，振幅＜0.20mV（0.1mV）。

P环时间＞115ms（136ms）。

心电向量图诊断：（1）左心房异常；（2）陈旧性下壁心肌梗死（累及后侧壁心肌）；（3）心肌缺血。

【心电图特征及诊断】

P波：时间＞115ms（136ms）。QRS波群：Ⅱ、Ⅲ、aVF导联呈qR型，q波振幅＞1/4R波，V$_2$、V$_3$导联呈RS型。T波：Ⅱ导联低平，Ⅲ导联倒置，aVF导联平坦。

心电图诊断：（1）左心房异常；（2）陈旧性下壁心肌梗死；（3）提示下壁心肌缺血。

【解析】

陈旧性下壁心肌梗死的特征：额面QRS环起始向量位于右上方急转左上方，呈顺钟向运行，起始向上运行时间＞25ms（50ms），起始向上向量振幅≥0.2mV（0.23mV），起始上向指数＞0.2（0.7），QRS环最大向量位于左上方-12°，环体呈顺钟向运行，振幅0.79mV，T环位于左下方＜25°（16°），环体呈"U"形，环体呈顺钟向运行，振幅0.32mV，符合陈旧性下壁心肌梗死的心电向量图特征。横面QRS环起始向量位于右前方，呈逆钟向运行，向前运行时间＞40ms（52ms），左前面积37%，最大向前向量0.45mV，QRS环R向量位于左前方＞20°（32°），环体呈逆钟向运行，考虑下壁心肌梗死累及后侧壁。

在心电图上，后侧壁心肌梗死的表现不明显，说明心电图在诊断下壁心肌梗死（累及后侧壁）时，存在着一定的局限性。本例冠脉造影支持心肌梗死的诊断。

心肌缺血的特征：额面T环最大向量位于左下方＜25°（16°），呈顺钟向运行，环体呈"U"形，横面T环最大向量位于左前方＜10°（6°），呈线形，右侧面T环最大向量位于前下方76°，呈"8"字形运行，振幅＜0.20mV（0.1mV），符合心肌缺血的心电向量图特征。

（潘月 潘登 赵森）

60　陈旧性前间壁心肌梗死、左心室肥大伴ST-T改变

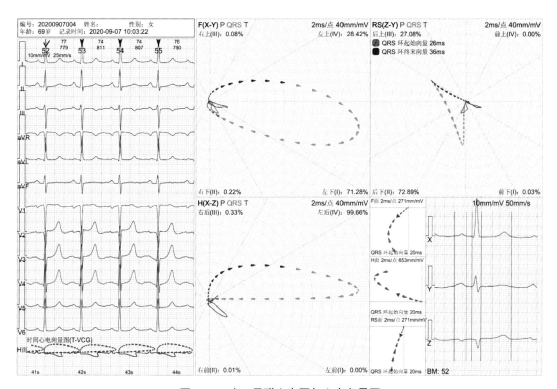

图60-1　十二导联心电图与心电向量图

【临床资料】

患者，女性，69岁。因"间断胸闷、心前区不适1年，1周前胸闷、心前区不适再发，伴头晕、乏力，症状反复发作"就诊。高血压病史20余年。血压180/108mmHg。心脏超声提示：（1）左心房及左心室增大；（2）主动脉瓣少—中量反流。冠脉造影示：左前降支近段闭塞。

临床诊断：（1）冠心病，不稳定型心绞痛；（2）高血压病。

【心电向量图特征及诊断】

额面：QRS环最大向量位于左下方10°，环体呈逆钟向运行，振幅＞2.0mV（2.01mV）。T环最大向量位于左下方＜25°（18°），环体呈逆钟向运行，振幅0.25mV，QRS/T比值＞4（8）。

横面：QRS环起始向量位于右后方，呈顺钟向运行，离心支可见一个较明显的凹面向前的蚀缺，环体呈逆钟向运行，最大向量位于左后方-4°，振幅1.98mV。T环最大向量

位于左前方41°，环体呈逆钟向运行，振幅0.31mV，QRS/T比值>4（6.4）。

右侧面：QRS环起始向量位于后下方，呈逆钟向运行，可见一个凹面向前的蚀缺，最大向量位于后下方94°，振幅0.57mV。T环最大向量位于前下方<30°（21°），环体呈"8"字形运行，振幅0.22mV。

P环时间>115ms（126ms），空间QRS环最大向量振幅>2.0mV（2.01mV）。

心电向量图诊断：（1）左心房肥大；（2）左心室肥大伴ST-T改变；（3）陈旧性前间壁心肌梗死。

【心电图特征及诊断】

P波时间>115ms（126ms）。QRS波群：V_1、V_2导联呈QS型，V_3、V_4导联呈qRS型，Ⅰ导联R波振幅1.45mV，aVL导联R波振幅1.18mV，$R_{V_5}+S_{V_1}$>3.5mV（3.73mV）。T波：Ⅱ导联低平，Ⅲ导联倒置，aVF导联平坦。

心电图诊断：（1）左心房肥大；（2）左心室肥大；（3）陈旧性前间壁心肌梗死；（4）下壁心肌缺血。

【解析】

陈旧性前间壁心肌梗死的特征：横面QRS环起始向量位于右后方，呈顺钟向运行，离心支可见一个较明显的凹面向前的蚀缺，环体呈逆钟向运行，最大向量位于左后方-4°，符合陈旧性前间壁心肌梗死的心电向量图特征。横面QRS环起始向量位于右后方，考虑前间壁心肌梗死累及侧壁。心电图上，V_1、V_2导联呈QS型，V_3、V_4导联呈qRS型，符合陈旧性前间壁心肌梗死的心电图特征。

左心室肥大伴ST-T改变：额面QRS环最大向量位于左下方10°，环体呈逆钟向运行，振幅>2.0mV（2.01mV）。T环位于左下方<25°（18°），环体呈逆钟向运行，振幅0.25mV。QRS/T比值>4（8）。横面QRS环呈逆钟向运行，最大向量位于左后方-4°，振幅1.98mV。T环位于左前方41°，环体呈逆钟向运行，振幅0.31mV。QRS/T比值>4（6.4）。右侧面T环位于前下方<30°（21°），环体呈"8"字形运行，振幅0.22mV。空间QRS环最大向量振幅>2.0mV（2.01mV）。以上符合左心室肥大伴ST-T改变的心电向量图特征。心电图上，$R_{V_5}+S_{V_1}$>3.5mV（3.73mV），符合左心室肥大的心电图特征。

（潘　月　潘　登　赵　森）

61 陈旧性下侧壁心肌梗死

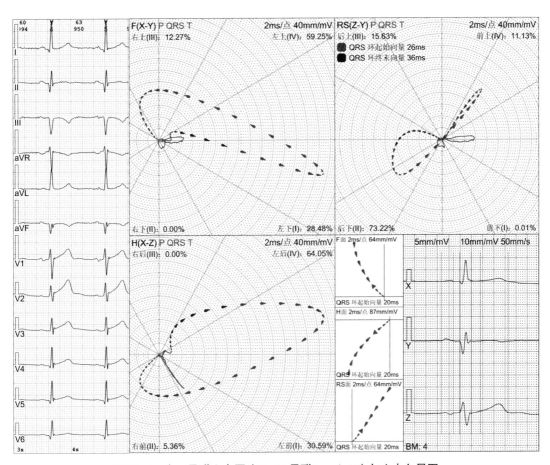

图61-1 十二导联心电图（V₂~V₆导联5mm/mV）与心电向量图

【临床资料】

患者，男性，38岁。因"反复胸痛2个月"入院。4个月前因"急性下壁心肌梗死"行PCI术，植入支架1枚。入院冠状动脉造影：右冠近中段节段性斑块，狭窄50%~60%，远段可见支架影通畅。前降支远段狭窄95%，植入支架1枚。回旋支近端狭窄95%，行药物球囊植入治疗。心脏超声：左室下壁中段及心尖部、前壁心尖段运动幅度减低。

临床诊断：冠心病，陈旧性下壁心肌梗死。

【心电向量图特征及诊断】

额面：QRS环起始向量位于右上方，呈顺钟向运行，起始向右向量振幅＞0.16mV（0.22mV），向右运行时间＞22ms（30ms），起始向上向量振幅≥0.2mV（0.56mV），向上运行时间＞25ms（46ms），起始向上向左向量振幅≥0.3mV（1.3mV），环体呈顺钟向运行，最大向量位于左下方11°，振幅1.84mV，终末向量反折，尖端凸向左下方。T环呈逆钟向运行，最大向量位于左上方-4°，振幅0.27mV，QRS/T比值>4（6.72）。

横面：QRS环起始向量位于右前方，呈逆钟向运行，起始向右向量振幅>0.16mV（0.22mV），向右运行时间>22ms（30ms），起始右前向量振幅>0.18mV（0.35mV），环体呈逆钟向运行，最大向量位于左后方-13°，振幅1.84mV，终末向量反折，尖端凸向左前方。T环呈顺钟向运行，最大向量位于左前方53°，振幅0.45mV。

右侧面：QRS环起始向量位于前上方，呈顺钟向运行，起始向上向量振幅≥0.2mV（0.56mV），向上运行时间>25ms（46ms），环体呈"8"字形运行，最大向量位于前上方-50°，振幅0.69mV。T环呈逆钟向运行，最大向量位于前上方-2°，振幅0.36mV。

心电向量图诊断：（1）陈旧性下侧壁心肌梗死；（2）T环异常，提示心肌缺血。

【心电图特征及诊断】

QRS波群：Ⅱ、Ⅲ、aVF导联呈qrs型和QS型，V_4~V_6导联呈qRs型，q波时间20~40ms，V_3~V_5导联J波（振幅约0.1mV，时间20ms）。T波：Ⅱ、Ⅲ、aVF、V_6导联倒置、低平。ST：V_4、V_5导联上移0.05~0.1mV。

心电图诊断：（1）窦性心律；（2）陈旧性下侧壁心肌梗死。

【解析】

陈旧性下侧壁心肌梗死的特征：额面QRS环起始向量位于右上方，呈顺钟向运行，起始向上向量振幅≥0.2mV（0.56mV），向上运行时间>25ms（46ms），起始向上向左向量振幅≥0.3mV（1.3mV），为下壁心肌坏死起始向量向上偏移的特征。该起始向量投影于Ⅱ、Ⅲ、aVF导联轴的负侧形成异常q波。横面起始向右向量振幅>0.16mV（0.22mV），向右运行时间>22ms（30ms），起始右前向量振幅>0.18mV（0.35mV），为心肌梗死累及侧壁致起始向量向右增大的特征。向右增大的起始向量投影于V_4~V_6导联轴的负侧形成异常q波。结合临床病史、冠脉造影，以及心脏超声结果，支持陈旧性下侧壁心肌梗死的诊断。

鉴别诊断：起始向右向量振幅>0.16mV（0.22mV）、向右运行时间>22ms（30ms）、起始右前向量振幅>0.18mV（0.35mV）等起始向量向右增大的特征，应与室间隔肥厚相鉴别。室间隔肥厚多见于高血压病。因室间隔增厚使起始由左后指向右前的室间隔除极向量增大，表现为起始向右向量振幅和起始右前向量振幅增大、时间延长，病史及影像学检查可资鉴别。一般若起始向量向右增大的特征出现于下壁心肌梗死的基础上，多考虑下壁心肌梗死累及侧壁。

T环异常的特征：3个面T环运行方向与QRS环相反，额面QRS/T比值>4，结合临床及冠脉造影结果，考虑心肌缺血。

（龙佑玲　王　锐）

62　陈旧性下后侧壁心肌梗死

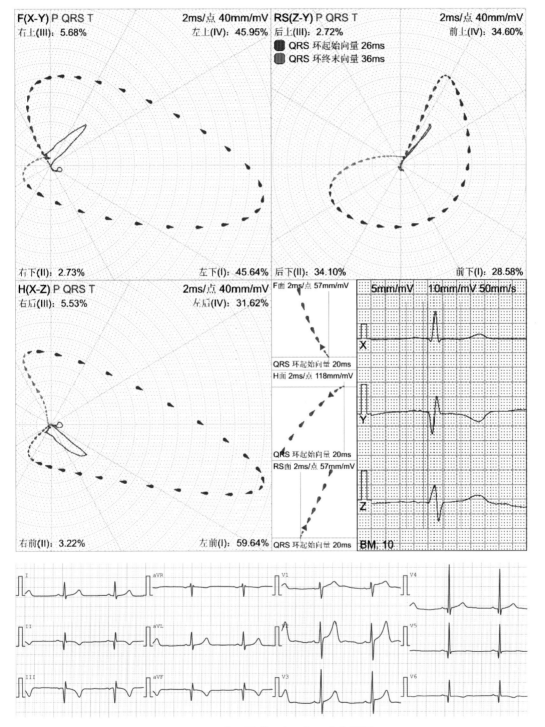

图62-1　十二导联心电图与心电向量图

【临床资料】

患者，男性，60岁。因"急性心肌梗死"于4年前在外院植入支架1枚，冠脉造影结果：右冠状动脉优势型，右冠状动脉100%闭塞，前降支近端、中段狭窄40%~50%，回旋支近端狭窄30%。现门诊就诊定期复查。心脏超声示：左心房扩大，左心室下壁、后壁运动稍减弱，左心室舒张功能减退。

临床诊断：冠心病，陈旧性心肌梗死。

【心电向量图特征及诊断】

额面：P环最大向量角度<45°（23°），振幅0.11mV。QRS环起始向量位于右上方呈顺钟向运行，起始向上向量振幅≥0.2mV（0.8mV），起始向上运行时间>25ms（44ms），起始向上向左向量振幅≥0.3mV（1.72mV），起始向右向量振幅>0.16mV（0.25mV），起始向右运行时间>22ms（30ms），环体呈顺钟向运行，最大向量位于左下方10°，振幅1.89mV。T环最大向量位于左上方-48°，振幅0.47mV，QRS/T比值>4（4.05）。

横面：P环最大向量角度-5°，振幅0.1mV。QRS环起始向量位于右前方呈逆钟向运行，起始向右向量振幅>0.16mV（0.25mV），起始右前向量振幅>0.18mV（0.33mV），起始向右运行时间>22ms（30ms），环体呈逆钟向运行，最大向量位于左前方15°，振幅1.94mV，QRS环向前面积>总面积的50%（63%）。T环最大向量位于左前方39°，振幅0.4mV，QRS/T比值>4（4.79）。

右侧面：P环最大向量角度63°，振幅0.06mV。QRS环起始向量位于前上方呈顺钟向运行，起始向上向量振幅≥0.2mV（0.8mV），起始向上运行时间>25ms（44ms），环体呈顺钟向运行，最大向量位于前上方-62°，振幅0.86mV，QRS环向前面积>总面积的50%（63%）。T环最大向量位于前上方-53°，振幅0.43mV。

P环运行时间>115ms（118ms）。

心电向量图诊断：（1）左心房扩大；（2）陈旧性下后侧壁心肌梗死；（3）下后侧壁心肌缺血。

【心电图特征及诊断】

QRS波群：Ⅱ、Ⅲ、aVF导联呈qr型和Qr型，q波时间>40ms，振幅>1/4同导联R波，V_4~V_6导联呈qRs型和qR型，q波时间30ms。T波：Ⅱ、Ⅲ、aVF导联倒置，V_5、V_6导联低平、双向。

心电图诊断：（1）陈旧性下侧壁心肌梗死；（2）T波改变。

【解析】

陈旧性下后侧壁心肌梗死的特征：QRS环起始向量向右上移位，起始向上向量振幅≥0.2mV（0.8mV），起始向上运行时间>25ms（44ms），起始向上向左向量振幅≥0.3mV（1.73mV），符合下壁心肌梗死的特征。起始向右向量振幅>0.16mV（0.25mV），起始向右前向量振幅>0.18mV（0.33mV），起始向右运行时间>22ms（30ms），符合下壁心肌梗死累及侧壁的特征。横面QRS环体向前移位，向前面积>总面积的50%（63%），符合心肌梗死累及后壁的心电向量图特征。结合冠脉造影及心脏超声结果，支持陈旧性下后侧壁心肌梗死的诊断。在心电图上，后壁心肌梗死表现不明显，说明心电图在诊断后壁心肌梗死时不敏感。

右冠状动脉闭塞可引发下后壁心肌梗死，若为右冠状动脉优势型，则心肌梗死尚可累及侧壁。下后壁心肌梗死表现为起始向量向上移位伴环体前移，若心肌梗死累及侧壁，则同时出现起始向量向右增大。因下壁与后壁心肌由同一血管供血，同时出现下壁心肌梗死时，诊断后壁心肌梗死的可靠性大。

下后侧壁心肌缺血的特征： T环最大向量指向左前上方（背离缺血区），额面及横面QRS/T比值>4，结合临床支持下后侧壁心肌缺血。

左心房扩大的特征： P环运行时间延长>115ms（118ms），最大向量较正常更偏上方，横面最大向量振幅0.1mV，结合心脏超声支持左心房扩大的诊断。

（苏　勇　龙佑玲）

63 急性前间壁、前侧壁及下壁心肌梗死

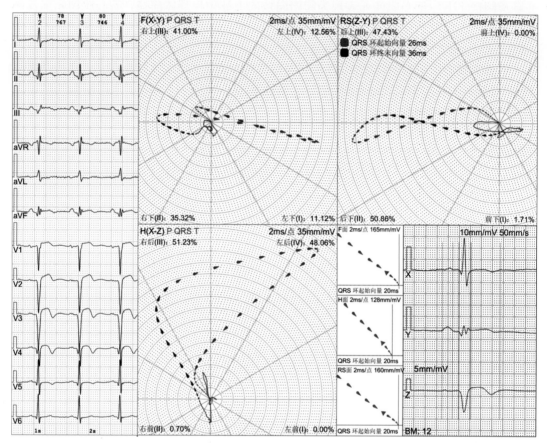

图63-1 十二导联心电图（V₂~V₆导联5mm/mV）与心电向量图

【临床资料】

患者，男性，79岁。因"胸痛伴头晕出汗5小时"就诊。既往有高血压病史1年。心脏超声示：（1）节段性室壁运动异常：室间隔中下段及心尖段、侧壁心尖段、下壁中下段及心尖段运动减弱或无运动；（2）左心室腔内血栓形成前期；（3）升主动脉内径增宽；（4）左心室收缩功能降低。冠状动脉造影：（1）右冠细小，中段轻度节段性斑块；（2）左主干正常，前降支近中段狭窄70%~80%，中段后完全闭塞，植入支架1枚；（3）回旋支粗大，钝缘支近中段狭窄50%~60%。

临床诊断：（1）冠心病，急性心肌梗死；（2）高血压病。

【心电向量图特征及诊断】

额面：QRS环起始向量位于右上方呈顺钟向运行，起始向上向量振幅≥0.20mV（0.23mV），向上运行时间>25ms（38ms），起始向上向左向量振幅≥0.30mV

（0.36mV），起始向右向量振幅＞0.16mV（0.23mV），向右运行时间＞22ms（32ms），环体呈顺逆"8"字形运行，最大向量位于左下方10°，振幅1.4mV，终末向量位于右上方，ST向量位于右下方149°，振幅0.10mV。T环呈顺钟向运行，环体趋圆，长/宽比值＜2.5（1.01），最大向量位于左下方87°，振幅＜0.25mV（0.11mV），QRS/T比值＞4（12.74）。

横面：QRS环起始向量位于右后方呈顺钟向运行，起始向右向量振幅＞0.16mV（0.23mV），向右运行时间＞22ms（32ms），环体离心支呈顺钟向运行，可见一个凹面向左后方的较大蚀缺，归心支呈逆钟向运行，最大向量位于左后方-54°，振幅2.33mV，终末向量位于右后方，ST向量位于右前方125°，振幅＞0.10mV（0.15mV）。T环最大向量位于右后方-107°，振幅0.35mV，QRS/T比值＞4（6.74）。

右侧面：QRS环起始向量位于后上方，起始向上向量振幅＞0.20mV（0.23mV），向上运行时间＞25ms（38ms），环体呈"8"字形运行，最大向量位于后下方173°，振幅1.91mV，ST向量位于前下方23°，振幅＞0.10mV（0.14mV）。T环呈顺钟向运行，长/宽比值＜2.5（1.9），最大向量位于后下方174°，振幅0.33mV，QRS/T比值＞4（5.72）。

空间QRS环最大向量振幅＞2.0mV（2.34mV）。

心电向量图诊断：（1）急性前间壁、前侧壁及下壁心肌梗死；（2）左心室高电压。

【心电图特征及诊断】

QRS波群：Ⅱ、Ⅲ、aVF导联呈qrs型、qr型、qrsr′型，q$_Ⅲ$切迹，V$_1$~V$_4$导联呈QS型，Q$_{V_4}$切迹，V$_5$、V$_6$导联呈qRs型。ST：Ⅱ、Ⅲ、aVF导联上移0.05~0.1mV，V$_1$~V$_4$导联上移0.1~0.25mV，V$_2$~V$_4$导联呈弓背型上移。T波：V$_1$导联直立，V$_2$~V$_4$导联双向、倒置，V$_5$、V$_6$导联浅倒、低平。

心电图诊断：（1）窦性心律；（2）急性前间壁、前侧壁及下壁心肌梗死。

【解析】

急性前间壁、前侧壁心肌梗死的特征：横面QRS环起始向量位于右后方呈顺钟向运行，起始向右向量振幅＞0.16mV（0.23mV），向右运行时间＞22ms（32ms）。离心支呈顺钟向运行，可见一个凹面向左后方的较大蚀缺，归心支呈逆钟向运行，最大向量位于左后方-54°，该起始向量及环体向右后方偏移的心电向量图特征，投影于胸导联轴的负侧形成胸导联异常Q波，为前间壁、前侧壁心肌坏死的特征。ST向量位于右前方125°，振幅＞0.10mV（0.15mV），投影于V$_1$~V$_4$导联轴的正侧形成上移的ST段，为心肌损伤的特征。T环异常对应于心电图的T波异常，为心肌缺血改变。以上符合急性前间壁、前侧壁心肌梗死的缺血、损伤和坏死的心电向量图特征。

急性下壁心肌梗死的特征：额面QRS环起始向量位于右上方呈顺钟向运行，起始向上向量振幅＞0.20mV（0.23mV），向上运行时间＞25ms（38ms），起始向上向左向量振幅＞0.30mV（0.36mV），最大向量位于左下方10°。向上偏移的起始向量投影于Ⅱ、Ⅲ、aVF导联轴负侧形成异常q波。ST向量位于右下方149°，振幅0.10mV。投影于下壁导联正侧形成上移的ST段。以上符合急性下壁心肌梗死的心电向量图特征。

急性冠状动脉闭塞引起相应供血部位的心肌缺血、损伤、坏死，在心电向量图上表现为：（1）心肌缺血（T环异常）：当缺血局限于心内膜下心肌时，表现为T环振幅增高并指向缺血区。发生透壁性心肌缺血时，T环则背离缺血区，并出现长/宽比值<2.5、运行方向异常、运行速度异常，以及振幅降低等改变；（2）心肌损伤：表现为ST向量增大并指向缺血损伤区；（3）心肌坏死：出现起始向量（和/或环体）向心肌坏死区的对侧偏移。以上特征对应于心电图的T波异常、ST段上移以及异常Q波等。本例表现为：（1）起始向量向右后方（前间壁、前侧壁心肌坏死）和向上偏移（下壁心肌坏死）；（2）ST向量增大≥0.1mV，并指向右前下方（前间壁、前侧壁及下壁缺血损伤区）；（3）T环异常。结合临床和冠脉造影结果，支持急性前间壁、前侧壁及下壁心肌梗死的诊断，考虑为包绕心尖型前降支中段闭塞所致。

左心室高电压的特征：横面QRS环最大向量振幅>2.0mV（2.33mV），空间QRS环最大向量振幅>2.0mV（2.34mV），符合左心室高电压的心电向量图特征。心脏超声无明显左心室肥大，考虑左心室高电压与高血压病左心室负荷增大有关。心电图未达到左心室高电压的诊断标准，考虑与环体在投影形成心电图的过程中，位置偏移致QRS波群振幅变化有关，心电向量图更能真实反映左心室除极的最大向量振幅。

（龙佑玲　王　锐）

64 双侧心房肥大、B型左心室肥大伴ST-T改变、亚急性下壁、前间壁及前壁心肌梗死

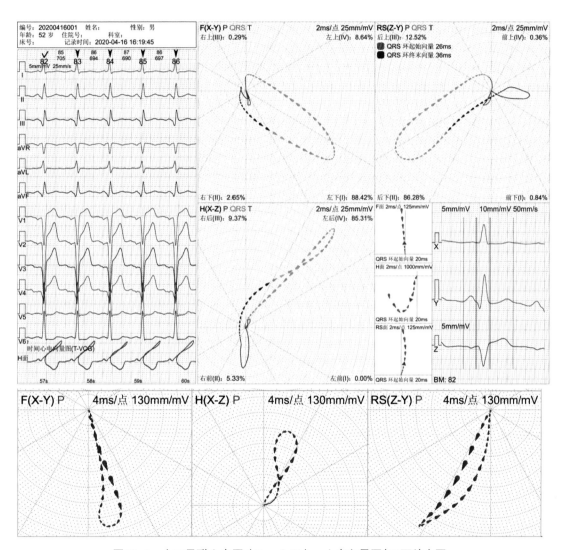

图64-1 十二导联心电图（5mm/mV）、心电向量图与P环放大图

【临床资料】

患者，男性，52岁。因"近3个月无明显诱因出现心前区阵发性不适，伴加重1周，休息后可缓解"就诊。高血压病史10余年。血压145/75mmHg。心脏超声所见：左心房＞35mm（37mm），左心室＞55mm（61mm），右心房＞40mm（42mm）。室间隔及左心室后壁厚径正常，前壁及前间隔运动幅度明显减低，左心室后壁基底段—中间段及心尖段运动幅度减低。左心室功能（LVEF）：射血分数（EF）＜30%（25%）。心脏超声提

示：（1）右心房和左心增大；（2）二尖瓣少—中量反流，三尖瓣少量反流；（3）左心室壁节段性运动异常（请结合临床）；（4）左心室收缩功能重度减低；（5）左心室舒张功能减低。

临床诊断：（1）急性冠状动脉综合征；（2）高血压病；（3）冠心病。

【心电向量图特征及诊断】

额面： P环位于左下方>75°（78°），振幅>0.2mV（0.3mV）。QRS环起始向量位于上方略偏右呈顺钟向运行，起始向上运行时间>25ms（48ms），起始向上向量振幅≥0.2mV（0.33mV），起始向上向左向量振幅≥0.3mV（0.7mV），起始上向指数>0.2（0.24），QRS环最大向量位于左下方37°，环体呈顺钟向运行，振幅>2.0mV（2.28mV）。T环最大向量位于左下方>55°（68°），环体呈逆钟向运行，环体呈"U"形，振幅<0.25mV（0.17mV）。ST向量>0.1mV（0.11mV）。

横面： P环位于左后方<-25°（-65°），环体呈"8"字形运行，振幅>0.10mV（0.19mV）。QRS环起始向量位于右前方急转左后方呈顺钟向运行，振幅极小，前向指数<0.2（0.01），最大向量位于左后方<-30°（-48°），环体呈"8"字形运行，振幅>2.0mV（2.74mV）。T环最大向量位于右前方94°，环体呈逆钟向运行，环体呈"U"形，振幅0.82mV。ST向量>0.1mV（0.33mV）。

右侧面： P环位于后下方>100°（121°），振幅>0.18mV（0.34mV）。QRS环最大向量位于后下方147°，环体呈逆钟向运行，振幅>2.0mV（2.37mV）。T环最大向量位于前下方6°，环体呈顺钟向运行，环体呈"U"形，振幅0.83mV。ST向量>0.1mV（0.32mV）。

P环时间>115ms（133ms），空间QRS环最大向量振幅>2.5mV（3.01mV）。

心电向量图诊断：（1）双侧心房肥大；（2）B型左心室肥大伴ST-T异常；（3）亚急性下壁、前间壁及前壁心肌梗死。

【心电图特征及诊断】

P波： 时间>115ms（133ms），P_Ⅱ振幅0.24mV。QRS波群：Ⅱ、Ⅲ、aVF导联呈QR型，$Q_Ⅱ$-0.24mV，$Q_Ⅲ$-0.47mV，Q_{aVF}-0.32mV，Q波时间>40ms（50ms），aVR、V_1、V_2导联呈rS型，V_3、V_4导联呈QS型，$R_{V_5}+S_{V_1}$：3.3+2.75=6.05mV，V_1~V_4导联ST段上移均>0.3mV，V_5、V_6导联ST段下移均>0.05mV。

心电图诊断：（1）左心房肥大；（2）提示右心房肥大；（3）左心室肥大伴ST-T改变；（4）亚急性下壁、前间壁及前壁心肌梗死。

【解析】

双侧心房肥大的特征： 患者心脏彩超示双侧心房增大。P环时间>115ms（133ms），额面P环振幅>0.2mV（0.3mV），右侧面P环振幅>0.18mV（0.34mV），P环振幅明显增大。故考虑双侧心房肥大。心电图P_Ⅱ振幅<0.25mV（0.24mV），结合心电向量图及心脏彩超提示右心房肥大。

左心室肥大伴ST-T异常的特征： 额面QRS环最大向量位于左下方37°，环体呈顺钟向运行，振幅>2.0mV（2.28mV）。T环最大向量位于左下方>55°（68°），环体呈逆钟向运行，环体呈"U"形，振幅<0.25mV（0.17mV）。ST向量>0.1mV（0.11mV）。横面最大向量位于左后方<−30°（−48°），环体呈"8"字形运行，振幅>2.0mV（2.74mV）。T环最大向量位于右前方94°，环体呈逆钟向运行，环体呈"U"形，振幅0.82mV。ST向量>0.1mV（0.33mV）。右侧面QRS环最大向量位于后下方147°，环体呈逆钟向运行，振幅>2.0mV（2.37mV）。T环最大向量位于前下方6°，环体呈顺钟向运行，环体呈"U"形，振幅0.83mV。ST向量>0.1mV（0.32mV）。空间QRS环最大向量振幅>2.0mV（3.02mV）。3个面的QRS环最大向量振幅均>2.0mV并伴有ST-T异常改变。以上符合B型左心室肥大伴ST-T改变的心电向量图特征。

患者高血压病史10余年，心脏彩超示左心室增大，心电向量图和心电图上示左心室肥大伴ST-T改变，ST-T改变不能排除继发性的存在，最大的可能是原发性和继发性二者并存。

下壁、前间壁及前壁心肌梗死的特征：额面QRS环起始向量位于上方略偏右呈顺钟向运行，起始向上运行时间>25ms（48ms），起始向上向量振幅≥0.2mV（0.33mV），起始向上向左向量振幅≥0.3mV（0.7mV），起始上向指数>0.2（0.24），QRS环呈顺钟向运行。T环最大向量位于左下方>55°（68°），呈逆钟向运行，环体呈"U"形，振幅<0.25mV（0.17mV）。ST向量>0.1mV（0.11mV）。横面QRS环起始向量位于右前方急转左后方呈顺钟向运行，振幅极小，前向指数<0.2（0.01），最大向量位于左后方<−30°（−48°），环体呈"8"字形运行。T环位于右前方94°，环体呈逆钟向运行，环体呈"U"形，振幅0.82mV。ST向量>0.1mV（0.33mV）。以上符合亚急性下壁、前间壁及前壁心肌梗死。患者拒绝行冠状动脉造影术，考虑罪犯血管为长左前降支，也不能排除右冠状动脉和左前降支闭塞。

（潘 登 潘 月 赵 森）

65 双侧心房异常、下后侧壁心肌梗死、早期复极、心肌缺血

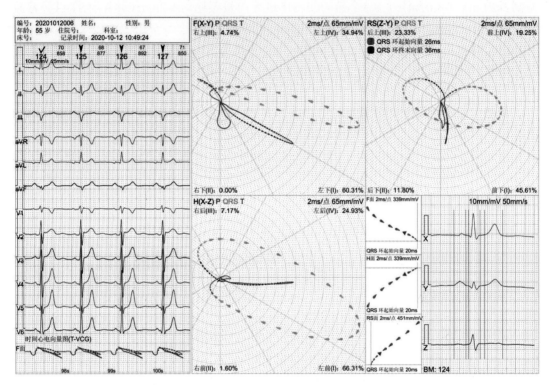

图65-1 十二导联心电图与心电向量图

【临床资料】

患者，男性，55岁。因"阵发性胸闷、心悸3个月，加重5天"就诊。心肌梗死病史半年余。血压150/90mmHg。心脏彩超：未见心脏结构异常。冠脉造影示：右冠状动脉近中段闭塞，于病变部位植入支架1枚。

临床诊断：（1）冠心病，陈旧性心肌梗死；（2）高血压病。

【心电向量图特征及诊断】

额面： P环最大向量位于左下方＞75°（79°），环体呈逆钟向运行，振幅＞0.2mV（0.22mV）。QRS环起始向量位于右上方呈顺钟向运行，起始向上运行时间＞25ms（44ms），起始向上向量振幅0.18mV，起始向上向左向量振幅≥0.3mV（0.73mV），起始上向指数＞0.2（0.56），起始向右运行时间＞22ms（30ms），QRS环最大向量位于左下方＜10°（9°），环体呈顺钟向运行，振幅1.15mV。T环最大向量位于左下方30°，环体呈顺钟向运行，振幅0.68mV。

横面：P环最大向量位于左前方7°，环体呈逆钟向运行，振幅0.08mV。QRS环起始向量位于右前方呈逆钟向运行，起始向右运行时间＞22ms（30ms），最大向量位于左前方＞20°（21°），环体呈逆钟向运行，振幅1.2mV，向前运行时间＞50ms（62ms），左前面积＞总面积的50%（66%），最大向前向量振幅0.51mV，前向指数＞1（1.61），QRS环的终点（J点）位于左前方。T环最大向量位于左前方4°，环体呈线形，振幅0.59mV。

右侧面：P环最大向量位于前下方87°，环体呈顺钟向运行，振幅＞0.18mV（0.22mV）。QRS环最大向量位于前下方9°，环体呈顺钟向运行，振幅0.5mV。T环最大向量位于前下方＞80°（84°），环体呈线形，振幅0.34mV。

P环时间＞115ms（125ms）。

心电向量图诊断：（1）双侧心房异常；（2）下后侧壁心肌梗死；（3）早期复极；（4）心肌缺血。

【心电图特征及诊断】

P波：时间＞115ms（125ms）。QRS波群：Ⅱ、aVF导联呈qrs型，Ⅲ导联呈rs型，aVR、V$_1$导联呈rsr′型，V$_2$导联呈RSr′型，V$_3$、V$_4$导联呈RS型，Ⅰ、V$_5$、V$_6$导联呈qRs型，aVL导联呈qR型。部分导联T波直立伴上升支与下降支近似对称。

心电图诊断：（1）左心房异常；（2）提示下壁心肌梗死（结合心电向量图诊断）；（3）提示早期复极；（4）提示心肌缺血。

【解析】

双侧心房异常的特征：心脏彩超未见心脏结构异常。在心电向量图上，额面P环最大向量位于左下方＞75°（79°），振幅＞0.2mV（0.22mV），右侧面P环最大向量振幅＞0.18mV（0.22mV），P环时间＞115ms（125ms），考虑双侧心房异常的可能性大。在心电图上，P波时间＞115ms（125ms），考虑左心房异常的可能性大。在心电图上，右心房异常特征不明显，说明心电图在诊断部分右心房异常时，存在一定的局限性。如果心电图与心电向量图二者结合诊断，有利于提高临床的诊断准确率。

下后侧壁心肌梗死的特征：额面QRS环起始向量位于右上方呈顺钟向运行，起始向上运行时间＞25ms（44ms），起始向上向量振幅0.18mV，起始向上向左向量振幅≥0.3mV（0.73mV），起始上向指数＞0.2（0.56），QRS环最大向量位于左下方＜10°（9°），环体呈顺钟向运行，符合下壁心肌梗死的心电向量图特征。横面QRS环起始向量位于右前方呈逆钟向运行，起始向右运行时间＞22ms（30ms），最大向量位于左前方＞20°（21°），环体呈逆钟向运行，向前运行时间＞50ms（62ms），左前面积＞总面积的50%（66%），最大向前向量0.51mV，前向指数＞1（1.61）。符合后侧壁心肌梗死的心电向量图特征。在心电图上，Ⅱ、aVF导联呈qrs型，Ⅲ导联呈qr型，aVR导联呈rsr′型，下壁心肌梗死特征不明显，如诊断下壁心肌梗死可能会引起争议。V$_1$导联呈rsr′型，V$_2$导联呈RSr′型，V$_3$、V$_4$导联呈RS型，Ⅰ、V$_5$、V$_6$导联呈qRs型，aVL导联呈qR型，后侧壁心肌梗死的心电图特征不明显，如诊断后侧壁心肌梗死可能会引起争议。本例病史及冠脉造影均支持下后侧壁心肌梗死的心电向量图诊断，说明心电图在诊断下后侧壁心肌梗死时，存在一定的局限性。心电图与心电向量图二者结合诊断，有利于提高诊断的准确率。

早期复极的特征：横面QRS环的终点（J点）位于左前方，终末部无位于右前方运行缓慢的附加环，额面和横面T环最大向量振幅偏大，符合早期复极的心电向量图特征。在心电图上，aVR、V_1导联呈rsr′型，V_2导联呈RSr′型，r′波（伪性r′波）考虑应为J波，结合心电向量图，考虑早期复极的可能性大。

心肌缺血的特征：额面T环呈长窄形，横面T环呈线形，右侧面T环最大向量位于前下方>80°（84°），环体呈线形，符合心肌缺血的心电向量图特征。在心电图上，Ⅰ、Ⅱ、aVL、aVF、V_2、V_3导联T波直立且伴有T波上升支与下降支近似对称，V_5~V_6导联T波高尖且伴有T波上升支与下降支近似对称，符合心肌缺血的心电图表现。本例ST-T改变不能排除早期复极和心肌缺血并存所致。

（潘　登　潘　月　赵　森）

66　左心房异常、陈旧性下后侧壁心肌梗死

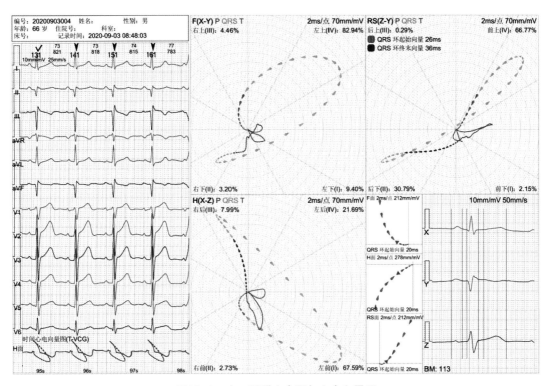

图66-1　十二导联心电图与心电向量图

【临床资料】

患者，男性，66岁。因"胸闷、心前区不适7天"就诊。高血压病史15年，血压最高时170/100mmHg。心肌梗死病史10年。心脏彩超示：左室下壁运动异常。冠脉造影示：右冠状动脉（RCA）近中段闭塞，于病变部位植入支架1枚。

临床诊断：（1）冠心病，陈旧性心肌梗死；（2）高血压病。

【心电向量图特征及诊断】

额面：QRS环起始向量位于右上方呈顺钟向运行，起始向上运行时间＞25ms（60ms），起始向上向量振幅≥0.2mV（0.54mV），起始上向指数＞0.2（2.2），QRS环最大向量位于左上方−35°，环体呈顺钟向运行，振幅0.83mV。T环最大向量位于左上方−8°，环体呈"8"字形运行，振幅＜0.25mV（0.11mV）。ST向量位于右下方，振幅0.07mV。

横面：QRS环起始向量位于右前方呈逆钟向运行，起始向右运行时间＞22ms（28ms），最大向量位于左前方＞20°（36°），环体呈逆钟向运行，振幅0.86mV，向前运行时间＞50ms（60ms），左前面积＞总面积的50%（68%），最大向前向量＞0.5mV

（0.52mV），终末向量位于右后方＜-110°（-114°），振幅＞0.6mV（0.63mV），时间＞35ms（50ms）。T环最大向量位于左前方＞60°（73°），呈逆钟向运行，环体呈"U"形，振幅0.29mV。ST向量位于右前方，振幅0.05mV。

右侧面：QRS环起始向量位于前上方呈顺钟向运行，环体呈扭曲双"8"字形运行，最大向量位于前上方-46°，振幅0.74mV。T环最大向量位于前上方-7°呈逆钟向运行，环体呈"V"形，振幅0.28mV。ST向量位于前下方，振幅0.08mV。

P环时间122ms。

心电向量图诊断：（1）左心房异常；（2）陈旧性下后侧壁心肌梗死；（3）终末部异常；（4）心肌缺血。

【心电图特征及诊断】

P波：时间122ms。QRS波群：Ⅱ、Ⅲ、aVF导联呈Qr型，aVR导联呈rs型，Ⅰ、V_5、V_6导联呈qRs型，aVL导联呈Rs型，V_1导联呈rS型，V_2~V_4导联呈RS型。T波：Ⅱ导联低平，aVF导联平坦，Ⅲ导联倒置，T_{V_1}＞T_{V_5}。

心电图诊断：（1）左心房异常；（2）陈旧性下壁心肌梗死；（3）下后壁心肌缺血。

【解析】

下后侧壁心肌梗死的特征：额面QRS环起始向量位于右上方呈顺钟向运行，起始向上运行时间＞25ms（60ms），起始向上向量振幅≥0.2mV（0.54mV），起始上向指数＞0.2（2.2），QRS环最大向量位于左上方-35°，环体呈顺钟向运行。横面QRS环起始向量位于右前方呈逆钟向运行，起始向右运行时间＞22ms（28ms），最大向量位于左前方＞20°（36°），环体呈逆钟向运行，振幅0.86mV，向前运行时间＞50ms（60ms），前向面积＞总面积的50%（70%）。以上符合下后侧壁心肌梗死的心电向量图特征。在心电图上，后侧壁心肌梗死表现不典型，说明心电图诊断后侧壁心肌梗死时，存在着一定的局限性。

终末部异常的特征：横面QRS环终末向量位于右后方＜-110°（-114°），振幅＞0.6mV（0.63mV），时间＞35ms（50ms），符合终末部异常的心电向量图特征。

下后壁心肌缺血的特征：额面T环位于左上方-8°，环体呈"8"字形运行，振幅＜0.25mV（0.11mV）。ST向量位于右下方，振幅0.07mV。横面T环位于左前方＞60°（73°），呈逆钟向运行，环体呈"U"形，振幅0.29mV。ST向量位于右前方，振幅0.05mV。右侧面T环位于前上方-7°，呈逆钟向运行，环体呈"V"形，振幅0.28mV。ST向量位于前下方，振幅0.08mV。以上符合下后壁心肌缺血的心电向量图特征。在心电图上，Ⅱ导联T波低平，aVF导联T波平坦，Ⅲ导联T波倒置，T_{V_1}＞T_{V_5}，符合下后壁心肌缺血的心电图特征。

（潘 月 潘 登 赵 森）

67 左心房异常、下侧壁心肌梗死、心肌缺血

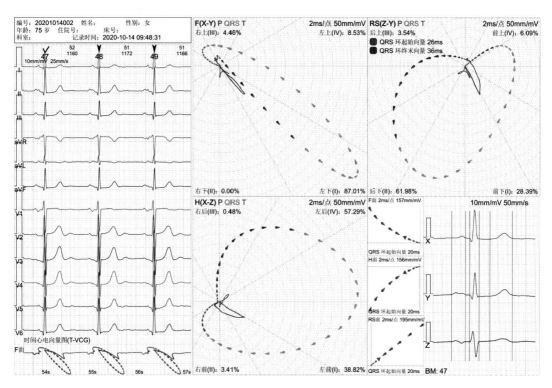

图67-1 十二导联心电图与心电向量图

【临床资料】

患者，女性，75岁。因"阵发性心悸2月余"就诊。心肌梗死病史5年余。血压165/95mmHg。心脏彩超：未见心脏结构异常。

临床诊断：（1）冠心病，陈旧性心肌梗死；（2）高血压病。

【心电向量图特征及诊断】

额面： QRS环起始向量位于右上方呈顺钟向运行，起始向上运行时间＞25ms（38ms），起始向上向量振幅≥0.2mV（0.21mV），起始向上向左向量振幅≥0.3mV（0.49mV），起始上向指数0.18，起始向右运行时间＞22ms（32ms），QRS环最大向量位于左下方38°，环体呈顺钟向运行，振幅1.85mV。T环最大向量位于左下方48°，环体呈"8"字形运行，振幅0.39mV。

横面： QRS环起始向量位于右前方呈逆钟向运行，起始向右运行时间＞22ms（32ms），最大向量位于左后方-4°，环体呈逆钟向运行，振幅1.47mV。T环最大向量位于左前方31°，环体呈"V"形，振幅0.31mV。

右侧面： QRS环起始向量位于前上方呈顺钟向运行，最大向量位于后下方110°，环

体呈顺钟向运行，振幅1.22mV。T环位于前下方62°，环体呈"V"形，振幅0.33mV。

心率51次/min，P环时间>115ms（149ms），空间QRS环最大向量振幅1.86mV。

心电向量图诊断：（1）窦性心动过缓；（2）左心房异常；（3）下侧壁心肌梗死；（4）心肌缺血。

【心电图特征及诊断】

心率51次/min。P波：时间>115ms（149ms），形态呈双峰。QRS波群：Ⅰ导联呈qR型，aVL导联呈qrs型，aVR导联呈rS型，Ⅱ、Ⅲ、aVF、V₅、V₆导联呈qRs型，V₁导联呈rsr′型，V₂导联呈RSr′型，V₃~V₄导联呈RS型，肢体导联和V₆导联ST段延长>0.12s。T波：Ⅰ导联低平，aVL导联倒置，部分导联T波直立伴上升支与下降支近似对称。

心电图诊断：（1）窦性心动过缓；（2）左心房异常；（3）心肌缺血。

【解析】

下侧壁心肌梗死的特征：额面QRS环起始向量位于右上方呈顺钟向运行，起始向上运行时间>25ms（38ms），起始向上向量振幅≥0.2mV（0.21mV），起始向上向左向量振幅≥0.3mV（0.49mV），起始上向指数0.18，起始向右运行时间>22ms（32ms），环体呈顺钟向运行。T环最大向量位于左下方48°，环体呈"8"字形运行，振幅0.39mV。以上符合陈旧性下侧壁心肌梗死的心电向量图特征。在心电图上，陈旧性下侧壁心肌梗死的特征不明显，说明心电图在诊断陈旧性下侧壁心肌梗死时敏感性差。

心肌缺血的特征：额面T环呈"8"字形运行，横面及右侧面T环呈"V"形，符合心肌缺血的心电向量图特征。

（潘　月　潘　登　赵　森）

68 陈旧性前间壁、前壁心肌梗死伴完全性右束支阻滞、左前分支阻滞

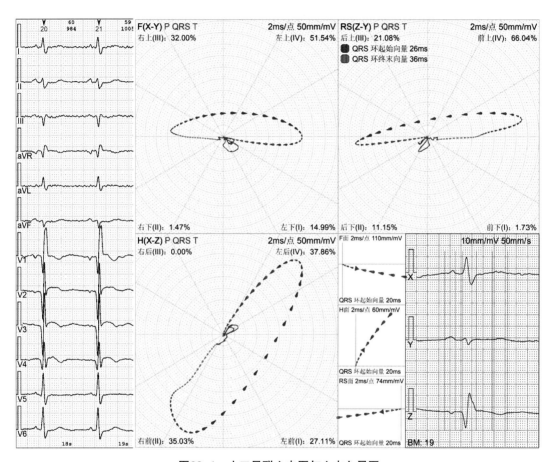

图68-1 十二导联心电图与心电向量图

【临床资料】

患者，男性，81岁。因"反复胸闷、气短10余年，再发加重1个月"入院。既往有高血压病病史半年，冠心病病史10余年，因"心肌梗死"植入支架4枚。2019年3月22日外院冠状动脉造影：左右冠脉开口正常，RCA近端原支架内未见明显狭窄，中段30%狭窄；后降支中段80%狭窄，内膜不光滑，TIMI血流3级；LM正常；LAD近段原支架内95%狭窄，远段60%狭窄，内膜不光滑，TIMI血流0~1级；LCX近段原支架内未见明显狭窄，中段及远段多处30%~40%狭窄，内膜不光滑，TIMI血流3级。对LAD行PCI术，于LAD近段植入3.0mm×28mm的Xienceprime支架1枚，复查TIMI血流3级。入院时血压145/90mmHg。胸部CT：心外形增大。心脏彩超提示：（1）左心房稍增大；（2）室间隔中间段、心尖段、左心室前壁、左心室后壁及左心室心尖运动减弱；（3）二尖瓣轻度关

闭不全；（4）左心室收缩、舒张功能减低。

临床诊断：（1）冠状动脉粥样硬化性心脏病，陈旧性心肌梗死，心功能Ⅱ级，PCI术后；（2）高血压病。

【心电向量图特征及诊断】

额面：QRS环起始向量位于左下方，环体呈逆钟向运行，于左上方呈扇形展开，左上面积＞总面积的50%（51.54%），最大向量位于左方0°，振幅0.70mV，环体终末部传导明显延缓。T环呈顺钟向运行，最大向量位于左下方20°，振幅＜0.25mV（0.10mV）。

横面：QRS环起始向量位于左后方，环体呈顺钟向运行，终末向量位于右前方，传导明显延缓，最大向量位于左后方-44°，振幅0.92mV，QRS环体未闭合，于右前方形成ST向量，振幅0.10mV。T环呈"8"字形运行，最大向量位于左后方-47°，振幅＜0.25mV（0.11mV）。

右侧面：QRS环起始向量位于后下方，环体呈顺钟向运行，最大向量位于前上方-10°，振幅0.86mV，终末部传导明显延缓，QRS环体未闭合，于前下方形成ST向量，振幅0.09mV。T环呈"8"字形运行，最大向量位于后下方146°，振幅＜0.20mV（0.10mV），QRS-T夹角增大＞120°（157°）。

QRS环运行时间＞120ms（128ms）。

心电向量图诊断：（1）陈旧性前间壁、前壁心肌梗死；（2）完全性右束支阻滞；（3）左前分支阻滞；（4）心肌缺血可能。

【心电图特征及诊断】

P波：时间94ms。QRS波群：时间＞120ms（132ms），心电轴-89°，V_1~V_4导联呈QR、QRs型，R_{V_1}波宽大，S_{V_5}~S_{V_6}、S_I、S_{aVL}＞40ms，Ⅱ、aVF导联呈rS型、Ⅲ导联呈qr型。ST段：V_2~V_4导联ST段上移0.05~0.1mV。T波：V_2~V_5导联浅倒、低平。

心电图诊断：（1）窦性心律；（2）陈旧性前间壁、前壁心肌梗死；（3）完全性右束支阻滞；（4）左前分支阻滞；（5）心肌缺血可能。

【解析】

陈旧性前间壁、前壁心肌梗死的特征：横面QRS环起始向量位于左后方，环体呈顺钟向运行，最大向量位于左后方-44°，符合陈旧性前间壁及前壁心肌梗死的心电向量图特征。

心电图中V_1~V_4导联异常Q波伴ST-T改变，结合心脏彩超提示室间隔中间段、心尖段、左心室前壁、左心室后壁及左心室心尖运动减弱，冠脉造影提示：冠脉多支病变，其中左前降支近段两次严重狭窄（第二次两年前的冠脉造影显示LAD近段原支架内95%狭窄），支持陈旧性前间壁及前壁心肌梗死的诊断。

完全性右束支阻滞合并心肌缺血的特征：QRS环运行时间≥120ms（128ms）。横面QRS环起始向量位于左后方呈顺钟向运行，终末部位于右前方，传导明显延缓。QRS环未闭合，于右前方形成ST向量，振幅0.10mV。T环向量振幅＜0.25mV（额面0.10mV、横面0.11mV、右侧面0.10mV），QRS/T比值＞4.0（额面7.07、横面8.10、右侧面8.68），不排除完全性右束支阻滞合并心肌缺血的诊断。

左前分支阻滞的特征：额面QRS环起始向量位于左下方，环体呈逆钟向运行，于左上方呈扇形展开，左上面积＞总面积的50%（51.54%），最大向量角度＜10°，符合左前分支阻滞的心电向量图特征。由于伴有完全性右束支阻滞，使终末向量位于右上方，终末部传导明显延缓，右上面积＞20%（32.0%）。左前分支与右束支源于同一冠脉供血，易同时受损。

本例患者冠状动脉多支病变，曾因急性心肌梗死行两次PCI术，其中左前降支近段两次严重狭窄考虑为前间壁、前壁心肌梗死的罪犯血管。

前间壁及前壁心肌梗死主要影响QRS环的起始部，完全性右束支阻滞主要影响QRS环的终末部，两者的特征性改变可以同时表现于横面，互不影响。

本例完全性右束支阻滞在横面QRS环起始向量位于左后方，环体呈顺钟向运行，终末部位于右前方，传导明显延缓，右前向量面积＞20%（35.03%），额面QRS环右上面积增大（32.0%），应与器质性心脏病伴重度右心室肥大相鉴别。此病例无右心室肥大病史，心脏彩超未见右心室肥大，而提示室间隔中间段、心尖段、左心室前壁、左心室后壁及左心室心尖运动减弱，患者又有陈旧性心肌梗死病史，考虑是前间壁、前壁心肌梗死使QRS环起始向量位于左后方。而完全性右束支阻滞，影响QRS环的终末向量，导致心电向量图上的右前上的面积增大。在完全性右束支阻滞时，诊断右心室肥大应密切结合临床予以鉴别。

（戴　静）

69 陈旧性下壁心肌梗死合并左前分支阻滞

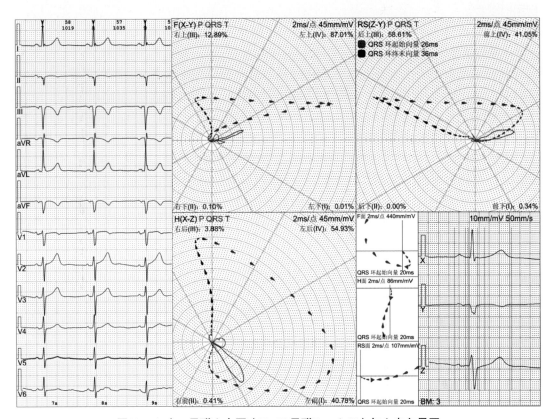

图69-1 十二导联心电图（V₂~V₅导联5mm/mV）与心电向量图

【临床资料】

患者，男性，65岁。因"反复胸痛3个月"入院。既往因急性心肌梗死，右冠状动脉近段完全闭塞，前降支中远段病变并狭窄80%~90%，先后于右冠状动脉和前降支植入支架治疗。现因时有胸痛、胸闷再次入院。冠脉造影：左主干正常，前降支中远段、右冠状动脉近段支架影通畅，回旋支近中段狭窄80%~95%，于回旋支病变处植入支架1枚。心脏超声：（1）左心室下壁基底段运动减低，余段室壁运动正常；（2）升主动脉内径增宽。

临床诊断：冠心病，陈旧性下壁心肌梗死，PCI术后。

【心电向量图特征及诊断】

额面：QRS环起始于左下方，急转右下方→右上方→左上方，呈顺钟向运行，离心支可见凹面向下的一个较大蚀缺，归心支呈逆钟向运行，环体向左上象限展开，左上面积>50%（87.01%），最大向量角度<10°（-16°），终末向量位于右上方。T环狭长，长/宽比值8.98，最大向量位于左上方-18°，振幅0.35mV。

横面：QRS环起始向量位于右前方，环体呈逆钟向运行，最大向量位于左前方10°，振幅1.33mV，终末向量位于后方偏右。T环呈逆钟向运行，最大向量位于左前方53°，振幅0.53mV，长/宽比值4.53。

右侧面：QRS环起始于前下方，急转至前上方，环体呈逆钟向运行，大部分环体位于后上方，最大向量（终末向量）位于后上方–158°，振幅1.19mV。T环呈顺钟向运行，最大向量位于前上方–11°，振幅0.43mV，长/宽比值5.20。

心电向量图诊断：（1）左前分支阻滞；（2）陈旧性下壁心肌梗死。

【心电图特征及诊断】

心率58次/min。QRS波群：心电轴–48°，Ⅱ、Ⅲ、aVF导联呈QS型和rS型，r波纤细，$S_Ⅲ>S_Ⅱ$，$Q_Ⅱ$切迹。T波：Ⅱ、Ⅲ、aVF导联低平、倒置。

心电图诊断：（1）窦性心动过缓；（2）陈旧性下壁心肌梗死；（3）左前分支阻滞。

【解析】

下壁心肌梗死合并左前分支阻滞的特征：额面QRS环起始于左下方，急转右下方→右上方→左上方，离心支呈顺钟向运行，可见凹面向下的一个较大蚀缺，符合下壁心肌梗死的心电向量图特征。额面QRS环主环体呈逆钟向运行，归心支位于离心支上方，环体向左上象限展开，左上面积>50%（87.01%），最大向量角度<10°（–16°），符合左前分支阻滞的心电向量图特征。额面QRS环投影于下壁导联形成QS型和rS型波群，因最大向量与Ⅲ导联轴负侧夹角最小，形成最大QS波，$S_Ⅲ>S_Ⅱ$，以上支持下壁心肌梗死合并左前分支阻滞的诊断。

结合临床病史、冠脉造影及心脏超声结果，支持陈旧性下壁心肌梗死，罪犯血管为右冠状动脉。因患者冠状动脉多支血管病变，考虑左前分支阻滞与前降支严重狭窄使左前分支供血受影响有关。

（龙佑玲　王　锐）

70 房间束传导阻滞、左前分支阻滞、陈旧性下壁及前壁心肌梗死

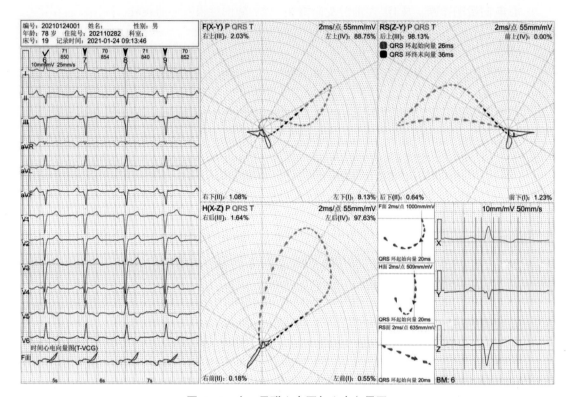

图70-1 十二导联心电图与心电向量图

【临床资料】

患者，男性，78岁。因"胸闷、心前区不适10余天，活动后加重"入院。患者口述5年前患心肌梗死。心脏彩超示：左室下壁运动幅度降低。冠状动脉造影示：冠脉分布呈右冠优势，右冠状动脉（RCA）全程弥漫性狭窄，最重约50%。左前降支（LCA）近中段闭塞，于病变部位植入支架1枚。介入开通后显示左前降支沿前壁走行至心尖部后绕行到心底。左回旋支（LCX）中远段弥漫性狭窄，最重处约90%。

临床诊断：冠心病，陈旧性心肌梗死。

【心电向量图特征及诊断】

额面：QRS环起始向量位于左下方，急转右下方→右上方→左上方，呈顺钟向运行，归心支位于离心支的上方呈逆钟向运行，环体呈"8"字形运行，绝大部分面积位于左上方，左上面积＞总面积的50%（89%），最大向量位于左上方-33°，振幅0.77mV。T环最大向量位于右下方169°，呈三角形，振幅＜0.25mV（0.15mV）。

　　横面：QRS环起始向量位于左前方，急转右前方→右后方，呈顺钟向运行，向前运行时间20ms，左前向量明显减小，向前向量<0.15mV（0.04mV），前向指数<0.2（0.04），环体呈顺钟向运行，最大向量位于左后方-66°，振幅1.15mV。T环最大向量位于右前方121°，呈"U"形，振幅0.28mV。

　　右侧面：QRS环起始向量位于前下方呈顺钟向运行，离心支呈逆钟向运行并可见一个较大的蚀缺，归心支位于离心支的上方呈顺钟向运行，环体绝大部分面积位于后上方（98%），最大向量位于后上方-178°，振幅1.06mV。T环最大向量位于前下方7°，呈三角形，振幅<0.25mV（0.24mV）。

　　P环时间>115ms（118ms）。

　　心电向量图诊断：（1）房间束传导阻滞；（2）左前分支阻滞；（3）陈旧性下壁及前壁心肌梗死；（4）心肌缺血。

【心电图特征及诊断】

　　P波：时间>115ms（118ms）。QRS波群：心电轴-53°；Ⅰ、aVL导联呈R型，R_{aVL}>R_I；Ⅱ、Ⅲ、aVF导联呈rS型，r波细小（<0.15mV），$S_Ⅲ$>$S_Ⅱ$，Ⅱ导联S波降支可见一个明显切迹，aVF导联S波降支可见明显顿挫；aVR导联呈rsr′型；V_1~V_4导联呈rS型，r波细小（<0.15mV），V_5导联呈R型，V_6导联呈qR型。T波异常改变。

　　心电图诊断：（1）房间束传导阻滞；（2）左前分支阻滞；（3）提示陈旧性下壁心肌梗死；（4）前壁心肌梗死；（5）心肌缺血。

【解析】

　　房间束传导阻滞的特征：患者存在左前分支阻滞，考虑心脏传导系统存在传导障碍，P波时间>115ms（118ms），考虑房间束传导阻滞的可能性大。因心脏彩超检查未见心脏结构异常，故不支持左心房肥大的诊断。

　　下壁心肌梗死合并左前分支阻滞的特征：额面QRS环起始向量位于左下方，急转右下方→右上方→左上方，呈顺钟向运行，归心支位于离心支的上方呈逆钟向运行，环体呈"8"字形运行，绝大部分面积位于左上方，左上面积>总面积的50%（89%），最大向量位于左上方-33°，符合下壁心肌梗死合并左前分支阻滞的心电向量图特征。在心电图上，下壁心肌梗死的特征不明显。由此可见，下壁心肌梗死合并左前分支阻滞时的心电图表现多不典型，甚至二者在心电图上的特征可互相掩盖，在心电图上明确诊断存在困难。在心电图上，可表现为下壁心肌梗死或左前分支阻滞。如果下壁心肌梗死面积较大时，从心电图上是很难准确判断左前分支阻滞的存在，因梗死的区域常波及左后分支分布的区域致后乳头肌（左前分支阻滞时，左心室后下壁最先除极部位），后乳头肌梗死致下壁导联起始r波无法产生（Ⅱ、Ⅲ、aVF导联呈QS型），左前分支阻滞图形被掩盖。与此相反，如果下壁心肌梗死的范围较小，由于左前分支阻滞的影响，额面QRS环起始向量位于下方偏右或左，在下壁导联的起始部就会出现一个r波，而无Q波，此时则可掩盖下壁心肌梗死的特征。但在心电向量图上，如果额面QRS环离心支改变符合下壁心肌梗死的特征，即使起始向量向下，心电向量图也可准确地做出下壁心肌梗死的诊断。

　　左前分支阻滞合并下壁心肌梗死在心电图上表现多不典型，部分患者呈单纯的左前分支阻滞，部分患者呈单纯的下壁心肌梗死，因此，其心电图诊断标准目前国内外尚未达成共识，也就是说，心电图一般无法对其作出准确的判断。而心电向量图对诊断左前分支阻滞合并下壁心肌梗死具有明显优势，是无创性检查的金标准。

心电向量图诊断左前分支阻滞合并陈旧性下壁心肌梗死的准确性明显优于心电图。在心电图 II、III、aVF 导联出现 rS 型（$r_{III} > r_{aVF} > r_{II}$）、qrS、QS 型时，不能明确诊断左前分支阻滞、陈旧性下壁心肌梗死或左前分支阻滞合并陈旧性下壁心肌梗死时，必须结合临床资料认真分析，同时行心电向量图、心脏彩超及冠状动脉造影检查，方可避免漏诊和误诊。

前壁心肌梗死的特征： 横面 QRS 环起始向量位于右前方呈顺钟向运行，缺乏左前向量，环体呈顺钟向运行，符合前壁心肌梗死的心电向量图特征。

冠脉造影示左冠状动脉前降支近中段闭塞，介入开通后显示左前降支沿前壁走行至心尖部后绕行到心底（也有学者称长左前降支），支持前壁及下壁心肌梗死的诊断。本例心电向量图结论与患者临床诊断及冠脉造影相符。如没有心电向量图、冠状动脉造影及心脏彩超的支持，心电图诊断下壁心肌梗死可能会存在争议。

（潘 登 潘 月 赵 森）

71 左后分支阻滞、陈旧性下壁心肌梗死、急性前间壁及前壁心肌梗死

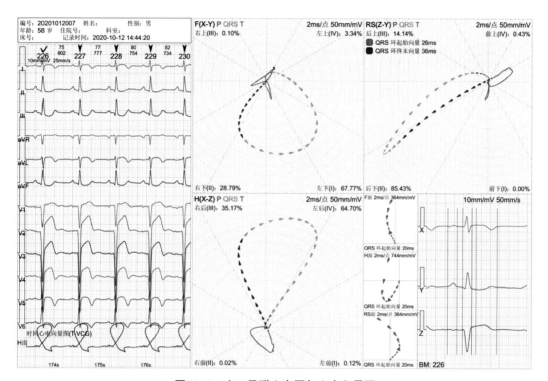

图71-1　十二导联心电图与心电向量图

【临床资料】

患者，男性，58岁。因"无明显诱因突然出现心前区不适、胸痛，呈压榨样，放射至后背部"就诊。血压166/107mmHg，肌钙蛋白0.28ng/mL（参考值：<0.16ng/mL）。心脏彩超示：心脏结构未见异常。既往病史：高血压病史6年，最高血压170/110mmHg，冠心病、陈旧性下壁心肌梗死病史4年余。4年前于外院行冠状动脉造影+PCI术，提示：冠状动脉3支血管病变，于右冠状动脉病变处植入支架2枚。本次冠状动脉造影示：冠状动脉分布呈右冠优势。左冠状脉开口、分布、起源正常。左主干内膜不规则，未见明显狭窄，左前降支近段闭塞，左回旋支弥漫性狭窄，最重约40%，钝缘支发育粗大，中段管状狭窄约95%。右冠状动脉起源于右窦，分布正常。右冠支架内狭窄75%，远段局限性狭窄，最重约95%。

临床诊断：（1）冠心病，急性心肌梗死；（2）高血压病。

【心电向量图特征及诊断】

额面：QRS环起始向量位于上方略偏右呈顺钟向运行，起始向上运行时间>25ms

（34ms），起始向上向量振幅0.15mV，起始向上向左向量振幅0.3mV，起始上向指数0.12，QRS环最大向量位于左下方＞60°（78°），环体呈顺钟向运行，振幅0.82mV，右下象限面积＞总面积的20%（29%）。T环最大向量位于右下方164°，环体呈逆钟向运行，振幅＜0.25mV（0.17mV）。ST向量位于左上方-54°，振幅0.09mV。

横面： QRS环起始向量位于右前方呈顺钟向运行，急转向后方，起始部可见一个明显的蚀缺，缺乏左前向量，主环体呈逆钟向运行，最大向量位于左后方-69°，振幅1.2mV。T环最大向量位于左前方78°，呈顺钟向运行，环体长＜宽，振幅0.27mV。ST向量位于左前方64°，振幅＞0.1mV（0.13mV）。

右侧面： QRS环起始向量位于前上方呈逆钟向运行，急转向后上方，主环体呈逆钟向运行，最大向量位于后下方146°。T环最大向量位于前上方-24°，环体呈顺钟向运行，振幅0.29mV。ST向量位于前上方-34°，振幅＞0.1mV（0.14mV）。

心电向量图诊断： （1）左后分支阻滞；（2）陈旧性下壁心肌梗死；（3）急性前间壁及前壁心肌梗死。

【心电图特征及诊断】

QRS波群：心电轴83°，Ⅰ导联呈rs型，aVR、aVL导联呈rS型，Ⅱ、Ⅲ、aVF导联呈qR型，V_1、V_2导联呈QS型，V_3、V_4导联呈rS型，r波均＜0.15mV，V_5导联呈rS型，r波递增不良，V_6导联呈Rs型，Ⅰ、aVL、V_2~V_5导联ST段呈弓背形上移，Ⅲ、aVF导联ST段下移。

心电图诊断： （1）提示陈旧性下壁心肌梗死（结合心电向量图诊断）；（2）急性前间壁及前壁心肌梗死。

【解析】

左后分支阻滞合并陈旧性下壁心肌梗死的特征： 额面QRS环起始向量位于上方略偏右呈顺钟向运行，起始向上运行时间＞25ms（34ms），起始向上向左向量振幅0.3mV，QRS环最大向量位于左下方＞60°（78°），环体呈顺钟向运行，右下象限面积＞总面积的20%（29%）。T环最大向量位于右下方164°，环体呈逆钟向运行，振幅＜0.25mV（0.17mV）。ST向量位于左上方-54°，振幅0.09mV。以上符合左后分支阻滞合并陈旧性下壁心肌梗死的心电向量图特征。在心电图上，心电轴84°，未达到左后分支阻滞的诊断标准。说明心电向量图在诊断左后分支阻滞时优于心电图。

下壁心肌梗死合并左后分支阻滞时，下壁心肌梗死时的额面QRS环起始向量位于左上方呈顺钟向运行，而左后分支阻滞时的起始20~30ms的向量也位于左上方，若二者并存时，起始向上的时间多＞30ms，起始向量背离梗死区。而最大向量（或终末向量）受左后分支阻滞的影响向右向下方偏移，即指向梗死区。因此，额面QRS环起始向量位于左上方呈顺钟向运行，显示下壁心肌梗死的心电向量图特征，而最大向量（或终末向量）位于下方偏右或偏左，显示左后分支阻滞的心电向量图特征。此种表现为心电向量图所独有，故心电向量图在诊断下壁心肌梗死合并左后分支阻滞时，应属金标准。心电向量图具有空间方位明确，能清晰显示环体的形状、方位及各部位的运行方向和速度，图形直观，各瞬间向量表达精准等优点，对下壁心肌梗死合并左后分支阻滞的诊断及鉴别诊断优势明显。

急性前间壁及前壁心肌梗死的特征：横面QRS环起始向量位于右前方呈顺钟向运行，急转向后方，起始部可见一个明显的蚀缺，缺乏左前向量，主环体呈逆钟向运行，最大向量位于左后方-69°，振幅1.2mV。T环位于左前方78°，呈顺钟向运行，环体长<宽，振幅0.27mV。ST向量位于左前方64°，振幅>0.1mV（0.13mV）。右侧面QRS环起始向量位于前上方呈逆钟向运行，急转向后上方，主环体呈逆钟向运行，最大向量位于后下方146°。T环最大向量位于前上方-24°，环体呈顺钟向运行，振幅0.29mV。ST向量位于前上方-34°，振幅>0.1mV（0.14mV）。以上符合急性前间壁及前壁心肌梗死的心电向量图特征。在心电图上，V_1、V_2导联呈QS型，V_3、V_4导联呈rS型，r波均<0.15mV，V_5导联呈rS型，r波递增不良，V_2~V_5导联ST段呈弓背形上移，符合急性前间壁及前壁心肌梗死的心电图特征。

（潘　登　潘　月　赵　森）

72　左前分支阻滞、陈旧性前间壁心肌梗死、左心室肥大伴ST-T改变

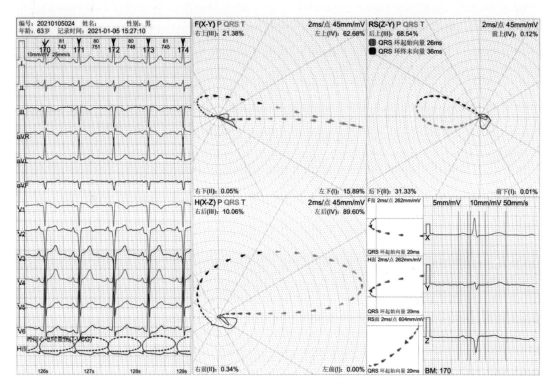

图72-1　十二导联心电图与心电向量图

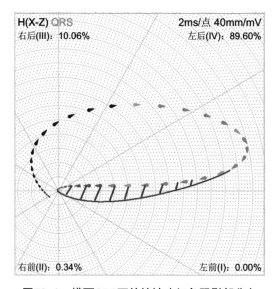

图72-2　横面QRS环的蚀缺（红色阴影部分）

【临床资料】

患者，男性，63岁。因"阵发性心前区不适1周"入院。既往病史：1年前患脑出血，8年前患心肌梗死。血压160/100mmHg。入院后冠状动脉造影示：左前降支（LAD）闭塞，于病变处植入支架1枚。心脏彩超提示：（1）左心室增大；（2）左心室壁运动幅度减低；（3）左心室舒张功能减低；（4）二、三尖瓣及主动脉瓣轻度关闭不全；（5）主动脉增宽。

临床诊断：（1）脑出血恢复期；（2）冠心病，陈旧性心肌梗死；（3）高血压病。

【心电向量图特征及诊断】

额面：QRS环起始向量位于右下方呈逆钟向运行，环体呈逆钟向运行，最大向量位于左下方<10°（4°），振幅1.71mV，左上面积>总面积的50%（63%），ST向量振幅0.08mV。T环最大向量位于左下方33°，环体呈顺钟向运行，振幅0.26mV。

横面：QRS环起始向量位于右后方急转左后方呈顺钟向运行，离心支可见一个明显的蚀缺，环体呈逆钟向运行，最大向量位于左后方-14°，振幅1.75mV，ST向量振幅0.1mV。T环最大向量位于左前方10°，环体呈逆钟向运行，振幅<0.25mV（0.22mV）。

右侧面：QRS环起始向量位于后下方，环体呈顺钟向运行，最大向量位于后上方-171°，振幅0.77mV，ST向量振幅0.06mV。T环最大向量位于前下方67°，环体呈顺钟向运行，振幅<0.20mV（0.15mV）。

空间QRS环最大向量振幅1.75mV。

心电向量图诊断：（1）左前分支阻滞；（2）陈旧性前间壁心肌梗死；（3）左心室肥大伴ST-T改变。

【心电图特征及诊断】

QRS波群：心电轴-30°，Ⅰ导联呈Rs型，aVL导联呈qRs型，Ⅱ导联呈rs型，Ⅲ、aVF导联呈rS型，$S_Ⅲ>S_Ⅱ$，V_1导联呈Qr型，V_2、V_3导联呈QS型，V_4导联呈rS型，V_5、V_6导联呈Rs型，$R_{V_5}>2.5mV$（2.76mV）。ST：$V_1\sim V_4$导联上移，V_5、V_6导联下移。

心电图诊断：（1）提示左前分支阻滞（结合心电向量图诊断）；（2）陈旧性前间壁心肌梗死；（3）左心室高电压伴ST-T改变。

【解析】

左前分支阻滞的特征：额面QRS环起始向量位于右下方呈逆钟向运行，环体呈逆钟向运行，最大向量位于左下方<10°（4°），左上面积>总面积的50%（63%），符合左前分支阻滞的心电向量图特征。在心电图上，心电轴-30°，$S_Ⅲ>S_Ⅱ$，左前分支阻滞的特征不明显，结合心电向量图提示左前分支阻滞，说明心电图在诊断左前分支阻滞时敏感性差。

左心室肥大伴ST-T改变的特征：额面QRS环最大向量位于左下方<10°（4°），振幅1.71mV，环体呈逆钟向运行。ST向量振幅0.08mV。T环呈顺钟向运行，振幅0.26mV。横面QRS环最大向量位于左后方-14°，振幅1.75mV，环体呈逆钟向运行。ST向量振幅0.1mV。T环最大向量位于左前方10°，环体呈逆钟向运行，振幅<0.25mV（0.22mV）。

右侧面ST向量振幅0.06mV。T环振幅＜0.20mV（0.15mV）。空间QRS环最大向量振幅1.75mV。心电图上R_{V_5}＞2.5mV（2.76mV），部分导联ST-T改变，心脏彩超示左心室增大，结合临床及影像学检查，支持左心室肥大伴ST-T改变的诊断。

陈旧性前间壁心肌梗死的特征：横面QRS环起始向量位于右后方急转左后方呈顺钟向运行，离心支可见一个明显的蚀缺（图72-2），环体呈逆钟向运行。右侧面QRS环起始向量位于后下方呈顺钟向运行，环体呈顺钟向运行，符合陈旧性前间壁心肌梗死的心电向量图特征。在心电图上，V_1导联呈Qr型，V_2、V_3导联呈QS型，符合陈旧性前间壁心肌梗死的心电图特征。患者8年前患心肌梗死，冠状动脉造影示左前降支闭塞并植入支架1枚，支持陈旧性前间壁心肌梗死的诊断。

（潘　登　潘　月　赵　森）

73　左前分支阻滞合并下壁心肌梗死

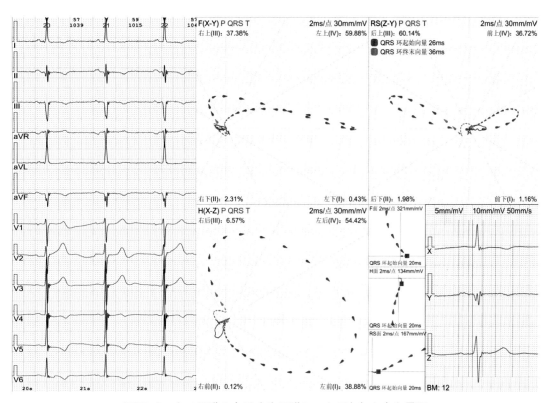

图73-1　十二导联心电图（胸导联5mm/mV）与心电向量图

【临床资料】

患者，男性，73岁。因"双下肢水肿1年余"入院。既往有"高血压病、糖尿病、冠心病、陈旧性心肌梗死，支架植入术"等病史。胸部CT示：心影增大，主动脉增宽迂曲，肺动脉段膨隆。心脏超声示：室间隔增厚，中动脉膜钙化。冠脉造影示：右冠状动脉中段狭窄95%，植入支架1枚。

临床诊断：（1）冠心病，陈旧性心肌梗死，支架植入术后，心功能Ⅱ级；（2）2型糖尿病；（3）高血压病3级，极高危组。

【心电向量图特征及诊断】

额面： QRS环起始向量位于右上方呈顺钟向运行，起始向上向量振幅≥0.2mV（0.32mV），起始向上向左向量振幅≥0.3mV（2.04mV），起始向上运行时间>25ms（48ms），环体离心支呈顺钟向运行，归心支呈逆钟向运行，离心支上可见一个较大的凹面向下的蚀缺，归心支位于离心支的上方，最大向量位于左上方<10°（2°），振幅>2.0mV（2.18mV），左上面积>总面积的50%（60%）。T环呈顺钟向运行，最大向量位于右上方-163°，振幅<0.25mV（0.2mV），QRS/T比值>4（11.48）。

横面：QRS环起始向量位于右前方，环体呈逆钟向运行，最大向量位于左前方13°，振幅＞2.0mV（2.28mV）。T环呈顺钟向运行，最大向量位于右前方120°，振幅0.34mV，长/宽比值＜2.5（2.23），QRS/T比值＞4（6.75）。

右侧面：QRS环起始向量位于前上方，环体呈"8"字形运行，最大向量位于后上方−160°，振幅1.47mV。T环呈逆钟向运行，最大向量位于前上方3°，振幅0.3mV，QRS/T比值＞4（4.96）。

空间QRS环最大向量振幅＞2.0mV（2.28mV）。

心电向量图诊断：（1）陈旧性下壁心肌梗死；（2）左前分支阻滞；（3）左心室高电压；（4）T环异常。

【心电图特征及诊断】

心率57次/min。QRS波群：心电轴−39°，Ⅰ和aVL导联呈qR型，R_{aVL}＞$R_Ⅰ$，Ⅱ、Ⅲ、aVF导联呈qRSr′型、QS型，$S_Ⅲ$＞$S_Ⅱ$，R_{V_5}+S_{V_1}＞4.0mV（4.96mV）。T波：Ⅰ、aVL、Ⅱ、Ⅲ、aVF、V_4~V_6导联倒置、低平。

心电图诊断：（1）窦性心动过缓；（2）下壁异常Q波；（3）心电轴左偏；（4）左心室高电压；（5）T波异常。

【解析】

陈旧性下壁心肌梗死合并左前分支阻滞的特征：额面QRS环起始向量位于右上方呈顺钟向运行，起始向上向量振幅≥0.2mV（0.32mV），起始向上向左向量振幅≥0.3mV（2.04mV），起始向上运行时间＞25ms（48ms），环体离心支呈顺钟向运行，离心支上可见一个较大的凹面向下的蚀缺，符合陈旧性下壁心肌梗死的心电向量图特征。额面环体归心支位于离心支的上方并呈逆钟向运行，最大向量位于左上方＜10°（2°），左上面积＞总面积的50%（60%），符合陈旧性下壁心肌梗死合并左前分支阻滞的心电向量图特征。在心电图上，下壁心肌梗死合并左前分支阻滞的诊断条件不充分。以上说明心电向量图在诊断下壁心肌梗死合并左前分支阻滞时优于心电图。

单纯左前分支阻滞时，额面QRS环起始向量位于下方偏左或者偏右，环体呈逆钟向运行并向左上方呈扇形展开，左上面积＞总面积的50%，最大向量角度＜10°。当合并陈旧性下壁心肌梗死时，由于下壁心肌坏死丧失除极能力，可使额面QRS环起始向量向上偏移并在离心支上形成凹面向下的蚀缺，离心支呈顺钟向运行，归心支呈逆钟向运行，归心支位于离心支的上方，在心电向量图上可同时表现出左前分支阻滞和下壁心肌梗死的特征。

左心室高电压的特征：额面、横面以及空间QRS环最大向量振幅均＞2.0mV（2.18mV、2.28mV、2.28mV），心电图R_{V_5}+S_{V_1}＞4.0mV（4.96mV），符合左心室高电压的心电向量图特征。

T环异常的特征：3个面的QRS/T比值均＞4（11.48、6.75、4.96），额面最大向量振幅＜0.25mV（0.2mV），横面T环运行方向异常，长/宽比值＜2.5（2.23），符合T环异常的特征，结合临床，考虑原发性合并继发性改变可能性大。

（熊田珍）

74　类陈旧性下侧壁心肌梗死图形分析

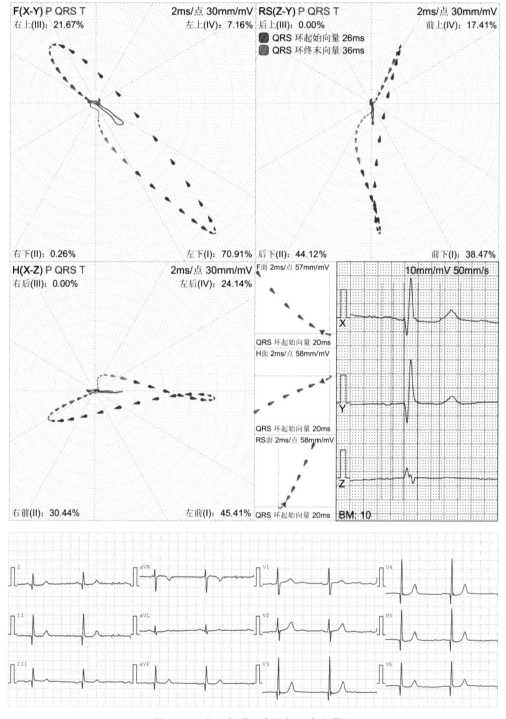

图74-1　十二导联心电图与心电向量图

【临床资料】

患者，女性，53岁。乳腺癌术后入院复查。否认高血压病、糖尿病、冠心病等慢性病病史。10余年前因乳腺癌行手术治疗和化疗，具体用药不详。心脏超声：（1）三尖瓣轻度关闭不全；（2）左心室舒张功能降低；（3）心脏结构未见异常，室间隔厚度9mm。冠脉造影：右冠状动脉优势型，冠状动脉未见明确异常。

临床诊断：乳腺癌术后。

【心电向量图特征及诊断】

额面：QRS环起始向量位于右上方呈顺钟向运行，起始向上向量振幅≥0.20mV（0.78mV），起始向上运行时间＞25ms（38ms），起始向右向量振幅＞0.16mV（0.60mV），起始向右运行时间＞22ms（34ms），环体呈顺钟向运行，最大向量位于左下方47°，振幅＞2.0mV（2.13mV），终末向量位于左下方。T环最大向量位于左下方36°，振幅0.41mV。

横面：QRS环起始向量位于右前方呈逆钟向运行，起始向右向量振幅＞0.16mV（0.60mV），起始向右运行时间＞22ms（34ms），起始右前向量振幅＞0.18mV（0.66mV），环体呈逆顺"8"字形运行，最大向量位于左前方4°，振幅1.47mV，终末向量位于左后方。T环最大向量位于左前方8°，振幅0.33mV。

右侧面：QRS环起始向量位于前上方呈顺钟向运行，起始向上向量振幅≥0.20mV（0.78mV），起始向上运行时间＞25ms（38ms），环体呈顺逆"8"字形运行，最大向量位于前下方86°，振幅1.56mV，终末向量位于后下方。T环最大向量位于前下方86°，振幅0.26mV。

空间QRS环最大向量振幅＞2.0mV（2.13mV）。

心电向量图诊断：（1）陈旧性下侧壁心肌梗死样图形改变；（2）左心室高电压。

【心电图特征及诊断】

QRS波群：Ⅱ、Ⅲ、aVF、V_3~V_6导联呈qR型和qRs型，q波窄而深，时间＜40ms（20~30ms），振幅＞1/4同导联R波。同导联ST段无明显偏移，T波直立。

心电图诊断：（1）窦性心律；（2）多导联异常q波。

【解析】

心电图特征：多导联窄而深的q波，伴同导联T波直立，ST段无明显偏移，呈所谓的"Q波与T波分离现象"，貌似室间隔肥厚型心肌病的心电图特征。

心电向量图特征：（1）起始向量向上增大：额面QRS环起始向量位于右上方呈顺钟向运行，起始向上向量振幅≥0.20mV（0.78mV），起始向上运行时间＞25ms（38ms）；（2）起始向量向右增大：起始向右向量振幅＞0.16mV（0.60mV），起始向右运行时间＞22ms（34ms），起始右前向量振幅＞0.18mV（0.66mV）。以上呈类似陈旧性下侧壁心肌梗死样图形改变。

心电向量图和心电图的特征分析：心电向量图起始向量向上增大和向右增大的特征，通常见于下侧壁心肌梗死和室间隔肥厚。下壁心肌梗死时，下壁心肌除极能力减弱或消失，使起始向量向上增大，若心肌梗死累及侧壁，左室侧壁心肌除极能力减弱或消失，可同时伴起始向量向右增大。室间隔增厚时，因心室除极20ms内的向量与室间隔除极相关，室间隔肥厚可使由左后指向右前的起始向量增大，表现为起始向量向右增大，若肥厚的部位为室间隔基底部，可同时出现起始向量向上增大。无论是何种原因所致的起始向量向上及向右增大，向上增大的起始向量投影于下壁导联轴的负侧形成异常q波，而向右增大的起始向量投影于Ⅰ、aVL导联轴和左胸导联轴的负侧形成异常q波，在心电图上表现为多导联异常q波。

　　本例冠脉造影结果正常，既往无冠心病病史，考虑冠心病心肌梗死所致的下侧壁心肌坏死的可能性较小，不排除急性冠状动脉痉挛所致的心肌坏死。患者既往因乳腺癌曾行药物化疗，有报道癌症治疗相关的心功能障碍（CTRCD）Ⅰ型可导致不可逆心肌损伤，Ⅲ型可引起冠状动脉相关损伤，出现类心肌梗死样图形改变。患者化疗用药情况及化疗前的心电图均不详，出现类下侧壁心肌梗死的心电向量图改变，是否与此有关，有待进一步探讨。

　　患者多次行心脏超声检查，心脏结构正常，室间隔测量值正常。有报道心脏电活动异常可出现于形态学异常之前，心电图与心电向量图的特征是否为早期肥厚型心肌病的电活动异常改变，也有待于进一步的随访观察。

（龙佑玲　苏　勇　刘　明）

75   A型心室预激

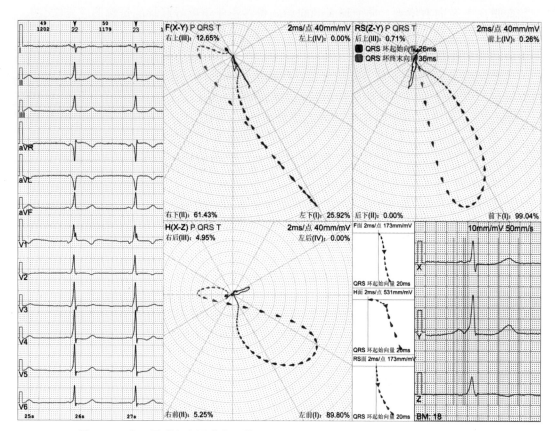

图75-1　十二导联心电图（Ⅱ、Ⅲ、aVF、V₂~V₆导联5mm/mV）与心电向量图

【临床资料】

患者，女性，55岁。健康体检。否认既往心脏病、高血压病、糖尿病等慢性病病史。心脏超声：心脏结构未见明显异常。

【心电向量图特征及诊断】

额面：QRS环起始于左下方，起始部泪点密集、扭曲，运行缓慢，时间＞20ms，位于左下方82°，环体离心支呈逆钟向运行，归心支呈顺钟向运行，最大向量位于左下方60°，振幅＞2.0mV（2.01mV），终末向量位于右上方。T环呈线形，最大向量位于左下方63°，振幅0.42mV。ST向量0.1mV，位于右上方-138°。

横面：QRS环起始于左前方，起始部泪点密集、扭曲，运行缓慢，时间＞20ms，位于左前方77°，环体呈逆顺"8"字形运行，最大向量位于左前方35°，振幅1.19mV，终末向量位于右后方。T环呈顺钟向运行，最大向量位于左后方-23°，振幅＜0.25mV（0.21mV）。ST向量0.08mV，位于右前方148°。

右侧面：QRS环起始于前下方，起始部泪点密集、扭曲，运行缓慢，时间＞20ms，位于前下方44°，环体呈顺钟向运行，最大向量位于前下方70°，振幅1.85mV，终末向量位于后上方。T环呈逆钟向运行，最大向量位于后下方104°，振幅0.38mV。ST向量0.08mV，位于前上方–55°。

QRS环运行时间＞120ms（127ms），空间QRS环最大向量振幅＞2.0mV（2.01mV）。

心电向量图诊断：A型心室预激。

【心电图特征及诊断】

心率52次/min。PR间期114ms。QRS波群：时间＞120ms（127ms），各导联QRS波起始部模糊、顿挫，V_1~V_6导联呈R型和Rs型。

心电图诊断：（1）窦性心动过缓；（2）A型心室预激。

【解析】

A型心室预激的特征：额面、横面及右侧面的QRS环起始部泪点密集、扭曲，为预激向量，预激向量时间＞20ms，QRS环时间延长，＞120ms（127ms），符合心室预激的心电向量图特征。横面预激向量位于左前方77°，最大向量方位32°，投影于心电图的胸前导联形成正向预激波，以及QRS波群主波一致向上，符合A型心室预激的心电图特征，推测为左侧游离壁旁道心室预激。

（龙佑玲　苏　勇　刘　明）

76 A型心室预激酷似右束支阻滞图形分析

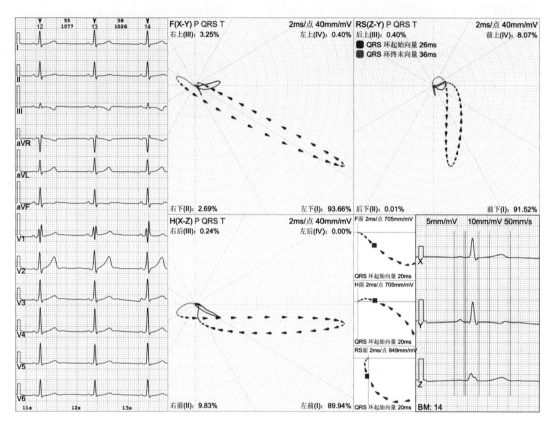

图76-1 十二导联心电图（Ⅰ、Ⅱ、aVR、V₂~V₆导联5mm/mV）与心电向量图

【临床资料】

患者，男性，47岁。因"左侧口眼歪斜20天"入院。既往有高血压病史4年。入院血压106/66mmHg。胸部CT：纵隔CT平扫未见明显异常征象。

临床诊断：（1）左侧面神经炎；（2）高血压病3级，极高危组。

【心电向量图特征及诊断】

额面：QRS环起始向量位于左下方，起始部泪点密集扭曲，运行缓慢，时间>20ms，环体呈顺钟向运行，最大向量位于左下方28°，振幅>2.0mV（2.04mV），终末向量位于右上方，运行缓慢，时间>35ms。T环呈顺钟向运行，最大向量位于左上方-7°，振幅0.31mV。

横面：QRS环起始向量位于左前方74°，起始部泪点密集扭曲，运行缓慢，时间>20ms，环体呈逆顺"8"字形运行，最大向量位于左前方7°，振幅1.82mV，终末向量位于右前方155°，运行缓慢，时间>35ms。T环呈顺钟向运行，最大向量位于左前方26°，振幅0.34mV。

右侧面：QRS环起始向量位于前下方，起始部泪点密集扭曲，运行缓慢，时间>20ms，环体呈顺钟向运行，最大向量位于前下方78°，终末部泪点密集，运行缓慢，时间>35ms。T环呈顺钟向运行，最大向量位于前上方−16°，振幅<0.20mV（0.16mV）。

QRS环运行时间>120ms（131ms），空间QRS环最大向量振幅>2.0mV（2.05mV）。

心电向量图诊断：A型心室预激。

【心电图特征及诊断】

PR间期<120ms（104ms），PJ间期235ms。QRS波群：时间>120ms（131ms）。V_1导联呈rSr′型，r′>r，V_2~V_6导联呈Rs型，各导联QRS波起始部顿挫、模糊。

心电图诊断：（1）窦性心律；（2）A型心室预激。

【解析】

A型心室预激的特征：额面、横面及右侧面的QRS环起始部泪点密集扭曲，运行缓慢，时间>20ms，为预激向量，预激向量于横面位于左前方74°，符合A型心室预激的心电向量图特征。心电图PR间期<120ms（104ms），V_1导联呈rSr′型，r′>r，V_2~V_6导联呈Rs型，各导联QRS波起始部顿挫、模糊，符合A型心室预激的心电图特征。

类右束支阻滞图形的分析：本例心电向量图中QRS环终末部泪点密集，横面终末向量角度位于右前方155°，投影于V_1导联轴正侧形成终末r′波，致V_1导联呈rSr′型，酷似右束支阻滞图形。

心室预激时，QRS波为激动经旁道下传与经正道下传共同除极心室所产生的单源性室性融合波，其形态取决于二者激动心室肌的比例。预激可影响心室除极的全过程，对QRS波形态的影响与激动经旁道的下传速度及预先激动心室肌的部位等有关。本例预激向量位于左前方74°，推测预激部位为左室后基底部。正常情况下，该部位为心室肌最后除极的部位，产生指向左后上的终末除极向量。当该部位被旁道提前除极后，该终末左后上的除极向量消失，致终末向量向右前方偏移，投影于V_1导联轴的正侧形成终末r′波，呈酷似右束支阻滞图形。刘仁光等学者报道，当旁道位于左后壁或左后间隔时，对终末向量的影响均有可能在V_1导联形成终末r′波，本例与此相符。

左侧旁道合并右束支阻滞时，预激与右束支阻滞互不掩盖，图形特征与本例类似，但因右束支阻滞使心室除极延长，可伴有PJ间期延长（>270ms）。本例PJ间期<270ms（235ms），考虑合并右束支阻滞的可能性较小。对此类图形的鉴别诊断，消除旁道影响是最好的鉴别方法。

（龙佑玲　苏　勇）

77　A型心室预激

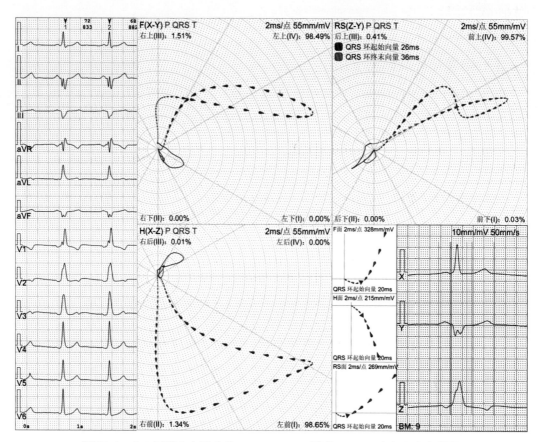

图77-1　十二导联心电图（Ⅲ、aVF、V₁~V₅导联5mm/mV）与心电向量图

【临床资料】

患者，男性，68岁。常规体检。既往有高血压病、糖尿病病史10余年。否认冠心病史。胸部CT：慢性支气管炎改变，肺气肿。心脏超声：心脏结构未见明显异常，左心室舒张功能降低。

临床诊断：（1）高血压病；（2）2型糖尿病；（3）慢性支气管炎，阻塞性肺气肿。

【心电向量图特征及诊断】

额面：QRS环起始于左下方急转左上方，离心支呈顺钟向运行，凹面向下形成较大蚀缺，起始部泪点密集，运行缓慢，时间>20ms，环体呈"8"字形运行，大部分位于左上方，左上面积98%，最大向量位于左上方-13°，振幅1.33mV，终末向量位于左上方，泪点密集，运行缓慢，时间>35ms。T环呈顺钟向运行，最大向量位于左下方31°，振幅0.25mV。

横面：QRS环起始向量位于左前方，离心支呈顺钟向运行，凹面向左前方形成较大蚀缺，起始泪点密集，运行缓慢，时间＞20ms，位于左前方60°，环体呈顺钟向运行，最大向量位于左前方29°，振幅1.48mV，终末向量位于左前方83°，泪点密集，运行缓慢，时间＞35ms。T环呈逆钟向运行，最大向量位于左后方-36°，振幅0.26mV。

右侧面： QRS环起始于前下方急转前上方，起始泪点密集，运行缓慢，时间＞20ms，环体呈"8"字形运行，最大向量位于前上方-21°，振幅1.19mV，终末部泪点密集，运行缓慢，时间＞35ms。T环呈逆钟向运行，最大向量位于后下方141°，振幅0.24mV。

QRS环运行时间＞120ms（147ms）。

心电向量图诊断： A型心室预激。

【心电图特征及诊断】

心电轴-68°，QRS波时间＞120ms（147ms），PR间期＜120ms（118ms），PJ间期250ms。QRS波群：Ⅰ、aVL导联呈Rs型和R型。Ⅱ、Ⅲ、aVF导联呈QS型和qrs型，V_1导联呈增宽切迹的R型，V_2~V_6导联呈R型和Rs型。

心电图诊断： A型心室预激。

【解析】

A型心室预激的特征： 额面、横面和右侧面的QRS环起始部泪点密集，运行缓慢，时间＞20ms（预激向量），预激向量在横面位于左前方60°，QRS环最大向量位于左前方29°，投影于心电图V_1~V_6导联轴的正侧，形成正向预激波和QRS波主波一致向上，符合A型心室预激的特征，推测为左后间隔旁道心室预激。

本例3个面QRS环终末部泪点扭曲、密集，运行缓慢，时间＞35ms，横面QRS环最大向量位于左前方29°，终末向量位于左前方83°，投影于心电图V_1导联轴正侧形成增宽切迹的R波，呈类右束支阻滞图形。需与A型心室预激合并右束支阻滞相鉴别。A型心室预激合并右束支阻滞属束支阻滞位于旁道对侧，一般情况下可同时显示预激图形特征（预激向量）和右束支阻滞图形特征（终末向量位于右前方伴传导延缓），且因右束支阻滞延长心室除极时间，可同时伴PJ间期延长（＞270ms）。本例PJ间期＜270ms（250ms），终末向量位于左前方83°，故不考虑合并右束支阻滞。其终末部泪点密集、心电图呈类右束支阻滞样图形，考虑为预激对心室除极终末向量的影响所致。有报道左后间隔旁道和左后壁旁道均有可能影响心室除极的终末向量形成类右束支阻滞图形，其机理认为与左心室后基底部被提前除极有关。

本例尚表现为起始向量向上偏移，离心支呈顺钟向运行，凹面向下形成较大蚀缺，应与心室预激合并陈旧性下壁心肌梗死相鉴别。左后间隔旁道使该部位心室肌提前除极，可产生由下至上的除极向量，使初始向量向上偏移，投影于下壁导联形成异常Q波，酷似陈旧性下壁心肌梗死图形。结合患者既往无冠心病史，认为心室预激合并陈旧性下壁心肌梗死的可能性不大，但也不排外该种情况的存在。心室预激及心肌梗死均影响心室除极的起始向量，二者可相互影响、相互掩盖。

本例是否合并陈旧性下壁心肌梗死及右束支阻滞，需消除旁道影响后方能明确诊断。

（龙佑玲　苏　勇　刘　明）

78 B型心室预激

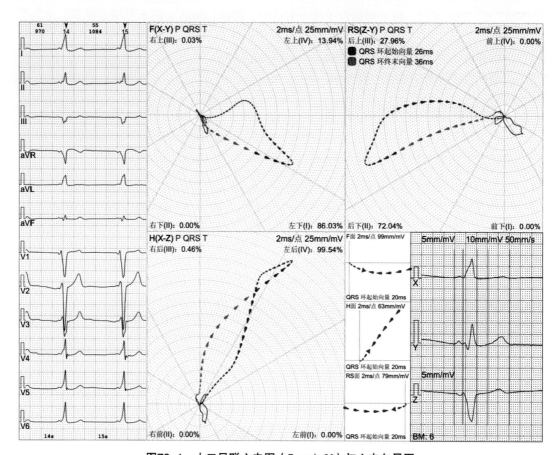

图78-1 十二导联心电图（5mm/mV）与心电向量图

【临床资料】

患者，男性，21岁。因"阵发性心悸3年余"入院。心脏超声：二维超声心动图及彩色血流图未见异常。三维标测下心腔内电生理检查及射频消融术示：房室折返性心动过速，于三尖瓣环9点处放电消融，预激波消失。

临床诊断：预激综合征，阵发性室上性心动过速（房室折返性心动过速）。

【心电向量图特征及诊断】

额面：QRS环起始向量位于左下方，起始部泪点密集扭曲，传导延缓，时间＞20ms，最大向量位于左下方27°，振幅1.89mV。T环最大向量位于左下方68°，振幅0.35mV。ST向量位于右上方−130°，振幅0.08mV。

横面：QRS环起始向量位于左后方，起始部泪点密集扭曲，传导延缓，时间＞20ms，环体扭曲呈逆顺"8"字形运行，最大向量位于左后方−57°，振幅＞2.0mV

（3.05mV）。T环最大向量位于左前方74°，振幅0.35mV，QRS–T夹角＞60°（130°）。ST向量位于右后方–106°，振幅＞0.1mV（0.17mV）。

右侧面：QRS环起始向量位于后下方，起始部泪点密集扭曲，传导延缓，时间＞20ms，最大向量位于后下方162°，振幅0.46mV。T环最大向量位于前下方43°，振幅0.46mV，QRS–T夹角–118°。ST向量位于后上方–160°，振幅＞0.1mV（0.18mV）。

QRS环运行时间＞120ms（128ms），空间QRS环最大向量振幅＞2.0mV（3.17mV）。

心电向量图诊断：B型心室预激。

【心电图特征及诊断】

PR间期＜120ms（70ms）。QRS波群：时间＞120ms（128ms），V_1~V_3导联呈rS型，V_4~V_6、Ⅰ、aVL导联呈R型和r型，各导联QRS波起始部模糊顿挫可见预激波。ST段：Ⅰ、Ⅱ、V_4~V_6导联轻度下移0.05~0.1mV。

心电图诊断：B型心室预激。

【解析】

B型心室预激的特征：额面、横面及右侧面的QRS环起始部泪点密集、扭曲，运行缓慢，时间＞20ms（预激向量）。预激向量在横面位于左后方–53°，最大向量位于左后方–57°。预激向量与最大向量投影于V_1导联轴的负侧形成负向预激波和QRS主波向下。预激向量与V_2、V_3导联轴几乎垂直，形成几乎呈等电位线的预激波，最大向量投影于导联轴的负侧，形成V_2、V_3导联QRS主波向下。预激向量与最大向量均投影于V_4~V_6导联轴的正侧，形成正向预激波和QRS主波向上。以上符合B型心室预激的心电向量图特征。ST向量增大，QRS–T夹角增大，考虑为继发性改变。

本例经手术证实旁道位于三尖瓣环9点处，室上性激动沿旁道到达心室后首先激动该部位心室肌，与浦肯野氏纤维相比，心室肌除极较为缓慢，故起始泪点密集。心室除极由右心室向左心室推进，形成指向左后上的预激向量。

（龙佑玲　王　锐）

79 间歇性心室预激（B型）

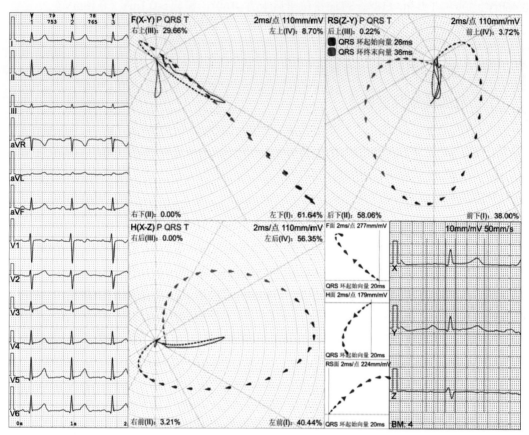

图79-1 十二导联心电图（Ⅲ、V₂~V₄导联5mm/mV）与心电向量图（正常）

【临床资料】

患者，女性，26岁。行人工流产术前常规检查。否认心脏病、高血压病、糖尿病等慢性病史。心脏超声：（1）轻度二尖瓣、三尖瓣反流；（2）心脏腔室、血管未见明显异常。

临床诊断：早孕。

【心电向量图特征及诊断】

图79-1示：

额面：P环呈逆钟向运行，最大向量位于右下方91°，振幅0.15mV。QRS环起始向量位于右上方呈顺钟向运行，环体呈"8"字形运行，最大向量位于左下方41°，振幅0.88mV。T环呈顺钟向运行，最大向量位于左下方31°，振幅0.33mV。

横面：P环呈顺钟向运行，最大向量位于右前方100°，振幅0.03mV。QRS环起始向量位于右前方呈逆钟向运行，环体呈逆钟向运行，最大向量位于左后方-3°，振幅0.66mV。

T环呈逆钟向运行，最大向量位于左后方–3°，振幅0.29mV。

　　右侧面： P环呈顺钟向运行，最大向量位于前下方86°，振幅0.15mV。QRS环起始向量位于前上方呈顺钟向运行，环体呈顺钟向运行，最大向量位于后下方96°，振幅0.59mV。T环呈顺钟向运行，最大向量位于后下方95°，振幅0.17mV。

　　P环运行时间107ms，QRS环运行时间88ms，空间QRS环最大向量振幅0.88mV。

　　心电向量图诊断： 大致正常心电向量图。

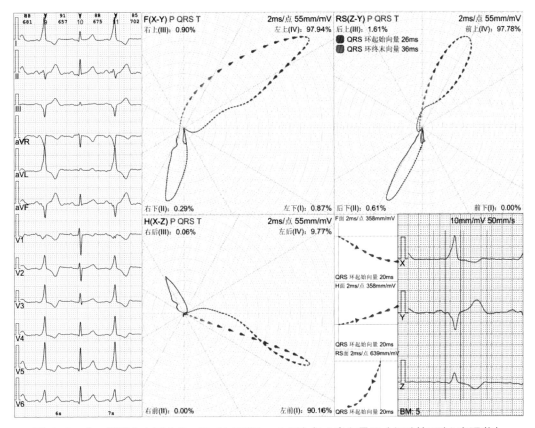

　　图79-2　十二导联心电图（Ⅲ、V$_2$~V$_4$导联5mm/mV）与心电向量图（间歇性B型心室预激）

图79-2示：

　　额面： P环最大向量位于左下方84°，振幅0.13mV。QRS环起始向量位于左下方呈逆钟向运行，起始部泪点密集扭曲，运行缓慢，时间>20ms，环体呈逆钟向运行，最大向量位于左上方–35°，振幅1.31mV。T环呈逆钟向运行，最大向量位于右下方104°，振幅0.62mV，QRS-T夹角>40°（139°）。

　　横面： P环最大向量位于右前方105°，振幅0.03mV。QRS环起始向量位于左后方呈顺钟向运行，起始部泪点密集扭曲，运行缓慢，时间>20ms，环体呈"8"字形运行，最大向量位于左前方22°，振幅1.16mV。T环呈顺钟向运行，最大向量位于右后方–117°，振幅0.34mV，QRS-T夹角>60°（–139°）。

　　右侧面： P环最大向量位于下方90°，振幅0.13mV。QRS环起始向量位于后下方，起始部泪点密集扭曲，运行缓慢，时间>20ms，环体呈逆钟向运行，最大向量位于前上方–62°，振幅0.86mV。T环呈逆钟向运行，最大向量位于后下方116°，振幅0.67mV，

QRS-T夹角>120°（177°）。

　　QRS环运行时间>120ms（147ms），空间QRS环最大向量振幅1.37mV。

　　心电向量图诊断：B型心室预激。

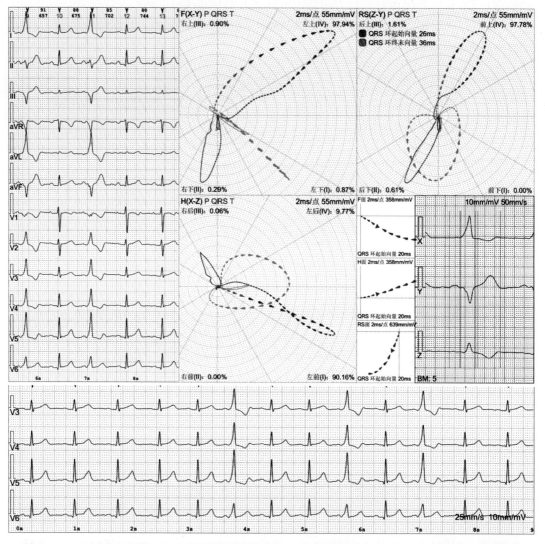

图79-3　十二导联心电图、V₃~V₆长导联心电图（Ⅲ、V₂~V₄导联5mm/mV）、心搏叠加心电向量图

　　与图79-1比较，图79-2具有以下不同特征（图79-3）：（1）QRS环运行时间延长，>120ms（147ms），振幅增大，额面、横面、右侧面分别为1.31mV、1.16mV、0.86mV，空间QRS环最大向量振幅1.36mV；（2）额面、横面与右侧面QRS环起始部泪点密集、扭曲，运行缓慢，时间>20ms，横面起始向量位于左后方，最大向量位于左前方22°，QRS环形态、振幅、方位、运行方向与图79-1相比较有明显变化；（3）QRS-T夹角增大，额面、横面和右侧面分别>40°（139°）、>60°（-139°）和>120°（177°）。

【心电图特征】

图79-1中P波、QRS波、T波形态、时间、振幅未见明显异常。图79-2、图79-3中可见间歇出现PR间期缩短，<120ms（110ms），QRS波起始部顿挫、模糊，V_1导联呈qs型，V_2~V_6导联呈R型。ST：V_2~V_5导联下斜型轻度下移。T波：V_1~V_5导联倒置、双向。

心电图诊断：（1）窦性心律；（2）间歇性心室预激（B型）。

【解析】

B型心室预激的特征：额面、横面和右侧面的QRS环起始部泪点密集扭曲，传导延缓，时间>20ms，为预激向量。横面预激向量位于左后象限，投影于V_1导联轴负侧形成负向预激波，投影于V_3~V_6导联轴正侧形成正向预激波，QRS环最大向量位于左前方22°，投影于V_1导联轴负侧并与导联轴几乎垂直（约93°），形成振幅较小的QS波，投影于V_2~V_6导联轴正侧，形成R波，符合B型心室预激的特征。推测为右后间隔旁道心室预激，预激图形间歇出现，为右后间隔旁道所致的间歇性心室预激。

当旁路前传功能较弱，间歇性出现前向传导受阻时，可形成间歇性心室预激。频率依赖性旁路阻滞是间歇性心室预激的常见机制，对不伴心率改变的间歇性心室预激，认为与旁路存在不同程度的前传阻滞有关。本例预激图形间歇出现且不伴心率改变，考虑发生机制与此有关。

典型旁路前传型心室预激对心室除极的影响，在心电图上最具特征性的表现为：QRS波起始部顿挫模糊，貌似预激影响心室除极的起始部分，实际上旁路可持续影响心室除极和复极的全过程。本例的心搏叠加心电向量图清晰显示了旁路对心室除极与复极的影响。预激向量为激动经旁路下传预先除极相应部位心室肌所产生，泪点的密集扭曲为心室肌除极较为缓慢的表现。随后正路与旁路共同使心室除极，正路的浦肯野氏纤维除极速度较快，不同程度地掩盖了缓慢的心室肌除极，在心电图上表现为QRS波群后半部分的"正常化"。但从心搏叠加图形上看，预激与无预激时的图形特征变化非常大，不仅仅为起始向量的变化，整个环体在方位、振幅和运行方向上均发生了明显的变化，同时，ST-T向量也发生明显变化。心电向量图上的心搏叠加图形直观地显示了旁路对心室除极和复极影响的全过程。

（龙佑玲　苏　勇　刘　明）

80 C型心室预激

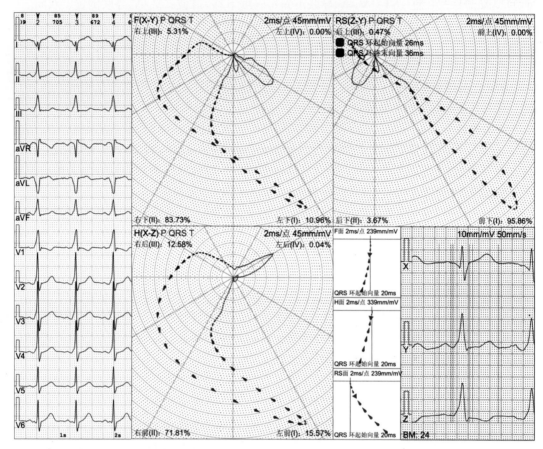

图80-1 十二导联心电图（Ⅱ、Ⅲ、aVF、V₂~V₅导联5mm/mV）与心电向量图

【临床资料】

患者，男性，38岁。因"反复心悸1年"入院。心脏超声：二维超声心动图、彩色血流图正常。三维标测下心腔内电生理检查证实为左侧游离壁显性旁道并发房室折返性心动过速，于左侧瓣环3点钟左右行射频消融术。

临床诊断： 预激综合征，阵发性室上性心动过速（房室折返性心动过速）。

【心电向量图特征及诊断】

额面： QRS环起始向量位于右下方呈逆钟向运行，起始向量扭曲、泪点密集，运行缓慢，时间>20ms，环体呈"8"字形运行，最大向量位于左下方64°，振幅1.65mV，终末向量位于右上方。T环呈顺钟向运行，最大向量位于左下方35°，振幅0.48mV。

横面： QRS环起始向量位于右前方115°，呈逆钟向运行，起始向量扭曲、泪点密集，运行缓慢，时间>20ms，环体离心支呈逆钟向运行，归心支呈顺钟向运行，最大向量位于左前方63°，振幅1.59mV。T环呈顺钟向运行，最大向量位于左后方-30°，振幅0.46mV。

右侧面：QRS环起始向量位于前下方，起始向量扭曲、泪点密集，运行缓慢，时间>20ms，环体呈"8"字形运行，最大向量位于前下方42°，振幅>2.0mV（2.04mV）。T环呈逆钟向运行，最大向量位于后下方128°，振幅0.36mV。

QRS环运行时间>120ms（147ms），空间QRS环最大向量振幅>2.0mV（2.17mV）。

心电向量图诊断：C型心室预激。

【心电图特征及诊断】

PR间期120ms。QRS波群：时间>120ms（147ms）。Ⅰ、aVL导联呈QS型，Ⅱ、Ⅲ、aVF导联呈Rs型，V_1~V_5导联呈Rs型和RS型，V_6导联呈qRs型。QRS波群起始部模糊、顿挫。

心电图诊断：（1）窦性心律；（2）C型心室预激。

【解析】

C型心室预激的特征：额面、横面以及右侧面的QRS环起始可见运行缓慢扭曲的预激向量。预激向量时间>20ms，横面预激向量位于右前方，符合C型心室预激的心电向量图特征。该预激向量在横面位于右前象限115°，投影于V_1~V_4导联轴的正侧形成正向预激波，与V_5导联轴几乎垂直形成呈等电位线的预激波，致预激波表现不典型，投影于V_6导联轴负侧形成负向预激波（假性q波）。QRS环最大向量位于左前方63°，投影于V_1~V_6导联轴正侧，形成QRS波群主波一致向上。以上支持C型心室预激的诊断。

（龙佑玲　王　锐）

81 不典型C型心室预激

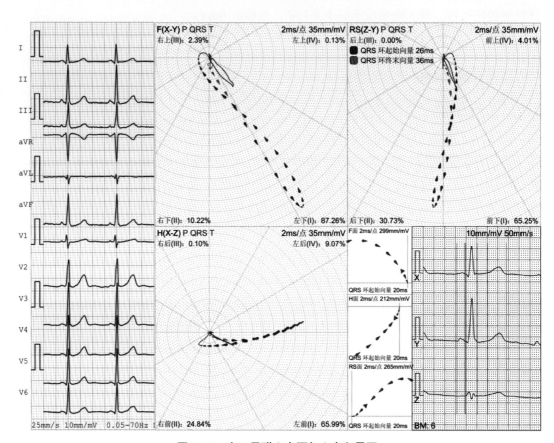

图81-1　十二导联心电图与心电向量图

【临床资料】

患者，女性，30岁。健康体检。既往身体健康，否认高血压病、糖尿病及心脏病病史。

【心电向量图特征及诊断】

额面： QRS环起始向量位于右上方，起始部泪点密集，运行缓慢，时间＞20ms，环体呈逆顺"8"字形运行，最大向量位于左下方57°，振幅＞2.0mV（2.3mV）。T环呈顺钟向运行，最大向量位于左下方50°，振幅0.49mV。

横面： QRS环起始向量位于右前方139°，起始部泪点密集稍扭曲，运行缓慢，时间＞20ms，环体呈逆顺"8"字形运行，最大向量位于左后方–6°，振幅1.26mV。T环呈"8"字形运行，最大向量位于左前方27°，振幅0.35mV。

右侧面： QRS环起始向量位于前上方，起始部泪点密集，运行缓慢，时间＞20ms，环体呈顺逆"8"字形运行，最大向量位于后下方94°，振幅1.94mV。T环呈顺钟向运行，最大向量位于前下方66°，振幅0.41mV。

QRS环运行时间111ms，空间QRS环最大向量振幅＞2.0mV（2.31mV），3个面的T环均未展开。

心电向量图诊断：C型心室预激。

【心电图特征及诊断】

PR间期＜120ms（100ms）。QRS波群：V_1导联呈rs型，$V_2 \sim V_6$导联呈R型和qR型，V_2导联R波起始部稍模糊顿挫。

心电图诊断：（1）窦性心律；（2）逆钟向转位；（3）短PR间期。

【解析】

C型心室预激的特征：QRS环起始部泪点密集，运行缓慢，时间＞20ms，横面QRS环起始向量位于右前方＞90°，起始部稍扭曲，支持C型心室预激的诊断。预激向量位于右前方139°，推测旁路位于左侧游离壁。心电图示，PR间期缩短、逆钟向转位、V_2导联R波起始部稍模糊顿挫，诊断心室预激的条件不充分。说明心电向量图在诊断不典型心室预激时优于心电图。

心室预激的QRS波群为正路与旁路下传共同除极心室所形成的单源性室性融合波。融合波的形态取决于正路下传激动心室成分与旁路下传激动心室成分的比例。旁路与心房起搏点（通常为窦性起搏点）距离较远，激动在心房内传导至旁路的时间较长，旁路传导速度较慢或房室结传导速度较快等因素，均会使旁路下传激动心室的成分减少，使心室预激波不明显，从而影响心室预激的诊断。

本例心电图中心室预激波不明显，推测因旁路位于左心室侧壁，距离窦房结较远，窦性激动传导至旁路的时间相对延长，或者因旁路传导速度相对偏慢等原因，致旁路下传激动心室的成分较少，使心室预激波不明显。

心电向量图以泪点的形式描述心脏电活动瞬间综合向量变化的轨迹，较心电图更易显示不典型电活动异常改变，二者结合可提高电活动异常的诊断准确率，减少误诊和漏诊。本例的心电向量图特征考虑C型心室预激的可能性大，明确诊断需经食道心房调搏术或心内电生理进一步检查。

（龙佑玲　苏　勇）

82 窦性心动过缓、早期复极

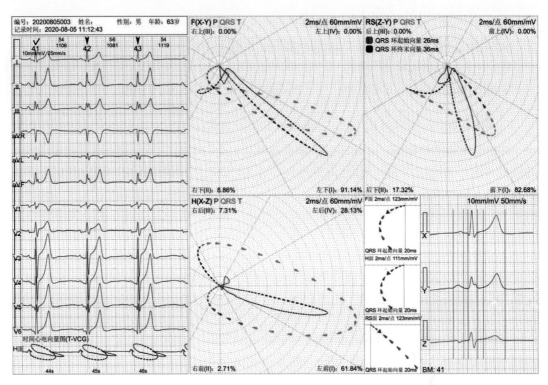

图82-1 十二导联心电图与心电向量图

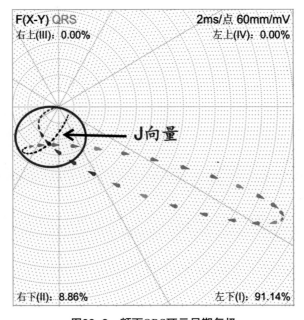

图82-2 额面QRS环示早期复极

【临床资料】

患者，男性，63岁。因"阵发性心悸、胸闷1个月"入院。胸部正位片示：双肺及心膈未见异常。心脏彩超示：心脏结构未见异常。

临床诊断：心悸待查。

【心电向量图特征及诊断】

额面：QRS环最大向量位于左下方26°，振幅1.33mV，环体呈逆钟向运行，终末部可见一个明显蚀缺，J点位于左下方35°，ST向量振幅0.07mV。T环最大向量位于左下方39°，环体呈"U"形，呈顺钟向运行，振幅＞0.75mV（1.22mV）。

横面：QRS环最大向量位于左前方15°，环体呈逆钟向运行，振幅1.24mV，J点位于左前方39°，ST向量振幅0.07mV。T环最大向量位于左前方14°，环体呈椭圆形，呈逆钟向运行，振幅＞0.75mV（0.97mV）。

右侧面：QRS环最大向量位于前下方56°，振幅0.73mV，环体呈顺钟向运行，终末部可见一个明显蚀缺，J点位于前下方42°，ST向量振幅0.06mV。T环最大向量位于前下方74°，环体呈"U"形，呈顺钟向运行，振幅＞0.75mV（0.81mV）。

心率55次/min。

心电向量图诊断：（1）窦性心动过缓；（2）早期复极。

【心电图特征及诊断】

心率56次/min。QRS波群：Ⅰ、aVL导联呈qrs型，Ⅱ、Ⅲ、aVF导联呈R型，R波降支上可见明显切迹（晚切迹），考虑为J波所致，V_1、V_2导联呈rs型，V_3、V_4导联呈RS型，V_5、V_6导联呈qRs型，V_2~V_4导联J点上移，V_3~V_6导联T波高尖。

心电图诊断：（1）窦性心动过缓；（2）早期复极。

【解析】

早期复极的特征：额面QRS环最大向量位于左下方26°，振幅1.33mV，环体呈逆钟向运行，终末部可见一个明显蚀缺。J点位于左下方35°，ST向量振幅0.07mV。T环最大向量位于左下方39°，环体呈"U"形，呈顺钟向运行，振幅＞0.75mV（1.22mV）。右侧面QRS环最大向量位于前下方56°，振幅0.73mV，环体呈顺钟向运行，终末部可见一个明显蚀缺。J点位于前下方42°，ST向量振幅0.06mV。T环最大向量位于前下方74°，环体呈"U"形，呈顺钟向运行，振幅＞0.75mV（0.81mV）。以上符合早期复极的心电向量图特征。在心电图上，Ⅱ、Ⅲ、aVF导联呈R型，R波降支上可见明显切迹（晚切迹），V_3~V_6导联T波高尖，符合早期复极的心电图特征。

下壁导联R波降支上的切迹（晚切迹），为额面QRS环终末部蚀缺所致。

（潘　月　潘　登　赵　森）

83 早期复极

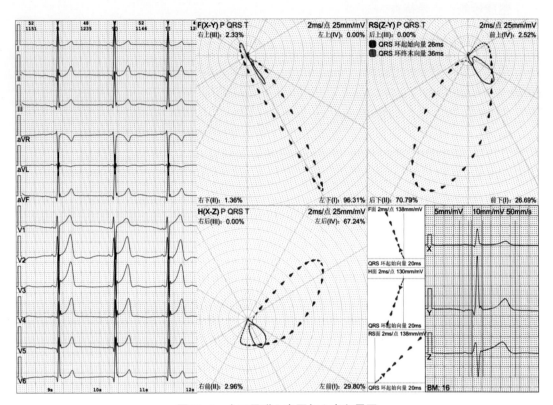

图83-1 十二导联心电图与心电向量图

【临床资料】

患者，男性，40岁。因"跌伤致左膝关节疼痛、活动受限2小时"就诊。既往病史无特殊。行心电图及心电向量图检查。心脏超声检查：心脏结构未见明显异常。

临床诊断：左髌骨骨折。

【心电向量图特征及诊断】

额面：QRS环起始向量位于右上方，环体呈逆钟向运行，最大向量位于左下方60°，振幅＞2.0mV（3.12mV），终末部于左下方形成一个明显的反折，J点位于左下方30°，ST向量振幅0.05mV。T环最大向量位于左下方56°，环体呈逆钟向运行，振幅0.68mV。

横面：QRS环起始向量位于右前方，环体呈逆钟向运行，最大向量位于左后方-36°，振幅1.92mV，终末部于左前方形成一个较明显的反折，J点位于左前方70°，ST向量振幅＞0.1mV（0.13mV）。T环最大向量位于左前方61°，环体呈逆钟向运行，振幅0.64mV。

右侧面：QRS环起始向量位于前上方，环体呈顺钟向运行，最大向量位于后下方109°，振幅＞2.0mV（2.83mV），终末部于前下方形成一个明显的反折，J点位于前下方

15°，ST向量振幅＞0.1mV（0.13mV）。T环最大向量位于前下方44°，环体呈顺钟向运行，振幅0.75mV。

空间QRS环最大向量振幅＞2.0mV（3.25mV）。

心电向量图诊断：早期复极。

【心电图特征及诊断】

心率55次/min。PR间期：108ms。QRS波群：Ⅱ、Ⅲ、aVF、V_3~V_6导联R波降支上可见明显切迹（晚切迹），$R_{V_5}+S_{V_1}=4.0mV$。ST段：Ⅱ、Ⅲ、aVF、V_2~V_6导联ST段J点上移0.1~0.2mV。T波：V_2~V_5导联高尖。

心电图诊断：（1）窦性心动过缓；（2）早期复极；（3）短PR间期。

【解析】

早期复极的特征：3个面QRS环终末部均可见一个明显的反折（反折尖端位于左前下），J点位于左前下方，终末向量均无明显传导延缓。额面及右侧面QRS环振幅增高（3.12mV、2.83mV）。横面及右侧面ST向量振幅增大（0.13mV），方位与T环最大向量方位一致。以上符合早期复极的心电向量图特征。在心电图上，Ⅱ、Ⅲ、aVF、V_2~V_6导联R波降支上可见明显切迹（晚切迹），ST段呈凹面向下型抬高，符合早期复极的心电图特征。

（黄　雯）

84 Brugada综合征样图形

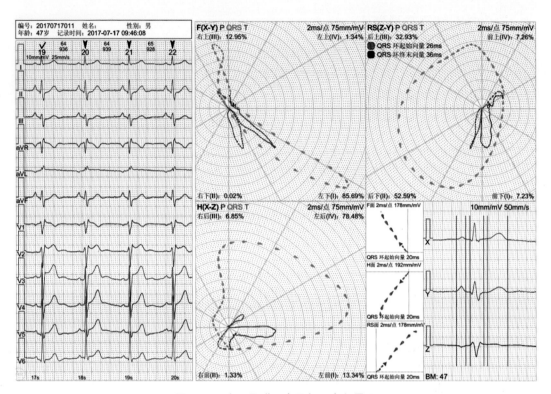

图84-1　十二导联心电图与心电向量图

【临床资料】

患者，男性，47岁。因"心悸、胸闷1周"入院。既往病史不详。

临床诊断：心悸原因待查。

【心电向量图特征及诊断】

　　额面：P环最大向量位于左下方70°，振幅＞0.20mV（0.29mV）。QRS环起始向量位于右上方呈顺钟向运行，环体呈扭曲"8"字形运行，最大向量位于左下方32°，振幅1.0mV，终末向量位于右上方，泪点密集、扭曲。T环呈"V"字形，顺钟向运行，最大向量位于左下方39°，振幅0.42mV。ST向量位于左上方-48°，振幅0.05mV。

　　横面：P环最大向量位于左后方-40°，振幅＞0.10mV（0.13mV）。QRS环起始向量位于右前方，环体呈逆钟向运行，最大向量位于左后方-11°，振幅0.86mV，终末向量明显扭曲反折、泪点密集，传导显著缓慢，时间＞35ms，终点止于左前方。T环呈"U"字形，呈逆钟向运行，最大向量位于左前方4°，振幅0.33mV。ST向量位于左前方56°，振幅0.06mV。

　　右侧面：P环最大向量位于后下方108°，振幅＞0.18mV（0.29mV）。QRS环起始向量位于前上方，环体呈顺钟向运行，最大向量位于后下方138°，振幅0.65mV，终末向量位于前上方，泪点密集、扭曲。T环呈"U"字形，顺钟向运行，最大向量位于前下方83°，振幅0.27mV。ST向量位于前上方−37°，振幅0.06mV。

P环运行时间98ms，QRS环运行时间＞120ms（137ms），空间QRS环最大向量振幅1.02mV。

心电向量图诊断：（1）右心房异常；（2）心电向量图呈Brugada综合征样图形。

【心电图特征及诊断】

P波：时间98ms，Ⅱ、Ⅲ、aVF导联振幅≥0.25mV（0.25~0.30mV）。QRS波群：时间137ms，V_1、V_2导联呈rSr′型，ST−T：V_1~V_3导联ST段上移0.1~0.25mV，V_2导联ST段呈弓背向下型上移，V_1导联T波倒置，V_2~V_3导联T波直立。

心电图诊断：（1）窦性心律；（2）Brugada波。

【解析】

Brugada综合征样图形的特征：额面、横面和右侧面的QRS环终末部泪点密集、扭曲，传导显著缓慢。横面终末向量扭曲反折，反折尖端指向左前方（投影于心电图V_1~V_3导联轴的正侧，形成终末时间延长的r′波）。终末向量的终点位于左前方，传导显著延缓的终末部与位于左前方的"U"字形T环形成吊钩样图形。与陈有昌等学者总结的Brugada波的心电向量图特征相符。心电图V_1、V_2导联呈rSr′型，V_1~V_3导联ST段上移0.1~0.25mV，V_2导联ST段呈弓背向下型上移。V_1导联T波倒置，V_2~V_3导联T波直立。以上符合Brugada波的心电图特征。

Brugada综合征是与离子通道基因突变相关的一种遗传性心脏离子通道病。于1992年由Pedro Brugada和Joseph Brugada首次报道，被认为是恶性心律失常的高危因素，正确识别Brugada波，对临床判断预后、预防心律失常发生具有重要意义。右束支阻滞样图形、V_1~V_3导联ST段抬高、T波改变，为Brugada波的心电图表现三联征。按V_1~V_3导联的ST段抬高形态分为3型，Ⅰ型Brugada波容易识别，Ⅱ型和Ⅲ型不易识别。心电向量图上QRS环终末传导显著延缓，横面终末部泪点明显扭曲、密集、反折，终点止于左前方，传导延缓的终末部与位于左前方的"U"字形T环形成吊钩样图形，为Brugada综合征样图形的心电向量图特征。结合临床资料和QRS环终末向量的变化对鉴别诊断有一定帮助。

右心房异常的特征：额面、横面和右侧面P环振幅分别＞0.20mV、0.10mV和0.18mV（0.29mV、0.13mV和0.29mV），心电图Ⅱ、Ⅲ、aVF导联P波振幅＞0.25mV，支持右心房异常的诊断。

（龙佑玲　苏　勇　刘　明）

85 终末部异常、心肌缺血

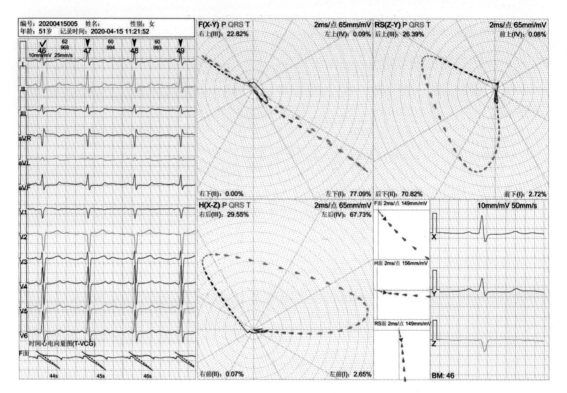

图85-1 十二导联心电图与心电向量图

【临床资料】

患者，女性，51岁。因"阵发性心悸、胸闷2月"入院。既往有高血压病史。入院查血压145/90mmHg。胸部后前立位摄片示：双肺及心膈未见异常。心脏彩超示：心脏结构未见异常。

临床诊断：（1）高血压病；（2）冠心病。

【心电向量图特征及诊断】

额面： QRS环最大向量位于左下方35°，环体呈逆钟向运行，振幅1.13mV。T环最大向量位于左下方43°，环体呈"U"形，呈顺钟向运行，振幅<0.25mV（0.16mV）。

横面： QRS环起始向量位于左前方<25°（3°），最大向量位于左后方−10°，环体呈逆钟向运行，振幅0.94mV，终末向量位于右后方>−150°（−126°），终末部运行缓慢，时间>35ms（44ms），振幅>0.6mV（0.7mV）。T环最大向量位于左前方<10°（3°），环体呈"8"字形运行，振幅<0.25mV（0.12mV）。

右侧面： QRS环最大向量位于后下方104°，环体呈顺钟向运行，振幅0.67mV。T环最大向量位于前下方>80°（83°），环体呈"8"字形运行，振幅<0.20mV（0.11mV）。

心电向量图诊断：（1）终末部异常；（2）心肌缺血。

【心电图特征及诊断】

QRS波群：V_1导联呈QS型。ST-T：ST段延长＞0.12s。T波低平。

心电图诊断：心肌缺血。

【解析】

终末部异常的特征：横面QRS环最大向量位于左后方-10°，环体呈逆钟向运行，振幅0.94mV，终末向量位于右后方＞-150°（-126°），终末部运行缓慢，时间＞35ms（44ms），振幅＞0.6mV（0.7mV）。以上符合终末部异常的心电向量图特征。

心肌缺血的特征：额面T环最大向量位于左下方43°，环体呈"U"字形，呈顺钟向运行，振幅＜0.25mV（0.16mV）。横面T环最大向量位于左前方＜10°（3°），环体呈"8"字形运行，振幅＜0.25mV（0.12mV）。右侧面T环最大向量位于前下方＞80°（83°），环体呈"8"字形运行，振幅＜0.20mV（0.11mV）。以上符合心肌缺血的心电向量图特征。在心电图上，部分导联ST段延长，时间＞0.12s，T波低平，符合心肌缺血的心电图特征。

V_1导联呈QS型，考虑为横面QRS环起始向量位于左前方＜25°（3°）所致，横面QRS环的起始向量位于左前方＜25°时，投影在V_1导联的负侧，V_1导联即可出现q波或QS波。

（潘　月　潘　登　赵　森）

86 终末部异常、早期复极

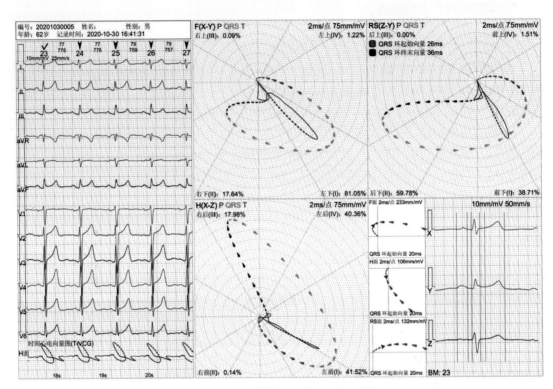

图86-1 十二导联心电图与心电向量图

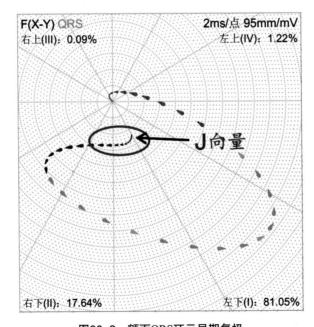

图86-2 额面QRS环示早期复极

【临床资料】

患者，男性，62岁。因"阵发性胸闷1个月"入院。胸部后前立位摄片示：双肺及心膈未见异常。心脏彩超示：心脏结构未见异常。

临床诊断：胸闷待查。

【心电向量图特征及诊断】

额面：QRS环最大向量位于左下方39°，振幅0.66mV，环体呈顺钟向运行，终末部可见一个明显蚀缺，J点位于左下方62°，ST向量振幅>0.1mV（0.11mV）。T环最大向量位于左下方44°，环体呈顺钟向运行，振幅0.57mV。

横面：QRS环R向量位于左前方31°，振幅0.59mV，环体呈逆钟向运行，终末向量位于右后方>−150°（−109°），振幅>0.6mV（0.71mV），终末部传导延缓，时间>35ms（38ms），J点位于左前方27°，ST向量振幅0.06mV。T环最大向量位于左前方28°，呈线形，振幅0.47mV。

右侧面：QRS环最大向量位于后下方155°，振幅0.73mV，环体呈顺钟向运行，终末部可见一个明显蚀缺，J点位于前下方75°，ST向量振幅0.1mV。T环最大向量位于前下方61°，环体呈顺钟向运行，振幅0.45mV。

心电向量图诊断：（1）终末部异常；（2）早期复极。

【心电图特征及诊断】

QRS波群：Ⅰ、aVL导联呈rs型，Ⅱ、Ⅲ、aVF导联J点上移，V₁、V₂导联呈rS型，V₃、V₄导联呈RS型，V₅、V₆导联呈qRs型。

心电图诊断：早期复极。

【解析】

终末部异常的特征：横面QRS环呈逆钟向运行，终末向量位于右后方>−150°（−109°），振幅>0.6mV（0.71mV），终末部传导延缓，时间>35ms（38ms），符合终末部异常的心电向量图特征。

早期复极的特征：额面QRS环最大向量位于左下方39°，振幅0.66mV，环体呈顺钟向运行，终末部可见一个明显蚀缺。J点位于左下方62°，ST向量振幅>0.1mV（0.11mV）。T环位于左下方44°，呈顺钟向运行，振幅0.57mV。右侧面QRS环最大向量位于后下方155°，振幅0.73mV，环体呈顺钟向运行，终末部可见一个明显蚀缺。J点位于前下方75°，ST向量振幅0.1mV。T环位于前下方61°，呈顺钟向运行，振幅0.45mV。以上符合早期复极的心电向量图特征。在心电图上，Ⅱ、Ⅲ、aVF导联J点上移，符合早期复极的心电图特征。

（潘　登　潘　月　赵　森）

87 终末部异常

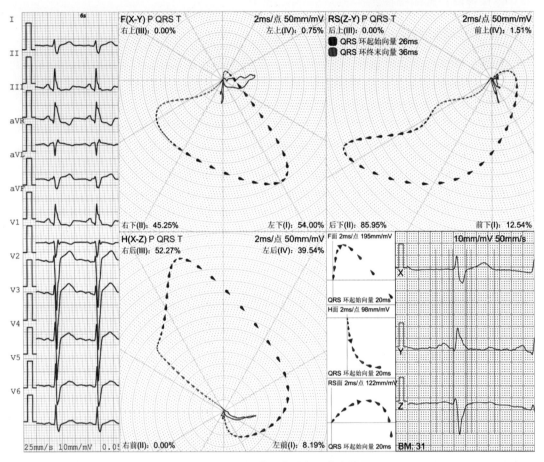

图87-1 十二导联心电图与心电向量图

【临床资料】

患者，男性，41岁。因"便后肛内肉状物反复脱出5年余"入院。否认高血压病、心脏病、糖尿病等慢性病史。心脏超声：心脏结构、血流及左心功能未见明显异常。胸片：心肺膈未见明显异常。

临床诊断：环状脱垂性混合痔。

【心电向量图特征及诊断】

额面：QRS环起始向量位于左上方，环体呈顺钟向运行，最大向量位于左下方59°，振幅0.99mV，终末向量位于右下方，终末部泪点密集，运行缓慢，时间>35ms，右下面积>20%（45%）。T环最大向量位于左上方-7°，振幅0.28mV。

横面：QRS环起始向量位于左前方，环体呈逆钟向运行，最大向量位于右后方–106°，振幅1.35mV。终末部泪点密集，运行缓慢＞35ms，终末向量角度位于–150°之后方（–136°），振幅＞0.6mV（0.8mV），右后面积＞20%（52%）。T环最大向量位于左前方8°，振幅0.28mV。

　　右侧面： QRS环起始向量位于前上方，环体呈顺钟向运行，最大向量位于后下方154°，振幅1.42mV，终末部泪点密集，时间＞35ms。T环最大向量位于前下方46°，振幅＜0.20mV（0.10mV）。

　　QRS环运行时间120ms，空间QRS环最大向量振幅1.46mV。

　　心电向量图诊断： 终末部异常。

【心电图特征及诊断】

　　QRS波群：时间120ms，Ⅰ、aVL呈rs型，s波增宽＞40ms（70ms），Ⅱ、Ⅲ、aVF导联呈qR型，R波顿挫增宽，V$_1$~V$_6$导联呈rS型和RS型，S波增宽＞40ms（70ms）。

　　心电图诊断：（1）窦性心律；（2）不定型室内阻滞。

【解析】

　　终末部异常的特征： 额面、横面及右侧面的QRS环终末部泪点密集，传导缓慢，时间＞35ms。横面终末向量位于–150°之后方（–136°），振幅＞0.6mV（0.8mV），符合终末部异常的心电向量图特征。该特征性改变投影于心电导联轴上，形成终末增宽粗顿的R波或S波。

　　QRS环终末部为室间隔基底部、左右心室基底部、室上嵴，以及肺动脉圆锥等多个部位共同除极形成。因基底部浦肯野氏纤维分布相对较少，终末除极相对缓慢，但通常不超过35ms。诊断终末部异常应注意与不完全性右束支阻滞相鉴别，根据终末向量位置可资鉴别，终末向量位于–150°之前方为不完全性右束支阻滞，位于–150°之后方为终末部异常。

　　本例横面QRS环呈逆钟向运行，最大向量位于右后方–106°，右下面积及右后面积均＞20%（45%和52%），应与C型右心室肥大相鉴别。基底部心室肌除极延缓本身对心脏血流动力学影响无特殊临床意义，而C型右心室肥大常见于肺心病。二者无论是发生机制还是临床意义都有很大差异。C型右心室肥大的额面环体更偏垂位致右下面积＞20%，横面环体向右后偏移使右后面积＞20%，但通常无终末泪点密集。本例患者既往身体健康，经心脏超声检查排除右心室肥大，考虑右后面积与右下面积增大与终末部传导延缓有关。

（龙佑玲　苏　勇　刘　明）

88 终末部异常

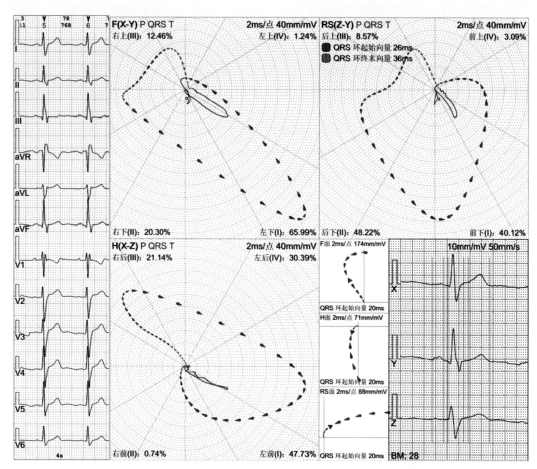

图88-1　十二导联心电图（V₂~V₆导联5mm/mV）与心电向量图

【临床资料】

患者，男性，16岁。健康体检。既往身体健康。

【心电向量图特征及诊断】

额面：QRS环起始向量位于右上方，环体呈顺钟向运行，最大向量位于左下方46°，振幅1.85mV，终末向量位于右上方，终末部泪点密集，传导延缓，时间＞35ms。T环呈顺钟向运行，最大向量位于左下方32°，振幅0.54mV，QRS/T比值3.45。

横面：QRS环起始向量位于右前方，环体呈逆钟向运行，最大向量位于左前方10°，振幅1.31mV，终末向量位于−150°之后方（−130°），终末右后向量振幅＞0.6mV（1.02mV），终末部泪点密集，传导延缓，时间＞35ms。T环呈"8"字形运行，最大向量位于左前方27°，振幅0.52mV，QRS/T比值2.56。

右侧面：QRS环起始向量位于前上方，环体呈顺钟向运行，最大向量位于前下方87°，振幅1.36mV，终末向量位于后上方，泪点密集，传导延缓，时间＞35ms。T环呈顺钟向运行，最大向量位于前下方51°，振幅0.37mV，QRS/T比值3.75。

QRS环运行时间＞120ms（122ms）。

心电向量图诊断：终末部异常。

【心电图特征及诊断】

QRS波群：时间＞120ms（122ms），V$_1$、V$_2$导联呈rSr′s′型和rS型，V$_4$~V$_6$导联呈Rs型，S波时间50ms。

心电图诊断：（1）窦性心律；（2）不定型室内阻滞。

【解析】

终末部异常的特征：QRS环终末部泪点密集，传导延缓，时间＞35ms，横面终末向量角度位于−150°之后方（−130°），终末右后向量＞0.6mV（1.02mV），符合终末部异常的心电向量图特征。

本例患者为16岁年轻男性，既往身体健康，QRS环（QRS波）时间＞120ms，提示心室除极时间延长，心电向量图显示心室除极延长出现在终末部，考虑可能与心室基底部除极缓慢有关，结合临床考虑属正常变异范围。

（龙佑玲　苏　勇）

89 左心房异常、终末部异常、心肌缺血

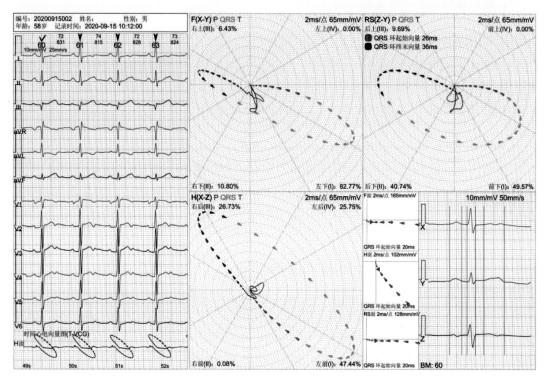

图89-1 十二导联心电图与心电向量图

【临床资料】

患者，男性，58岁。因"心悸、胸闷1月余"入院。血压160/100mmHg。胸部后前立位摄片示：双肺及心膈未见异常。心脏彩超示：心脏结构未见异常。

临床诊断：（1）高血压病；（2）冠心病。

【心电向量图特征及诊断】

额面： QRS环最大向量位于左下方28°，环体呈顺钟向运行，振幅0.96mV。T环最大向量位于左下方84°，环体呈扭曲形，振幅＜0.25mV（0.22mV）。

横面： QRS环最大向量位于左前方31°，环体呈逆钟向运行，振幅0.98mV，终末向量位于右后方＞-150°（-124°），振幅＞0.6mV（0.75mV）。T环最大向量位于左前方53°，环体呈扭曲形，振幅＜0.25mV（0.08mV）。

右侧面： QRS环最大向量位于前下方35°，环体呈顺钟向运行，振幅0.64mV。T环最大向量位于后下方＞80°（98°），环体呈扭曲形，振幅0.22mV。

P环时间＞115ms（125ms）。

心电向量图诊断：（1）左心房异常；（2）终末部异常；（3）心肌缺血。

【心电图特征及诊断】

P波时间＞115ms（125ms）。T波：Ⅰ、V_2~V_6导联呈双峰，aVL导联倒置。

心电图诊断：（1）左心房异常；（2）心肌缺血。

【解析】

终末部异常的特征：横面QRS环最大向量位于左前方31°，环体呈逆钟向运行，振幅0.98mV。终末向量位于右后方＞-150°（-124°），振幅＞0.6mV（0.75mV）。以上符合终末部异常的心电向量图特征。

心肌缺血的特征：额面T环位于左下方84°，振幅＜0.25mV（0.22mV）。横面T环最大向量位于左前方53°，振幅＜0.25mV（0.08mV）。右侧面T环最大向量位于后下方＞80°（98°），振幅0.22mV。3个面的T环均呈扭曲形。以上符合心肌缺血的心电向量图特征。在心电图上，Ⅰ、V_2~V_6导联T波呈双峰，aVL导联T波倒置，符合心肌缺血的心电图特征。

（潘　登　潘　月　赵　森）

90 双侧心房异常、心电轴假性左偏、心肌缺血

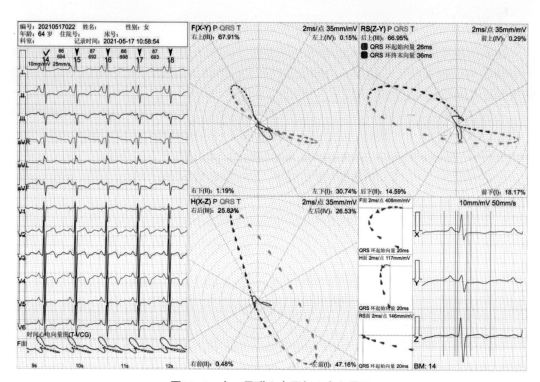

图90-1 十二导联心电图与心电向量图

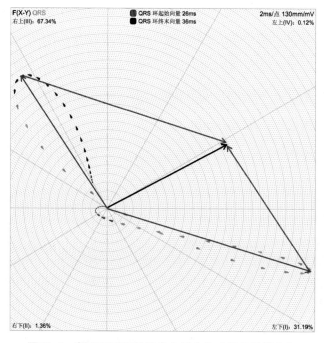

图90-2 额面QRS环的综合向量方位（黑色长箭头）

【临床资料】

患者，女性，64岁。因"阵发性心悸、胸闷1个月"入院。心脏彩超示：心脏结构未见异常。

临床诊断：冠心病。

【心电向量图特征与诊断】

额面：P环最大向量位于左下方48°，振幅＞0.2mV（0.31mV）。QRS环起始向量位于右下方呈逆钟向运行，环体呈扭曲"8"字形运行，最大向量位于左下方17°，振幅0.96mV，终末向量位于右上方–127°，振幅0.72mV，左上面积＜总面积的50%（0.15%）。T环最大向量位于右上方–122°，环体呈顺钟向运行，振幅＜0.25mV（0.16mV）。ST向量位于右上方–122°，振幅＞0.1mV（0.15mV）。

横面：P环最大向量位于左前方20°，振幅＞0.1mV（0.23mV）。QRS环起始向量位于右前方呈逆钟向运行，环体呈逆钟向运行，R向量位于左前方48°，振幅1.27mV，终末向量（最大向量）位于右后方＞–150°（–106°），振幅＞0.6mV（1.44mV），终末部传导延缓＞35ms（40ms）。T环最大向量位于右前方115°，环体呈顺钟向运行，振幅＜0.25mV（0.12mV）。ST向量位于右前方152°，振幅0.08mV。

右侧面：P环最大向量位于前下方76°，振幅＞0.18mV（0.24mV）。QRS环起始向量位于前下方呈顺钟向运行，环体呈顺钟向运行，最大向量位于后上方–161°，振幅1.44mV。T环最大向量位于后上方–116°，环体呈顺钟向运行，振幅＜0.20mV（0.14mV）。ST向量位于前上方–74°，振幅＞0.1mV（0.13mV）。

P环时间＞115ms（122ms）。

心电向量图诊断：（1）双侧心房异常；（2）终末部异常；（3）心肌缺血。

【心电图特征与诊断】

P波：时间＞115ms（122ms），Ⅱ导联振幅＞0.25mV（0.27mV）。QRS波群：心电轴–43°，Ⅰ导联呈qRs型，aVL导联呈qr型，R_{aVL}＜R_1，Ⅱ、Ⅲ、aVF导联呈rS型，$S_Ⅲ$＝$S_Ⅱ$，aVR导联呈Qr型。酷似左前分支阻滞心电图特征。T波：Ⅰ、aVL导联低平，V_2、V_3导联呈正负双向，Ⅱ、Ⅲ、aVF、V_4~V_6导联倒置。

心电图诊断：（1）双侧心房异常；（2）心电轴假性左偏（结合心电向量图诊断）；（3）心肌缺血。

【解析】

双侧心房异常的特征：额面P环最大向量位于左下方38°，振幅＞0.2mV（0.31mV）。横面P环最大向量位于左前方20°，振幅＞0.1mV（0.23mV）。右侧面P环最大向量位于前下方76°，振幅＞0.18mV（0.24mV）。P环时间＞115ms（122ms）。以上符合双侧心房异常的心电向量图特征。在心电图上，P波时间＞115ms（122ms），P波Ⅱ导联振幅＞0.25mV（0.27mV），符合双侧心房异常的心电图特征。周氏认为：随心房容量和压力的增加，心房可发生扩张和肥大。临床上用许多术语来描述心房异常，心房增大通常指心房肥大或扩张（或二者皆有）。心房结构无异常的患者也可出现类似的P波改变。应当强调指出：血流动力学改变、心率、自主神经张力、心脏在胸腔的位置、传导阻滞和其他因素均可使P波发生异常改变。这就意味着心电图和心电向量图在诊断P波异常的时候，适于用心房异常这样较含糊的术语来描述。

心电轴假性左偏的特征： 额面QRS环始向量位于右下方呈逆钟向运行，环体呈扭曲"8"字形运行，QRS环最大向量位于左下方17°，振幅0.96mV，终末向量位于右上方–127°，振幅0.72mV，左上面积＜总面积的50%（0.15%），不符合左前分支阻滞的心电向量图特征。本例心电图酷似左前分支阻滞心电图特征，但心电向量图不支持左前分支阻滞的诊断，而支持心电图心电轴假性左偏的诊断。心电轴假性左偏是指额面QRS环的R向量位于左下方，终末向量位（或最大向量）于右上方，QRS环斜卧在左下方和右上方之间，使QRS环的综合向量指向左上方（图90-2黑色长箭头所指方向），导致心电图肢体导联QRS波群的心电轴假性左偏。这种最大向量位于左下方（图90-2）或右上方，而不在左上方形成心电图上的心电轴左偏一般称为"假性心电轴左偏"。这说明心电图在诊断左前分支阻滞时，存在着一定的局限性，而心电向量图在诊断左前分支阻滞时优势明显。

终末部异常的特征： 横面QRS环起始向量位于右下方呈逆钟向运行，环体呈逆钟向运行，R向量位于左前方48°，振幅1.27mV，终末向量（最大向量）位于右后方＞–150°（–106°），振幅＞0.6mV（1.44mV），终末部传导延缓，时间＞35ms（40ms），符合终末部异常的心电向量图特征。

心肌缺血的特征： 额面T环最大向量位于右上方–122°，环体呈顺钟向运行，振幅＜0.25mV（0.16mV）。ST向量位于右上方–122°，振幅＞0.1mV（0.15mV）。横面T环最大向量位于右前方115°，环体呈顺钟向运行，振幅＜0.25mV（0.12mV）。ST向量位于右前方152°，振幅0.08mV。右侧面T环最大向量位于后上方–116°，环体呈顺钟向运行，振幅＜0.20mV（0.14mV）。ST向量位于前上方–74°，振幅＞0.1mV（0.13mV）。以上符合心肌缺血的心电向量图特征。在心电图上，Ⅰ、aVL导联T波低平，V_2、V_3导联T波呈正负双向，Ⅱ、Ⅲ、aVF、V_4~V_6导联T波倒置，符合心肌缺血的心电图特征。

（潘 月 潘 登 赵 森）

91　室上嵴型图形分析

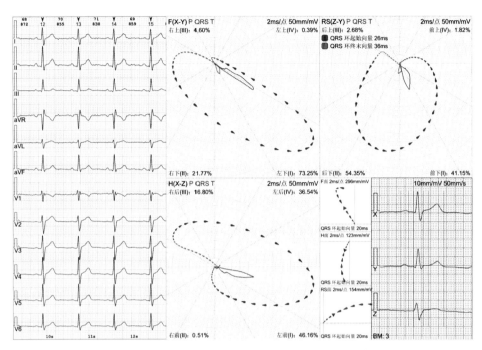

图91-1　十二导联心电图（V$_2$~V$_6$导联5mm/mV）与心电向量图

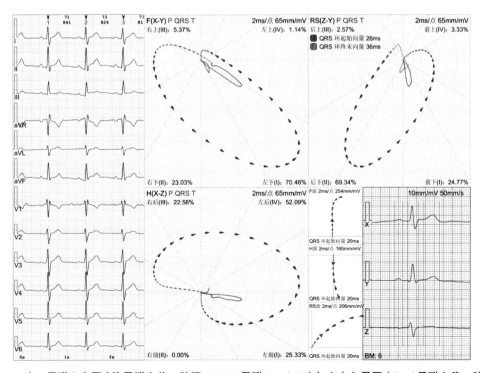

图91-2　十二导联心电图（胸导联上移一肋间，V$_2$~V$_6$导联5mm/mV）与心电向量图（Frank导联上移一肋间）

【临床资料】

患者，男性，34岁。健康体检。既往身体健康，否认心脏病、高血压病、糖尿病等慢性病病史。胸部正侧位片示：双肺及心膈未见异常。

【心电向量图特征及诊断】

图91-1示：

额面： QRS环起始向量位于右上方，环体呈顺钟向运行，最大向量位于左下方39°，振幅1.47mV，终末向量位于右上方。T环呈顺钟向运行，最大向量位于左下方33°，振幅0.55mV。

横面： QRS环起始向量位于右前方，环体呈逆钟向运行，最大向量位于左前方11°，振幅1.18mV，终末向量位于右后方，终末传导延缓时间<35ms，终末向量角度-147°，终末右后向量振幅0.6mV。T环呈逆钟向运行，最大向量位于左前方14°，振幅0.47mV。

右侧面： QRS环起始向量位于前上方，环体呈顺钟向运行，最大向量位于后下方102°，振幅1.02mV，终末向量位于后上方。T环呈顺钟向运行，最大向量位于前下方69°，振幅0.32mV。

QRS环运行时间117ms，空间QRS环最大向量振幅1.48mV。

图91-2为上移一肋间心电向量图及相应心电图，与图91-1对比，横面终末向量更向前偏移，终末向量角度位于-150°之前方（-161°），传导延缓时间<35ms。

心电向量图诊断： 室上嵴型。

【心电图特征及诊断】

QRS波群：时间117ms。图91-1示：V_1导联呈rSr′s′型，r′≤r，r′波时间<40ms、振幅0.1mV，V_4~V_6导联呈Rs型，s波时间40ms。图91-2示：V_1导联呈rSr′型，r′≤r，r′波时间40ms，振幅较前增大（0.2mV）。

心电图诊断： （1）窦性心律；（2）室上嵴型。

【解析】

室上嵴型的特征： 横面QRS环起始向量正常，环体呈逆钟向运行，终末向量位于右后方，终末传导延缓时间<35ms。将Frank导联向上移一肋间可见横面终末向量角度向前偏移至-150°之前方。心电图V_1导联呈rSr′型，r′≤r，r′波时间<40ms。以上符合室上嵴型特征。

室上嵴图形青少年较多见。因心室基底部室上嵴除极延迟所致，一般认为属正常生理变异。室上嵴为心室基底部最后除极的部位，因发生除极延迟，除极时已无与之相对抗的向量，致终末向量较正常向前偏移（位于右上方偏前或偏后），投影于V_1、V_2或V_3导联轴的正侧，形成r′波，呈rSr′图形。

本例心电图符合室上嵴图形，其常规Frank导联心电向量图的QRS环终末向量位置正常，呈正常心电向量图图形，其原因与心电向量图的电极位置较常规心电图低一个肋间有关。室上嵴位于心脏较高的位置，将电极位置上移一个肋间后，室上嵴除极延迟所产生的终末向量更容易在该层面反映出来，因此上移一肋间的心电向量图表现为终末向量向前偏移（-161°），该终末向量与V_1导联轴正侧的夹角变小，故对应层面的心电图V_1导联r'波的振幅较下一肋间的增大、时间延长。有学者建议，室上嵴图形宜加做上移一肋间甚至上移二肋间的心电向量图，方能真实反映其心电向量图的特征。

（苏　勇　龙佑玲）

92 室上嵴型图形分析

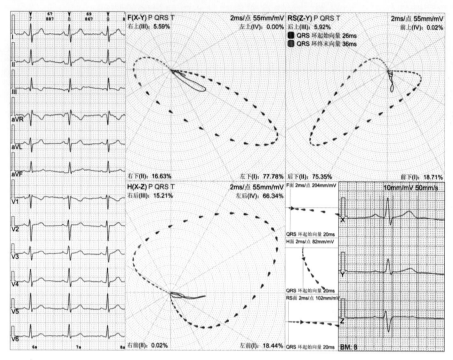

图92-1 十二导联心电图（V₂~V₆导联5mm/mV）与心电向量图

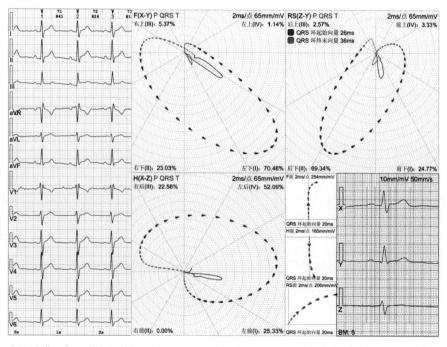

图92-2 十二导联心电图（胸导联上移一肋间，V₂~V₆导联5mm/mV）与心电向量图（Frank导联上移一肋间）

【临床资料】

患者，男性，25岁。因"肛门左侧破溃流脓2年，肛门右后侧肿痛4天"入院。既往身体健康，否认心脏病、高血压病、糖尿病等慢性病病史。胸部正侧位片：未见明显异常。

临床诊断：肛周脓肿。

【心电向量图特征及诊断】

图92-1示：

额面：QRS环起始向量位于左上方，环体呈顺钟向运行，最大向量位于左下方33°，振幅1.28mV，终末向量位于右上方。T环最大向量位于左下方29°，振幅0.40mV。

横面：QRS环起始向量位于左前方，环体呈逆钟向运行，最大向量位于左后方-30°，振幅1.22mV，终末向量位于右后方，终末传导延缓时间<35ms，终末向量角度-133°，终末右后向量振幅0.57mV。T环最大向量位于左前方5°，振幅0.35mV。

右侧面：QRS环起始向量位于前方，环体呈顺钟向运行，最大向量角度位于后下方137°，振幅1.07mV，终末向量位于后上方。T环最大向量位于前下方79°，振幅0.22mV。

QRS环运行时间105ms，空间QRS环最大向量振幅1.42mV。

图92-2为上一肋间心电向量图及相应心电图，与图92-1对比，横面终末向量向前偏移，位于右后方-150°之前（-165°），传导延缓时间<35ms。

心电向量图诊断：室上嵴型。

【心电图特征及诊断】

QRS波群：时间105ms。图92-1示：V_1导联呈rSr′型，r′≤r，r′波时间<40ms（30ms），振幅0.05mV，$V_4 \sim V_6$导联呈Rs型，s波时间30ms。图92-2示：V_1、V_2导联呈rSr′型，$r′_{V_1} \geq r_{V_1}$，r′波时间30ms，振幅0.20mV，$V_4 \sim V_6$导联呈Rs型，s波时间30ms。

心电图诊断：（1）窦性心律；（2）室上嵴型。

【解析】

室上嵴型的特征：心电图V_1导联呈rSr′型，r′≤r，r′波时间<40ms，$V_4 \sim V_6$导联呈Rs型，s波时间30ms，QRS波时间<120ms，符合室上嵴型的心电图特征。心电向量图QRS环运行时间正常，终末向量未见明显传导延缓，横面QRS环起始向量正常，环体呈逆钟向运行，终末向量位于右后方，振幅<0.6mV（0.57mV），终末传导延缓时间<35ms。将Frank导联向上移一肋间可见横面终末向量向前偏移至右后方-150°之前（-165°），投影于心电导联轴，可在V_1、V_2导联上移一肋间记录到振幅相对较高的r′波。

鉴别诊断：室上嵴型、不完全性右束支阻滞、Brugada波均可在心电图上呈rSr′图形，三者的心电图表现相似，临床意义却相差甚远，当图形不典型时不容易鉴别。不完全性右束支阻滞和Brugada波均表现为终末部传导延缓，时间>35ms，可与室上嵴型图形相鉴别。不完全性右束支阻滞的终末向量位于−150°之前方，伴终末部传导延缓，时间>35ms。Brugada波的J点位于左前方，其终末部异常较为明显，表现为明显传导延缓伴扭曲，与位于左前方的T环构成吊钩样图形。心电向量图的终末向量特征可对三者的鉴别诊断提供一定帮助。

室上嵴图形多见于青少年，因心室基底部室上嵴除极延迟所致，多属正常生理变异。本例为年轻男性，既往身体健康，支持室上嵴型诊断。

（苏　勇　龙佑玲）

参考文献

［1］孙芸芸，孙家珍. 心电图学临床应用与发展[J]. 岭南心血管病杂志，2011，17（2）：83-84.

［2］Mann H. A method of analyzing the electrocardiogram[J]. Arch Intern Med, 1920, 25（3）：283-294.

［3］Wilson FN, Johnston FD. The vectorcardiogram[J]. Am Heart J, 1938, 16（1）：14-28.

［4］何秉贤. 心向量图临床应用的价值和现状[J]. 心电学杂志，1997，11（3）：195-197.

［5］王兆椿，吴杰. 心电向量图（VCG）及其临床应用的新进展[J]. 心功能杂志，1996，8（增刊）：43-44.

［6］Frank E. An accurate clinically practical system for spatial vectorcardiography[J]. Circulation, 1956, 13（5）：737-749.

［7］贾乃仁. 心电向量图的技术与发展[J]. 蚌埠医学院学报，2001（06）：97-98.

［8］田嘉泰，哈文懿，颜和昌，等. 实用心电向量图[M]. 北京：科学出版社，1989.

［9］林绍芳，宋洪发，曹钧，等. 心电向量图学[M]. 北京：人民卫生出版社，1983.

［10］黄彦，李川勇. 立体心电图的原理和临床进展[J]. 国际生物医学工程杂志，2006，29（3）：167-169.

［11］何秉贤主审，李春山主编. 心电向量图入门[M]. 乌鲁木齐：新疆科学技术出版社，2012.

［12］周炎林编译，王兆春审校. 临床心电向量图学[M]. 郑州：河南省科学技术情报研究所，1980.

［13］张开滋，郭继鸿，刘海祥，等. 临床心电信息学[M]. 长沙：湖南科学技术出版社，2004.

［14］姜治忠，孙瑞龙，王玉山，等. 临床心电向量图图谱[M]. 北京：人民卫生出版社，1986.

［15］潘大明主编. 心电图学教程[M]. 杭州：浙江大学出版社，2008.

［16］范世超编著，郭文斌审校. 实用心电图心电向量图学[M]. 哈尔滨：黑龙江科学技术出版社，1988.

［17］鲁端. 左间隔分支传导阻滞的再认识[J]. 临床心电学杂志，2017，26（3）：161-168.

［18］姜树本编著. 心电向量图诊断与图解[M]. 西宁：青海人民出版社，1987.

［19］陈有昌，刘宇田. 心电向量的临床应用系列讲座讲义（3）：终末向量异常心电图的向量图诊断及重新认识[J]. 江苏实用心电学杂志，2013，22（4）：729-741.

［20］江茜，刘晓健，吴祥. Brugada波与右束支阻滞的心电图和心电向量图的比较[J]. 临床心电学杂志，2006，15（3）：189-192.

［21］耿旭红，王永权. 肥厚性心肌病的心电图与心电向量图分析[J]. 临床心电学杂志，2016，10（5）：351-355.

［22］詹荔莉综述，阮琴韵审校. 心尖肥厚型心肌病心电图改变的研究进展[J]. 中国循环杂志，2020，3（35）：309-311.

［23］吕聪敏，汤建民主编，冯海新，方炳森主审. 临床实用心电图学[M]. 北京：科学出版社，2016.

［24］郭继鸿. 心电图学[M]. 北京：人民卫生出版社，2002.

［25］潘二明，潘仁泉. 右束支、左前分支、左间隔支阻滞的心电向量图表现[J]. 中国循环杂志，1991，6（2）：149-150.

［26］陆振刚，刘池，赖世忠，等. 临床心电向量图学[M]. 广州：广东科学技术文献出版社，1982.

［27］陈有昌. 心电向量的临床应用系列讲座讲义（5）：束支与分支阻滞诊断[J]. 江苏实用心电学杂志，2013，22（6）：874-887.

［28］王向涛，潘二明，张洪燕，等. 心电向量图在真性左束支阻滞鉴别中的应用[J]. 实用心电学杂志，2019，28（2）：116-119.

［29］Strauss DG，Selvester RH, Wagner GS. Defining left bundle branch block in the era of cardiac resynchronization therapy[J]. Am J Cardiol, 2011, 107（6）: 927-934.

［30］刘飞，董颖雪，夏云龙. 左束支阻滞的研究进展[J]. 中国循环杂志，2020，35（7）：717-720.

［31］潘登，潘月，赵森，等. 左前分支阻滞的心电向量图特征[J]. 实用心电学杂志，2020，29（3）：177-182.

［32］郭继鸿. Bayes综合征[J]. 临床心电学杂志，2018，4（27）：129-144.

［33］Bayes de Luna A, Fort de Ribot R, Trilla E, et al. Electrocardiographic and vectorcardiographic study of interatrialconduction disturbances with left atrial retrograde activation[J]. J Electrocardiol, 1985, 18（1）: 1-13.

［34］牟延光主编. 心电图精要解析与临床应用[M]. 济南：山东科学技术出版社，2021.

［35］潘仁泉，潘二明. 左间隔分支阻滞的心电向量图观察[J]. 中国循环杂志，1989，4（1）：68.

［36］潘二明. 左前分支并左间隔分支阻滞误诊为前间壁心肌梗塞一例[J]. 中国循环杂志，1992，7（1）：149-150.

［37］潘二明. 最大前向力＞最大左向力对诊断左中隔支传导阻滞的评价[J]. 心电学杂志，1992，11（4）：268.

［38］戴静，龙佑玲，潘二明，等. 心电向量图结合心电图诊断左间隔支阻滞34例分析[J]. 实用心电学杂志，2020，29（2）：104-107.

［39］潘如宝. 左中隔支传导阻滞的诊断现状[J]. 实用心电学杂志，2005，14（6）：475-476.

［40］潘二明，罗美瑛，潘仁泉. B型延缓型预激综合征误诊为前间壁心肌梗塞二例[J]. 中国循环杂志，1991，6（1）：70-71.

［41］潘登，潘月，潘二明，等. 左后分支阻滞的心电向量图分析[J]. 实用心电学杂志，2015，24（5）：358-368.

［42］潘月，潘登，潘二明，等. 急性右室心肌梗死的心电向量图观察[J]. 实用心电学杂志，2015，24（2）：138-148.

［43］Xufei Liang, Yueying Wang, Xi Yin, et al. Electrocardiographic characteristics of breast cancer patients treated with chemotherapy cardiol res pract[J]. Cardiology Research and Practice, 2020（7）: 1-7.

［44］Ye L, Yang ZG, Selvanayagam JB, et al. Myocardial strain imaging by echocardiography for the prediction of cardiotoxicity in chemotherapy-treated patients: A meta-analysis[J]. JACC Cardiovasc Imaging, 2020, 13（3）: 881-882.

［45］潘二明，鲁兆芬，靳凤. 关于最大后向力＞最大左向力的角度确定[J]. 临床心电学杂志，2000，9（1）：77.

［46］张开滋，刘海洋，吴杰. 心电信息学[M]. 北京：科学技术文献出版社，1998.

［47］邸丕凡，赵兴洲，许金鹏，等.临床心电向量图学[M]. 石家庄：河北科学技术出版社，2009.

［48］赵林蓉，姜治忠编译. 心电图的立体向量环[M]. 北京：北京医科大学、中国协和医科大学联合出版社，1992.

［49］潘二明. 罕见的四分支阻滞[J]. 临床心电学杂志，1993，2（3）：135-137.

［50］潘月，潘登，潘二明，等. 陈旧性下后侧壁心肌梗死合并左前分支阻滞的心电向量图分析[J]. 实用心电学杂志，2018，27（4）：273-278.

［51］盖伦. 瓦格纳著. 马里奥特实用心电图学（第9版）[M]. 李为民，傅世英主译. 哈尔滨：黑龙江科学技术出版社，1995.

［52］何秉贤，李萱，李春山，等. 心室前向传导阻滞的动态观察[J]. 心电学杂志，1983，9（2）：58-60.

［53］于小林. 心电向量图诊断伪装性束支传导阻滞的优势[J]. 江苏实用心电学杂志，2013，22（33）：661-664.

［54］鲁端综述，赵易审校. 伪装性束支传导阻滞[J]. 心电学杂志，1990，9（3）：199-202.

［55］周从义，李传萍. 伪装性束支阻滞[J]. 实用心电学杂志，2007，16（6）：474-476.

［56］夏菲，李艺，刘鸣. 扩张型心肌病患者并发假面束支阻滞一例[J]. 中国心脏起搏与心电生理杂志，2020，34（5）：517-518.

［57］陈琪. 伪装性右束支阻滞[J]. 临床心电学杂志，2007，16（1）：76.

［58］中华医学会心血管病学分会，中华心血管杂志编辑委员会. 急性ST段抬高型心肌梗死诊断和治疗指南（2019）[J]. 中华心血管病杂志，2019，10（47）：766-780.

［59］宋广纯. 临床实用心电向量图学[M]. 北京：中国科学技术出版社，1993.

［60］赵义鸽，陈燕婷，倪红林. 左前降支远端闭塞致急性下壁、前壁心肌梗死的心电图1例[J]. 心电与循环，2020，39（5）：499-504.

［61］龙佑玲，潘登，熊田珍，等. 心电向量图诊断高血压左心室异常的临床应用[J]. 昆明医科大学学报，2021，42（4）：113-116.

［62］A Baye's de Luna, M Fiol-Sala著. 缺血性心脏病的体表心电图与临床和影像学技术对比及预后意义[M]. 胡大一主译. 北京：人民卫生出版社，2010.

［63］林文华，邸成业. 冠心病心电图与冠脉影像[M]. 北京：人民卫生出版社，2014.

［64］潘月，潘登，潘二明. 心电向量图在鉴别和诊断心电轴左偏中的优势[J]. 实用心电学杂志，2020，29（1）：34-38.

［65］王艳彩. 心电向量图对左前分支阻滞合并陈旧性下壁心肌梗死的诊断优势[J]. 实用心电学杂志，2017，26（03）：203-206.

［66］刘仁光. 预激综合征合并束支阻滞的心电图精读[J]. 临床心电学杂志，2008，12（6）：467-471.

［67］刘仁光，张英杰，陶贵周，等. 以终末向量和波形改变为主要表现的预激综合征1例[J]. 中国心血管病研究杂志，2004，6（2）：487-488.

［68］刘仁光主编，刘爱纯主审. 临床复杂心电图案例解析[M]. 沈阳：辽宁科学技术出版社，2014.

［69］许原主编. 食管心房调搏[M]. 北京：北京大学医学出版社，2010.

［70］龙佑玲，熊田珍，苏勇，等. 心电向量分析指标预测高血压左室肥厚的临床价值[J]. 中西医结合心脑血管病杂志，2021，19（24）：4369-4371.

［71］熊田珍，李娟，龙佑玲，等.心尖肥厚型心肌病一例[J].实用医技杂志，2022，29（02）：220-221.

［72］吴彦，熊田珍，栗莹，等.心电向量图对心电轴右偏的诊断价值[J].实用医技杂志，2022，29（02）：160-162.